노인가정요양
간병가이드

American Medical Association 지음
정한영 옮김

AMA Guide to
Home
Caregiving

| 부록 | 노인장기요양보험 관련자료

American Medical Association

군자출판사

노인가정요양간병가이드

AMA Guide to Home Caregiving

첫째판 1쇄 인쇄 | 2008년 5월 25일
첫째판 1쇄 발행 | 2008년 6월 1일

지 은 이 American Medical Association
옮 긴 이 정한영
발 행 인 장주연
편집디자인 김성아
표지디자인 이지선
발 행 처 군자출판사
등 록 제 4-139호(1991. 6. 24)

본 사 (110-717) 서울특별시 종로구 인의동 112-1 동원회관 BD 3층
Tel. (02) 762-9194/5 Fax. (02) 764-0209
대구지점 Tel. (053) 428-2748 Fax. (053) 428-2749
광주지점 Tel. (062) 228-0252 Fax. (062) 228-0251
부산지점 Tel. (051) 893-8989 Fax. (051) 893-8986

ISBN 978-89-7089-507-9

정가 20,000원

역자서문

우리나라도 어느덧 65세 이상의 노인 연령층이 증가하여 고령사회로 접어들면서 노인성 질환과 노인 장애인들이 날로 증가하고 있다. 하지만 아직 우리사회는 노인들을 보살필 수 있는 국가적인 복지 기반이 너무도 부족하고, 오랫동안 우리 사회를 지탱해 주었던 미풍양속 중 하나인 자식의 부모 봉양에만 의지하여 노인문제를 해결하려는 바람은 무리인 듯하다. 이제 많은 사람들은 노인문제를 국가적인 과제로 인식하고 함께 이 문제를 풀어가고 싶어하고 있으며, 이는 우리 주변에서 어렵지 않게 볼 수 있는 "요양병원", "재활병원", "요양시설"이라는 간판에서도 이러한 사회적 변화를 읽을 수 있다.

"간병", "요양", 그리고 "장애"라는 말도 자주 듣는 단어중 하나이지만, 내가 누군가를 간병하고 요양하는 것에 대해서 선 듯 자신이 서지 않는 것이 사실일 것이다. 가족이면서 또한 간병인으로서 노인이나 장애인을 어떻게 도와주며 함께 생활해야하는지에 대해 실제적인 내용이나 정보를 얻는 것은 그리 쉽지 않다. 그래서 미국에서는 이미 오래전부터 노인 및 노인장애인의 문제를 제도적으로 해결하려는 노력을 기울여 왔고, 미국의학협회가 이에 대한 정보를 제공하는데 기여해 왔다.

원저인 "Guide to Home Caregiving"은 미국의 노인들과 그 가족들이 가정에서 노인들을 어떻게 간병(요양)해야 하는가를 알려주려는 목적으로 미국의학협회에서 직접 저술한 책이다. 이 책에는 메디케이드(한국의 국민기초생활보장법), 메디케어(노인장기요양보험법 및 장애인복지법)와 같은 미국 법규 및 여러 가지 개인보험 등이 소개되어 있다. 또한 전문 간병인과 노인과의 관계, 노인이 심각한 건강상태에 이르기 전에 준비하여야 할 것과 임종에 이르렀을 때의 대처 방법 등도 소개되어 있다. 아직 한국에서는 익숙하지 않은 제도들, 예를 들면 노인들이 자신의 권리에 대한 위임장 혹은 유언장 작성과 법적 효력, 자신의 죽음에 대비하여 심각한 건강상태에 이르기 전에 미리 자신의 치료방식에 대한 선택권, 또는 심폐소생술에 대한 거부권 등도 소개하고 있다. 또한 가족들에게 노인들이 노화하여 임종으로 다가가는 과정이나 증상을 소개함으로서 임종에 대비를 할 수 있도록 도와주고 있다. 역자는 국가간의 차이에서 오는 혼돈을 피하기 위해 미국의 법규나 제도와 비교되는 국내 관련 법규 및 제도를 부록에 따로 수록하였다.

이제 곧 다가오는 7월부터는 우리나라에도 노인장기요양보험이 발효되어 65세 이상의 노인이나 대통령령으로 정해진 노인성 질병을 가진 사람에게는 가정으로 도우미가 직접 방문하여 여러 가지 서비스를 제공하는 것이 가능해질 예정이다. 이 책에서는 노인 혹은 노인의 가족들과 도우미 혹은 도우미관리기관과 어떻게 관계를 맺으며, 노인들은 어떤 준비를 해야 하며 도우미는 어떤 자세를 가져야 하는가에 대한 설명도 들어 있어 우리나라에 처음 도입되는 노인장기요양보험제도의 정착에 조금이나마 도움을 줄 있을 것으로 생각한다. 또한 이 책자를 통해서 뇌졸중이나 노인성 치매를 앓고 있는 노인들을 가정에서 보살피는데 필요한 지식과 정보를 얻어 우리 모두가 좀 더 행복한 나날을 보낼 수 있기를 바란다.

끝으로 이 책이 나올 수 있도록 도와주신 인하대병원 재활의학과 의국원들과 군자출판사 관계자 여러분에게 감사드리며, 올해로 팔순을 맞으시는 어머님, 그리고 주변의 모든 어르신들의 건강과 행복을 기원하는 바이다.

정한영

인하대학교 의과대학 재활의학과 교수
의학박사, 재활의학과 전문의
대한재활의학회 및 대한뇌재활학회 이사
대한뇌졸중학회 감사
대한소아재활의학회 이사장

목차

부록

소개

대부분의 가족들은 자신의 가족 중에 누가 아프거나 늙거나 혹은 장애를 갖게 되면 집에서 간병을 하려고 할 것이다. 때때로 이들에게 발생하는 감기 등의 건강 문제는 일시적인 것이고 별 문제 없을 수도 있지만, 알츠하이머 치매 혹은 말기 질환은 다루기가 극히 어려울 수도 있다. 아프거나 장애, 혹은 수술이나 중증의 질환에서 회복하고 있는 환자들은 가능하면 자신의 집에서 간병하는 것이 좋다. 친근한 환경은 사람의 건강에 긍정적인 영향을 미치며, 그 이유는 더 빠르고, 더욱 완벽하게 회복하도록 도우며, 회복이 불가능한 경우에도 보다 나은 삶의 질을 제공할 수 있기 때문이다.

가정건강관리[1]는 미국에서 건강관리 산업 중에서 가장 빠르게 성장하고 있는 분야 중 하나이다. 이런 건강관리의 가장 큰 부분은 65세 이상의 미국 노인-이들은 앞으로 수십 년간 급속하게 증가 할 것으로 예상되는 연령층임-들에게 해당되고 있다. 또한 많은 젊은 사람들도 장기 혹은 단기 가정건강관리가 필요할 수 있다. 예를 들면, 상처나 수술을 받고 회복기에 있는 사람은 몇 주 혹은 몇 달 동안 가정건강관리를 받아야 할지 모른다. 만성병을 갖고 있거나 장애인 혹은 말기 환자는 보통 장기간 혹은 영구적인 간병이 필요할지도 모른다.

과거에는 여러 가지 이유들 때문에 장기간 병원에 입원해 있었지만, 오늘날에는 병원에 장기간 입원해 있는 것이 치료에 더 도움이 되는 것도 아니고 또 그럴만한 여유도 없다. 건강관리회사나 보험회사는 증가하는 간병비를 깎으려고 혈안이고, 대부분의 경우에 집에서 간병을 하는 쪽으로 방향을 전환하고 있으며, 이렇게 하는 것이 더욱 치료도 잘되며 경비도 절약된다는 것을 알게 되었다. 또한, 기술의 발달과 가정건강관리기술의 증진은 통제된 건강관리병동보다

[1] 가정건강관리: Home healthcare - 우리나라에는 아직 이런 제도가 없다. 그러나 2008년 7월 1일부터 시행되는 노인장기요양보험법에 발효되면 '장기요양사업' 이 유사한 사업이 될 것이다.

더 쉽게 양질의 간병을 할 수 있게 해주었다. 결과적으로, 가정간병제도가 미국 전역에서 보다 보편적인 치료기관이 되어가고 있다.

가정 건강관리제도가 많은 장점을 가지고 있지만, 이러한 제도를 받아들인 사람들에게 만족을 주기 위해서는 보다 세밀한 계획, 지원, 그리고 인내가 필요하다. 여러분 스스로가 가정에 있는 환자를 간병하는 당사자가 된다는 것은 여러분의 삶에 매우 큰 충격이 될 수 있다. 하지만 여러분 혼자가 아니라는 것을 기억하는 것이 도움이 될 것이다. 많은 다른 사람들이 여러분과 같은 문제에 직면해 있으며, 간병 기술과 서비스가 계속적으로 발전하고 있고, 간병의 일이 더 쉽고 더 효과적으로 진행될 수 있도록 발전하고 있음을 기억해 두어야 할 것이다.

사랑하는 사람이 심각하게 아프거나 장기간 장애를 가지고 있다면, 아마도 의사들, 간호사들, 그리고 다른 건강관리 전문인들과 많은 상담을 했을 것이다. 여러분 자신에게 직면하게 되는 모든 질문에 해답을 찾을 수 있는 능력이 없다는 것을 알게 되면서 혼란과 극복할 수 없는 좌절감을 경험했을지도 모른다. 과거에 메디케이드(한국은 기초생활보장법)나 메디케어(한국은 노인복지법, 장애인 복지법)의 처리, 개인보험 등 복잡한 서류를 정리하는데 어려움이 있었을지도 모른다. 그리고 감정적으로 마음을 강하게 먹을 지라도 엄청난 스트레스를 경험하게 될지도 모른다. 이처럼 "노인가정요양간병가이드"는 요양 또는 간병을 필요로 하는 환자나 노인에게 도움을 주기 위하여 필수적이고, 꼭 필요한 정보를 제공할 것이다.

1
가정 간병을 준비하며

사랑하는 사람이나 가족을 가정에서 간병하기에 앞서, 간병에 관여하는 모든 사람들, 즉 담당 의사, 간호사, 치료사, 사회복지사, 그리고 가족 구성원 등이 모여 효과적인 간병 계획과 전략을 수립하기 위해 의논할 것을 권장한다. 이러한 전략수립은 "간병계획" 이라고 불릴 수도 있다. 가족 구성원들은 모두 나름대로 유용하며, 가족 구성원들은 각각의 유용성에 맞는 최선의 간병계획을 수행하기 위해 모두 참여하도록 하는 것이 중요하다. 이러한 계획은 간병을 맡게 될 사람들의 상황변화에 따라 변경할 수 있도록 충분한 유연성을 가지고 있어야 한다. 또한 자신이 해야 할 가장 중요한 일이 무엇인지를 시행착오를 통해 배우게 될지도 모른다. 환자의 질병이 어떻게 진행하는지 혹은 회복가능한지 등을 정확히 예측하는 것이 항상 가능한 일은 아닐지라도, 모든 간병 구성원들이 이러한 문제들이 발생하기에 앞서서 회복에 대한 기대나 혹시 나타날지도 모르는 합병증 등에 대해서도 서로 토의하는 것은 매우 유용하다. 이러한 과정을 통해 간병 구성원들 사이에 의사소통수단을 미리 만들 수 있으며, 가장 바람직한 간병 계획을 수립할 수도 있다. 다음과 같은 사항들을 유의하면서 간병계획을 수립해야 한다.

- 해당 질병이 얼마나 지속될 것인가?
- 환자의 컨디션이 얼마나 회복 혹은 악화될 수 있는가?
- 환자가 자신의 질병으로부터 완전히 회복하는 것이 가능한 가 혹은 불가능한 가?
- 재활치료-물리치료, 작업치료, 혹은 언어치료-가 회복을 촉진하는데 필요한가, 그렇다면 이런 서비스는 누가 제공할 것인가?
- 발생할지도 모르는 특별한 의학적 응급상황이 생기면 이는 누가 담당할

것인가?

- 환자의 약물이나 재활치료 등을 바꾸어야 할 경우에 여러분과 간병구성원들의 역할은 어떻게 조정할 것인가?

간병의 우선순위와 목표

병원치료에서 가정간병으로 전환하기 위한 계획을 수립하는 최적의 시기는 환자가 병원에 입원한 초기이다. 이런 과정은 간병을 받아야 하는 사람에게 필요한 것이 무엇인지 찾아보고, 또 간병구성원이 될 가능성이 있는 사람들을 선별하고, 이들이 갖게 될 책임과 그들의 요구들을 들어보는 좋은 기회이다. 일반적으로 병원의 사회복지사, 간호사들이 이런 전환과정에 대해 안내해 줄 수 있으며, 성공적인 가정간병에 대한 전략수립에 도움을 줄 것이다. 환자나 노인이 병원에서 퇴원할 때가 되면, 이렇게 준비된 간병계획은 그들을 위해 최선의 간병을 제공할 수 있도록 해줄 것이다.

환자나 노인에게 발생할 요구들과 새로운 사건들을 적절히 처리할 수 있는 간병계획에 대한 일정표를 작성하는데 도움이 될 만한 것들을 찾게 될지도 모른다. 간병계획을 수립할 때, 특별한 상황에 대한 해결책을 찾을 때 다음과 같은 질문에 대한 해답을 생각해 볼 수 있겠다.

- 환자나 노인에게 어떤 형태의 간병이 필요하며, 이것을 어떤 형태로 제공하는 것이 최선의 방법인가?
- 그들에게 24시간 간병이 필요한가?
- 혈압, 혈당치와 같은 검사를 주기적으로 실시할 필요가 있는가, 혹은 약물을 조절하는 것이 필요한가? 그리고 누가 이러한 작업을 수행할 수 있도록 여러분을 교육시켜 줄 수 있는가? 그리고 주변에 이러한 내용에 대해 물어보고 도움을 받을 사람이 있는가?
- 누가 간병구성원들이 될 것이며 그들은 각각 어떤 역할을 하게 될 것인가? 여러 직종의 사람(의사, 전문의, 방문 간호사, 치료사, 그리고 간병인

등)들이 필요하게 될 지도 모른다.

- 어떤 형태의 간병을 어떤 기관으로부터 제공받을 것인가? 그런 간병은 효과적이고, 믿을 수 있으며 또한 가격은 적절한가?
- 산소공급기, 관식(관으로 식사를 하는 환자의 경우) 등과 같은 특별한 장비가 필요한가? 필요한 장비들을 챙겨보고, 누가 이런 장비의 작동방법에 대해 교육을 시켜 줄 수 있는지, 이런 장비를 효율적으로 관리할 수 있는 방법은 무엇인지, 이런 장비의 보존 혹은 수리는 누가 제공할 수 있는지 등을 알아보라.
- 환자의 이동과 안전을 증진시키기 위해 집안 환경을 개조해야 하는가? 예를 들면, 램프, 손잡이 레일, 혹은 계단을 오르내릴 때 전동이동장비가 필요할 수도 있다. 화장실이나 욕조를 사용할 때 난간이나 손잡이 레일을 잡는 것이 도움을 줄 수 있기 때문이다.
- 환자가 일상생활을 수행하기 위해 특별한 장비의 도움이 필요한가? 여러 가지 장비들, 즉 "물건 잡는 장비[2]"는 이동이 불가능 사람인 경우, 잡을 수 없는 거리에 놓여 있는 물건을 잡아들어 올릴 수 있는데 도움을 줄 수 있으며, 이러한 장비는 의료기 상사에서 구입할 수 있다.

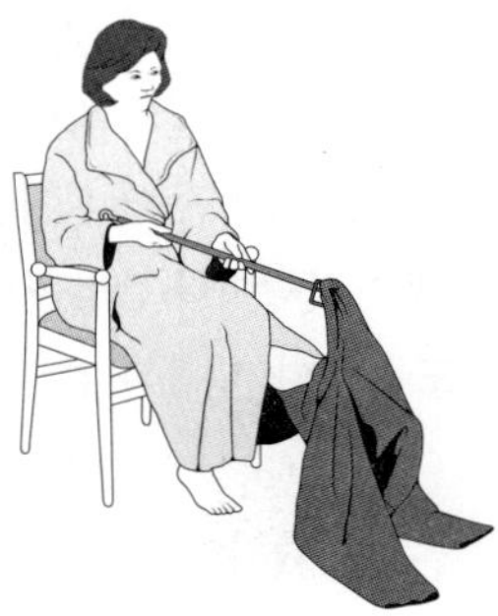

- 애완동물이 특별한 문제를 일으키지는 않는지 살펴보라. 애완동물을 종종 가족의 일원으로 생각하기도 하지만, 어떤 경우엔 사고를 사전 예방하기 위해 애완동물의 일상적인 행위들이 일부 조절되어야 할 경우가 있을 수도 있다. 예를 들면, 환자가 보행기를 이용하여 보행연습을 하는 길목에 강아지가 돌아다니지 못하도록 어린이용 안전망 같은 것을 도구를 설치하는 것이 필요할 수도 있다.
- 환자가 선호하는 이동수단이 무엇인가? 자가용이나 일반 승합차 혹은

[2] 물건 잡는 장비: reacher

특수한 장치가 부착된 승합차가 이용될 수도 있다. 이동 서비스는 일부 도시에서는 적절한 가격으로 사용할 수 있다; 의사나 간호사에게 추천 받을 만한 곳을 묻거나 전화번호부 혹은 인터넷을 이용하여 찾아보라.

- 지방자치기관, 정부 혹은 병원/간병기관 근처에 있는 봉사단체 그리고 응급직통전화번호에서 사용하라. 지역 공공도서관, 서점, 인터넷 등에서 보다 상세한 정보를 얻을 수 있을 것이다.

간병의 기본적인 목적은 환자나 노인이 깨끗하고, 편안하게, 그리고 가능하면 만족한 상태로 유지하는 것이다. 사람이 심각한 질병상태에 직면하게 되면, 아주 사소한 일로도 크게 상처를 입을 수 있으며, 극도로 흥분할 수도 있다는 것을 명심해야 한다. 모든 문제를 부드럽고 신속하게 처리함으로서 사랑하는 환자나 가족이 편안하고 최적의 상태로 유지할 수 있게 만들어 줄 수 있다.

방 마련하기와 꾸미기

환자나 노인의 방을 마련하고자 할 때, 그들의 질병상태가 얼마나 위중한지, 그리고 얼마동안 환자를 위해 간병을 하게 될지를 생각해야 한다. 방은 간병을 받는 사람이나 간병을 제공하는 사람 모두가 최대한 안락하고 편리하도록 꾸미도록 한다. 다음과 같은 내용이 도움이 될 것이다.

- 이층집이라면, 환자가 일 층에 머무는 것이 아마 더 좋을 것이다. 이러한 방 배치는 환자가 자신이 다른 사람들과 격리되어 있다는 느낌을 갖지 않도록 도와 줄 것이며, 간병인이 그들을 돌보기 위해 오가는 거리를 줄여 줄 수도 있다. 또한 이러한 배치는 심각하게 넘어지는 상황을 방지하는데 도움이 된다.
- 침대 양쪽에서 환자를 돌볼 수 있도록 일인용 침대를 사용하라; 이런 침대는 침상을 정돈하고 환자를 이동하는데도 도움이 된다. 가능하다면 침대를 창문 가까이 정돈하여 환자가 창밖을 볼 수 있도록 하고, 외부 세계

와 보다 더 접촉할 수 있도록 배려하라. 만약 양쪽에 난간이 있는 병원용 침대가 필요하다면, 의료기 상사에서 이런 침대를 구입할 수도 있다.

- 약품, 물 티슈, 호루라기나 종(간병인 호출용), 다른 중요한 물건들을 쉽게 찾을 수 있도록 침대 옆에 책상을 준비하라.
- 만약에 환자가 스스로 침대 밖으로 내려올 수 있지만, 혼자서 화장실에 갈 수 없다면, 이동변기를 준비해야 할 것이다. 이것은 약국이나 의료기 상사에서 빌리거나 구입할 수 있다. 만약 환자가 침상에서 내려 올 수 없다면, 침상에서 사용할 수 있는 이동변기를 준비해야 할 것이다.
- 방안의 온도는 쾌적해야 하며, 습도 역시 적절하여야 한다. 신선한 공기가 유입될 수 있도록 창문을 약간 열어 놓거나 방안의 공기가 적절히 흐를 수 있도록 작은 선풍기를 사용할 수도 있으나, 틈새바람이 방에 유입되지 않도록 세심하게 살펴야 한다.

2 기본적인 간병 기술

환자나 노인이 병원에서 집으로 돌아오면, 계획했던 사항들을 실천에 옮기게 될 것이다. 이때부터 여러분의 일상생활은 환자나 노인에게 필요한 것을 해결하려는 방향으로 집중될 것이다.

약 먹기

간병인[3]으로서, 아마도 여러분은 환자나 노인을 위해 투약하는 것을 책임지게 될 것이다. 열이 나거나 통증을 호소할 때 아스피린을 주고, 식사나 취침시간에 맞추어 여러 약물을 혼합하여 투약 하는 것은 다소 복잡해 보이기도 한다. 약물들의 이름에서부터 시작하여 환자나 노인이 먹어야 하는 약물들에 관한 모든 것을 배우도록 노력한다. 일 주일 동안 매일 매일 먹을 약을 각각 담아 두는 용기를 사용하여 보관하는 것이 도움이 될 것이다. 환자가 여러 가지 약물을 먹고 있다면, 환자에게 약물을 복용시킬 때 각 약물의 용량을 확인할 수 있도록 각각 약물의 이름, 용량, 그리고 시간표를 적어 놓은 메모를 가지고 있는 것이 도움이 될 것이다. 또한 시간표에는 특별한 지시 사항을 모두 기록해 두어야 한다. 예를 들면, 어떤 약물은 공복 시에 먹어야 하며, 어떤 약물은 식사 후 1-2시간 내에 먹어야 하고, 또 어떤 약은 식사와 함께 먹어야 하며, 다른 약들은 그렇게 해서는 안 된다는 등이다.

의사나 약사 등으로부터 처방된 각각의 약물들에 대한 정보와 지시사항들을 모으고, 모든 것에 대해 정확히 이해하도록 노력하도록 한다. 담당 의사나 약사에게서 다음과 같은 사항들에 대해 질문할 수도 있다.

---

[3] 간병인: caregiver

- 약들은 언제(식사 때, 아침 일찍, 잠잘 때, 혹은 하루에 두 번 등등) 먹어야하는지?
- 약물은 얼마 동안이나 먹어야 하는지?
- 어떤 부작용이 있을 수 있는지 그리고 그런 경우 어떻게 대처해야 하는지?
- 부작용에 대해 의사에게 어떻게 연락을 해야 하는지?
- 환자가 먹고 있는 약물들(처방된 약물들 혹은 처방되지 않은 약물들) 사이에 서로 상호작용이 있는지?
- 환자는 어떤 음식의 섭취를 피해야 하는지?
- 약물들은 어떤 장기적인 효과를 가지고 있는지?
- 먹고 있는 약물들은 어린이. 노약자 혹은 약물 중독자들에게 특별한 주의사항을 가지고 있는지?
- 약물들은 여러 가지 제형을 가지고 있는지? 예를 들면, 환자가 알약을 삼키기 어렵다면, 물약 형태의 약물은 있는지 문의한다. 물약을 투약하고 있다면 특별히 용량 측정이 가능하도록 제작된 스푼을 상용하여 항상 용량을 측정하면서 조심스럽게 투여해야 한다. 적당히 짐작으로 투여량을 가늠하지 마라. 그리고 약물을 먹일 때, 약병에 붙어있는 설명서에 약물이 흘러서 지시사항이 지워지지 않도록 항상 설명서가 붙어 있는 쪽이 위로 향하도록 하라.

모든 약물은 담당 의사가 지시한 대로 정확하게 투여해야 한다는 것을 기억하라. 담당 의사의 허락이 없는 한 절대 투약하는 것을 빼먹지 말라. 환자나 노인이 어떤 약물 복용을 거부한다면, 그 이유를 찾으려고 노력하라. 단순하게는 약물의 맛이 써서 그럴 수도 있다. 약이 쓰거나 약이 알약이라면 그 약을 갈아서 푸딩이나 요구르트, 혹은 사과소스 등과 섞어서 먹일 수도 있다. 그런 방법은 알약이나 캡슐약을 삼킬 수 없는 환자들에게도 사용할 수 있다. 담당 의사나 약사에게 여러 가지 방법에 대해 추천을 받도록 한다.

또한 환자나 노인이 정서적인 이유로 약물 복용을 거부할 수도 있다. 예를 들면, 환자 자신의 상황에 대해 우울한 감정을 가지고 있을 수도 있으며, 또는 더 적극적인 치료를 원하고 있는지도 모른다. 환자나 노인들과 냉정하고 진지하게 논의해나가는 것이 문제점을 찾고 또 그 해결책을 마련하는데 최선의 방법이 될 수도 있다.

때때로 어떤 약물은 알레르기 반응(두드러기, 가려움, 붉거나 흰 반점) 혹은 부작용(메스꺼움, 어지러움)을 보일 수 있다. 환자나 노인에게 이런 반응을 보인다면, 약물투여를 중지해야 하는지를 결정하기 위해 즉시 담당 의사에게 연락하라. 담당의사는 약물의 용량을 조절하거나 혹은 약물을 교체할 지도 모른다.

일부 음식, 처방전에 의한 약물, 처방전 없이 구입한 약물 혹은 알코올(술)과 같은 물질들을 다른 약물과 함께 복용한다면, 해당 약물의 효능이 떨어지거나 혹은 무기질 첨가제는 약물의 효과를 변화시킬 수 있다. 환자나 노인이 먹을 약물이 갖고 있을지도 모르는 상호작용 혹은 부작용에 대해 담당의사 혹은 약사에게 물어보라.

건강 식단 짜기

건강한 식사는 환자나 노인의 건강과 행복을 유지하는데 필수적이며, 전신쇄약이나 질병으로부터 성공적으로 회복하기 위한 중요한 요소이다. 침대에 누워 있는 환자는 보통 식사시간을 기다린다. 왜냐하면 식사는 즐거운 경험이며, 식사하는 동안은 시간이 잘 지나가고 또 식사 시간에는 사람을 대할 수 있기 때문이다. 가끔은 전신쇄약 때문에 식사하는 즐거움이나 식사과정을 힘들어할지도 모른다. 담당의사가 특별히 식단을 처방하지 않았다면, 그들이 먹던 일반적인 식사를 제공하는 것이 최선의 방법이다.

충분한 유동식을 섭취하는 것 또한 건강한 식사의 중요한 부분이다. 대부분의 사람들은 최소한 하루에 8온스짜리 8컵의 유동식(약 1.9리터)을 섭취한다. 유동식에는 물, 우유, 쥬스, 스프, 카페인이 없는 커피, 차 혹은 음료수 등이 있다. 충혈성 심장 질환[4] 등과 같은 질환을 갖고 있는 환자에게는 특별히 담당 의사가 유동식 섭취를 제한할 수도 있다. 그런 경우에는 담당 의사의 지시를 따르는 것이 중요한다.

다음과 같은 충고들은 환자나 노인이 건강한 식사를 유지하는데 도움을 줄 것이다.

- 얇게 썬 고기, 잘게 썬 야채, 짓이긴 감자, 고기 스프(퓨레) 등은 씹고 삼키는데 도움이 될 수 있다.
- 체중 감소가 염려되는 환자의 식단을 준비할 때는 열량이나 영양소를 첨가하도록 신경을 써라. 담당의사는 밀크셰이크와 비슷한 정도로 걸쭉한 형태로 영양소를 첨가할 것을 권할지도 모른다.
- 식욕이 떨어진 환자는 하루 세끼로 많은 양을 먹기보다는 적은 양으로 다섯 번 혹은 여섯 번 식사하면 보다 많은 열량을 보충할 수 있을지도 모른다. 또한 환자의 침대 주위에 신선한 과일, 당근, 샐러리(야채)와 같은 기타 건강에 좋은 간식을 놓는 것도 고려하라.
- 환자나 노인이 좋아하는 음식을 준비하라. 그리고 그들이 좋아하는 음식 혹은 싫어하는 음식을 물어보라.
- 음식을 먹음직스럽고 입맛을 돋울 수 있도록 준비하라.
- 식사할 때 마다 함께 식사하도록 하라. 함께 식사하는 시간은 편안함을 줄 수 있고, 또 일상생활에서 정상적인 감각을 되찾을 수 있도록 도와줄 수 있다.
- 뇌졸중 때문에 한쪽 상하지의 편마비가 생겼다면, 음식이 마비된 뺨으로 몰릴 수가 있다. 이런 경우는, 환자가 음식을 씹고 있는 동안, 여러분의 손가락으로 부드럽게 뺨을 주물러서 음식이 다른 방향으로 이동하는 것을 도와준다.
- 가능할 때마다 환자를 격려하고 운동하도록 도와준다. 운동은 식욕을 촉진시키고 변비를 예방한다. 비록 환자가 침대나 휠체어에서 벗어날 수

[4] 충혈성 심장 질환: congestive heart failure

없을 때에도, 규칙적인 운동은 혈액순환을 도우며 근력을 유지하는데 도움을 줄 수 있다. 환자나 노인이 스스로 혹은 약간의 타인의 도움을 받으며 단순한 체중이동, 스트레칭, 관절운동을 할 수 있을지도 모른다. 어떤 운동이 가장 좋은지 담당의사에게 물어보도록 한다.

씹기와 삼키기

적절한 구강 처치는 건강한 식사를 유지하는데 필수적이다. 만약에 환자가 입속에 염증이 있거나 치아의 정렬이 좋지 않거나 잇몸 질환이 생기면 음식을 씹고 삼키는 동작이 어렵거나 혹은 불가능할 수도 있다. 간병인은 건강한 구강 위생(매일 양치질, 치간 청소)을 유지하고 환자에게 규칙적인 치아 처치를 해주어야 한다.

환자나 노인이 씹고 삼킬 수 없는 경우 - 예를 들면 구강 방사선 치료, 턱 손상, 뇌졸중- 관식[5]이나 정맥주사와 같은 대체식이요법[6]을 사용하여 영양분을 공급해야 할 수도 있다. 이런 경우는 정확한 방법을 수행하고 있는지 혹은 환자의 불편함을 최소화하는 방법 등을 확인하기 위하여 담당 의료진과 긴밀하게 의견교환을 하는 것이 중요하다. 이런 대체식이요법을 사용할 때는 항상 감염 - 정맥주사부위나 관 삽입 부위의 통증, 발적, 부종, 발열 - 등을 주의 깊게 관찰해야 한다.

환자나 노인이 스스로 식사를 할 수 없다면, 여러분은 간병인으로서 그들을 도와주어야 한다. 음식을 잘게 썰어주고, 씹어 먹을 수 있을 정도의 조각이나 반고형식(퓨레)을 만들어 씹고 삼키기 편하게 만들어 주어야 한다. 환자가 음식을 먹기 전에, 그들이 평안하게 바로 앉아 있는지 살펴보아야 하고, 음식이 턱 아래로 흐르는 것을 막기 위해 냅킨을 턱 아래에 받쳐 주어야 한다. 음식이 너무 뜨겁지 않은지 미리 맛을 보아야한다. 어떤 환자는 식사하는데 시간이 너무 오래 걸릴 수도 있기 때문에, 이런 경우에는 음식이 식지 않도록 따뜻한 접시에 음식을 넣어 두어여 한다.

---

[5] 관식 : tube feeding

[6] 대체식이요법 : Alternative diet feeding

특별 식단

환자나 노인에게 특별한 식단이 요구된다면, 담당 의사는 특별 식단에 대한 보다 자세한 정보를 제공할 수 있도록 간호사나 전속 영양사를 보낼 것이다. 전속 영양사는 환자에게 필요한 식단을 평가하고, 안내해 줄 것이며, 여러분이 갖고 있던 의문점에 대해 해답을 줄 것이다. 요리책을 통해서 많은 특별 요리에 대한 정보를 얻을 수도 있다. 담당 의사나 영양사에게 권장한만 한 책이 있는지 물어보도록 한다.

항암화학치료, 방사선 치료 혹은 다른 항암치료 등을 받고 있는 환자는 식단이나 영양공급을 위한 특별한 식단이 필요할 수 있다. 위와 같은 치료들은 보통 오심, 구토가 부작용이 동반하기도 하며, 이런 현상은 약물로 해결할 수도 있다. 환자나 노인이 음식이나 음료를 소화하는데 문제가 있다면 담당 의사에게 이런 부작용에 대한 가능성에 대해 논의해야 한다.

1) 저식염 식단

음식을 조리할 때나 음식을 먹여 드릴 때 소금을 첨가하지 않음으로써 환자 식사의 염분의 양을 조절할 수 있다. 또한 저 염분 식사를 유지하기 위해서는 소금이 많은 음식 - 햄, 베이컨, 육포, 훈제 고기, 치즈, 피클, 통조림 음식, 가공식품, 짠 버터, 마아가린 등- 을 피하는 것이 중요하다.

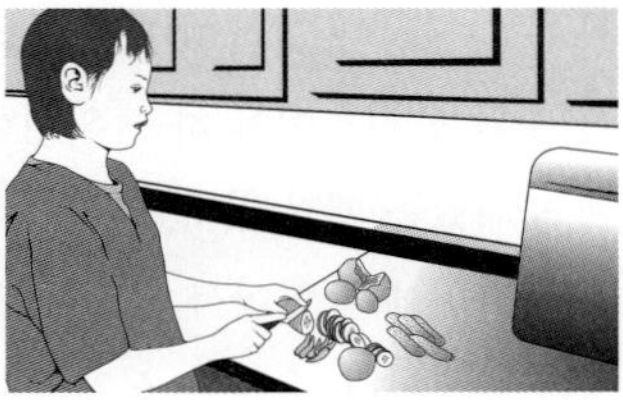

환자나 노인에게 보다 제한된 저염분 식사를 제공하려면, 담당 의사에게 물어서 어떻게 하면 조금 더 염분을 제한하거나 제거할 수 있는지 조언을 얻는다. 소금을 더하지 않고 양념하기 위해서는 고추, 향초, 혹은 레몬 쥬스 등으로 양념을 하는 방법이 있다. 소금 대신 사용하는 것으로 무엇이 있는지에 대해 담당 의사에게 물어보도록 한다. 많은 사람들은 수주일 동안 소금을 먹지 않은 후에는 소금을 더 먹고 싶어한다는 것을 알고 있다.

2) 저단백 식단

식사에 포함된 단백질의 양을 줄이기 위해서는 계란, 고기, 생선, 그리고 우유제품과 같은 고 단백 식품의 섭취를 줄여야 한다. 단백질은 신체의 에너지 대사 요구량의 상당 부분을 담당하고 있기 때문에 대신 추가적인 지방이나 당분의 공급이 필요하다. 사랑하는 환자나 가족이 제한된 단백질 식단으로 먹어야 한다면, 담당 의사나 영양사에게 조언을 얻도록 한다.

3) 유동식

환자가 딱딱한 음식을 먹을 수 없는 경우에는 담당 의사는 유동식을 처방할 것이다. 이런 경우에 담당의사는 적절한 균형 식단을 준비할 수 있도록 영양사를 소개시켜 줄 것이다. 또한 환자에게 제공할 영양분이 포함된 상품화된 통조림 형태의 제품이 어떤 것이 있는지 담당 의사에게 물어 볼 수도 있다.

유동식을 먹일 때에는 항상 환자의 머리를 들어 올려줌으로서 토하거나 흘리는 것을 막는데 도움을 줄 수 있다. 이렇게 하는 가장 좋은 방법은 환자가 부드러운 빨대를 통해 유동식을 먹는 동안 컵을 고정시켜 주는 것이다.

욕창

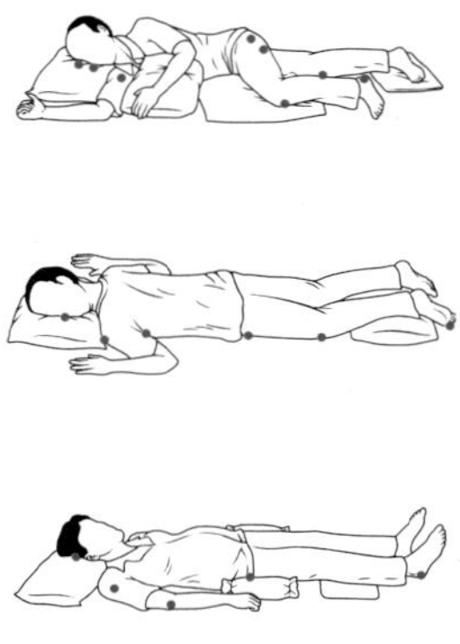

가정간병을 받아야 하는 많은 환자들은 환자 자신이나 그들에게 간병을 하는 가족들이 주의를 기울여야 하는 위험한 자세로 침대에 누워있는 때가 있다. 침대에서 벗어나지 못하는 환자에게 있어서 가장 중요한 문제가 욕창의 발생이다. 욕창은 신체의 어떤 부분에 압력이 가해졌을 때, 즉, 오랫동안 동일한 자세로 있거나 혹은 부목이나 석고붕대 등의 보조도구에 상당한 시간동안 눌렸을 경우에 발생한다. 이러한 통증을 동반하는 욕창은 빨리 발생하며 감염될 수도 있다. 심한 경우에는 치료를 위해 병원에 입원이 필요할 수도 있다.

다음과 같은 경우에 욕창이 발생할 수 있는 위험이 증가할 수 있다.

- 움직이지 못하는 경우
- 대변 혹은 소변 실금
- 당뇨병
- 혈액순환장애
- 부목이나 붕대를 감아 놓은 경우
- 신체의 특정부위에 감각이 소실된 경우

피부가 붉어지거나 반짝거리며 얇아지거나 촉각이 둔해지면 그 주변을 조심스럽게 관찰해야 한다. 조기에 발견하였을 경우에는, 욕창부위를 깨끗이 닦아주고, 로션을 발라주거나, 피부 보호제를 붙여 줄 수도 있다. 그리고 해당부위의 압력을 줄여주기 위해 주기적으로 자세를 교정해 주어야 한다. 만약 욕창부위가 벌어져 있거나 피부가 벗겨져 있으며, 즉시 담당 의사나 간호사를 부르라. 욕창에 대한 더 자세한 내용은 98쪽에서 참조하라.

위생

환자나 노인을 깨끗하고 청결하게 보살피는 것은 환자의 간병인으로서의 역할 중 중요한 부분이다. 청결을 유지하는 것은 환자의 회복 속도를 증진시키는데 도움을 줄 뿐 아니라, 환자의 자존심을 증진시키는데 기여할 수 있다. 규칙적인 목욕은 욕창을 방지할 수 있다. 손, 얼굴, 양치질은 하루에 적어도 두 번은 해주어야 한다.

목욕하기

환자가 매우 중증 상태가 아니라면, 보통 스펀지 수건을 사용하여 환자가 스스로 몸을 닦을 수 있다. 따뜻한 물에 연한 비눗물을 섞은 욕조에 들어가지 전에, 스펀지 목욕 수건을 준비하고 욕조 밑에 큰 수건을 깔아서 바닥이 젖지 않게 할 수 있다. 또한 다른 큰 수건을 준비하여 몸에 덮어 줌으로서 체온과 환자의 사생활(프라이버시)을 보호해 주는 것이 좋고, 또 방안의 온도를 따뜻하게 유지해 주는 것이 좋다. 하루에 한 번은 환자의 몸을 닦아주는 것이 좋다.

환자가 스스로 목욕을 할 수 없다면, 침대에서 닦아 주어야 한다. 침대에서 몸을 닦아 줄 때에 여러 가지 어려움이 있을 수 있지만, 요령을 터득하면 어렵지 않게 침대에서 환자를 목욕시킬 수 있다. 환자의 옷을 벗기기 전에 방안의 온도를 따뜻하게 유지하고 가능하면 환자의 사생활(프라이버시)을 지켜주도록 노력해야 한다. 큰 수건으로 몸을 덮어주고 다른 수건을 밑에 깔아서 침대를 보호하는 것이 좋다. 환자가 움직일 수 없거나 움직이는 것이 어렵다면, 환자 밑에 수건을 깔아서 환자를 이동시킬 때 이 수건을 이용할 수 있다.

목욕을 시작하기 전에, 물 온도가 적당한지 다시 한번 확인하고, 피부를 자극하거나 건조하게 하지 않도록 연한 비누를 사용하도록 한다.

목욕을 하면서, 환자의 피부에 욕창이나 붉은 발적이 있는지, 혹은 기타 피부에 문제가 없는지 살펴보아야 한다. 환자가 수술을 받은 분이라면, 수술부위를 세밀히 살펴서 상처가 잘 아물었는지 살펴본다. 감염되었을 가능성이 있는지도 살펴본다. 발열, 발적, 동통, 그리고 수술 부위의 부종, 푸르거나 노란색의 악취의 배농이 있는지 살펴보도록 한다. 이러한 증상이 있으면 즉시 담당 의사나 간호사에게 연락해야 한다.

다음의 과정은 침대에서 목욕하는 순서의 실례이다.

- 1단계: 한 번에 신체의 한 부분만 닦은 후에 물기를 말리며, 이 때 닦고 있는 부분만 옷을 벗긴다. 그렇게 하면 환자의 체온을 유지하고 또 사생활(프라이버시)을 유지하는데 도움이 된다.

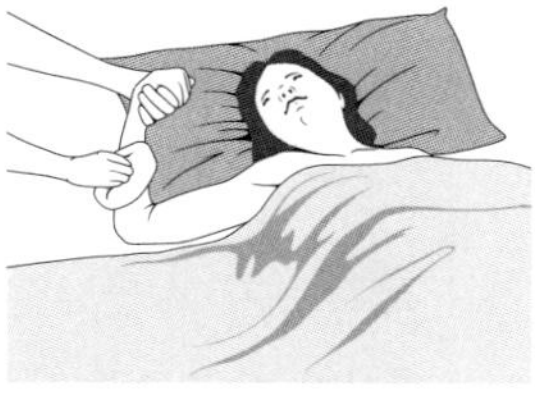

- 2단계: 머리 쪽에서 아래로 내려가면서 닦아준다. 땀이 많이 나는 곳들은 비누를 사용하라(겨드랑이, 사타구니, 엉

덩이). 꼼꼼하면서도 부드럽게 닦고 필요하면 물을 바꾸며 목욕을 하라.

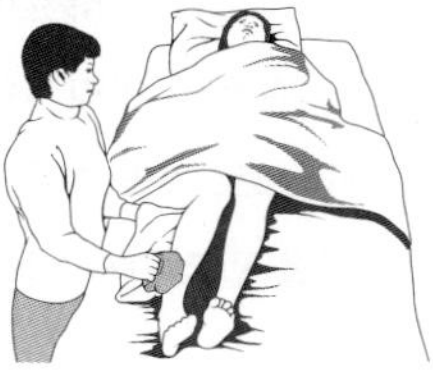

- 3단계: 깨끗하고 부드러운 수건을 사용하고, 비비지 말고 부드럽게 물기를 닦아라.
- 4단계: 환자를 한쪽으로 돌려 눕히고 등쪽을 씻고 물기를 닦아라.

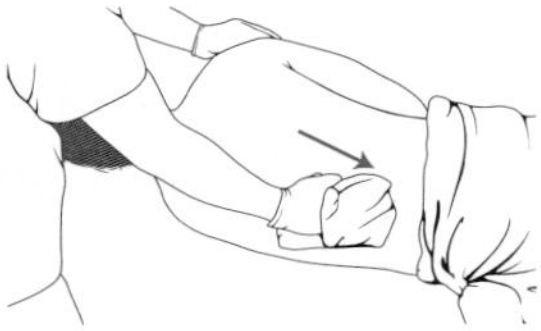

- 5단계: 환자의 손을 깨끗한 물에 담가보도록 하라. 이렇게 하면 젖은 수건으로 손을 닦아주는 것보다 훨씬 더 청결하게 닦을 수 있다.

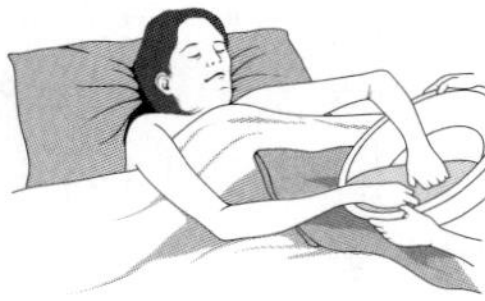

- 6단계: 환자가 옷을 입는 것을 도와주기 전에, 환자의 몸에서 물기가 완전히 닦였는지 다시 살펴보라. 필요에 따라서 방취제, 로션 혹은 파우더 등을 몸에 발라주어라.

머리감기

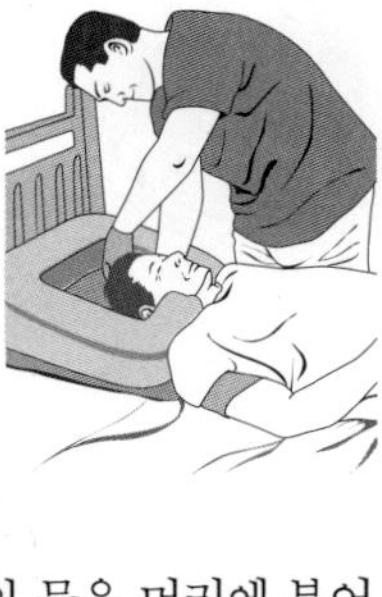

머리감기 역시 환자가 행복감을 느끼게 해준다. 환자가 침대에서 내려올 수 없을지라도, 그들의 머리를 감을 수 있다. 침대가 젖지 않게 하기 위하여, 환자의 머리, 목, 어깨 밑에 수건을 깔고, 또 그 밑에 비닐을 깔아놓는다. 환자를 침대로 옮기고 머리와 어깨를 베개 위로 올린 후, 환자의 머리 밑에 특수하게 제작된 세면기를 놓는다.

머리카락을 물로 적시고 샴푸와 린스로 닦은 후 몇 컵의 물을 머리에 부어 머리카락을 닦는다. 머리카락이 긴 경우에는 환자의 머리를 침대의 모서리로 옮겨놓고, 바닥에 놓은 양동이로 머리카락이 놓이도록 준비하여, 물을 머리에 부으면 머리카락을 타고 물이 양동이로 흐를 수 있도록 한다. 머리를 감은 후에는 반드시 린스와 머리카락이 말랐는지를 확인하라. 머리카락을 말리기 위해 따스한 수건으로 부드럽게 비비지만, 그러나 철저하게 닦아야 한다. 드라이어로 머리카락을 말리면서 머리감기를 끝낸다.

면도하기

환자가 침대에 누워만 있을지라도 가능하다면 남자의 경우엔 매일 면도를 해주는 것이 중요하다. 면도는 남자의 자존심을 높여주고, 스스로 깨끗하고 회복할 수 있다는 자신감을 갖는데 도움이 된다. 비록 침대에 누워만 있을 경우에도 스스로 면도를 할 수 있을지도 모른다. 따스한 물이 든 컵, 수건, 면도기, 책상이나 침대 위에서 쉽게 다룰 수 있는 작은 거울을 준비하라(간병인이 거울을 잡아 줄 수도 있다). 그가 앉아 있을 수 있도록 도와주라; 등 뒤를 베개로 받쳐줄 수도 있다. 가능하면 환자가 침대의 모서리나 의자에 앉아 있으면 보다 편안하게 면도를 할 수도 있다. 면도하기 바로 전에 따스한 물로 얼굴을 닦아주면 수염을 부드럽게 해주므로 보다 쉽게 면도를 할 수 있다.

만약 환자나 노인이 스스로 면도를 할 수 없다면, 여러분(방문 간호사 혹은 훈련된 가정간병인)이 그를 위해 면도를 해 줄 수 있다. 만약 자신이 있다면, 면도용 크림과 면도기로 면도를 할 수 있으나, 전기면도기를 사용하는 것이 더욱 쉽고 안정하다. 환자가 바로 앉아있거나 뒤로 기대고 앉아 있는 동안 면도를 할 수 있다. 빈틈없이, 그러나 부드럽게 면도하라; 면도기를 너무 세게 누르며 사용하면 베거나 흠을 내거나 혹은 피부에 자극을 줄 수 있다. 항상 수염이 자라는 방향으로 면도하라. 수염의 역방향으로 면도하면 수염이 안쪽으로 자라게 하거나 피부 자극을 줄 수 있다. 코, 귀,

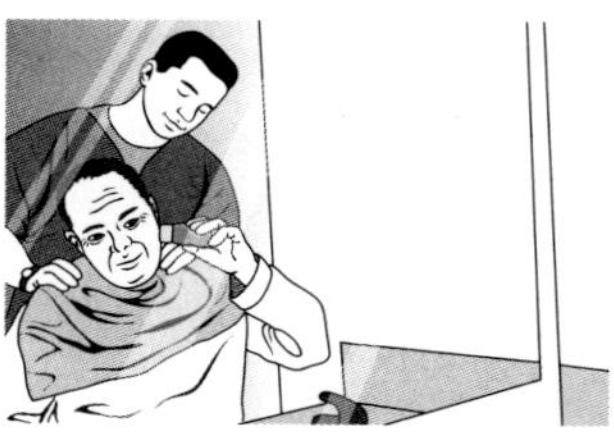

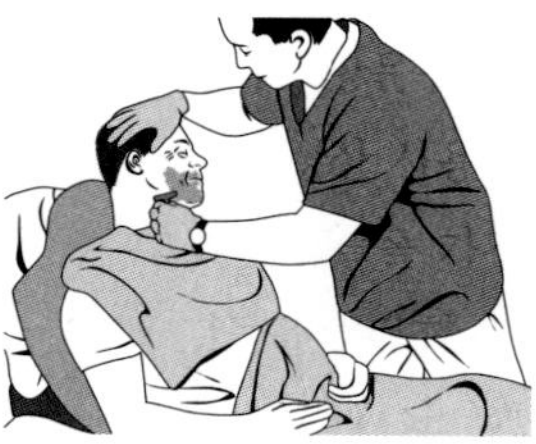

입, 턱, 그리고 목을 돌출부위 근처에서는 짧고 조심스럽게 면도한다. 면도칼을 몇 차례 사용한 후에는 면도기에 끼인 수염을 제거하기 위해 반드시 깨끗이 닦고 다시 면도해야 한다. 축축한 수건이나 큰 수건을 사용하여 남은 면도크림을 닦아낸다. 원한다면 피부를 부드럽게 해주기 위해 면도 후에 약간의 화장품을 발라준다.

피부에 흠이나 베이는 것을 막기 위해, 당뇨병이나 항응고제를 복용하고 있는 환자는 반드시 전기면도기를 사용하도록 하라.

화장실 이용하기

침대에서 누워 있어야만 하는 환자나 노인은 소, 대변을 처리할 때 항상 타인의 도움이 필요하다. 스스로 쉽게 설 수 없고 변기를 사용하기 힘든 사람은 소변과 대변처리를 위해 화장실에 가는 것이 어렵다. 남녀 모두 두려움과 당황함을 느끼며, 쇠약해지고 오래 움직이지 않던 환자는 모두 이런 문제들을 갖게 된다. 침상 변기, 손잡이 달린 소변통, 혹은 이동변기 등 어떤 것들을 사용하건 환자가 이런 보조용품을 사용할 때엔 철저하게 환자의 사생활을 지켜주도록 한다. 손잡이가 달린, 그리고 쉽게 사용할 수 있도록 환자의 가까운 곳에 항상 휴지나 젖은 수건을 준비한다.

이동변기 사용하기

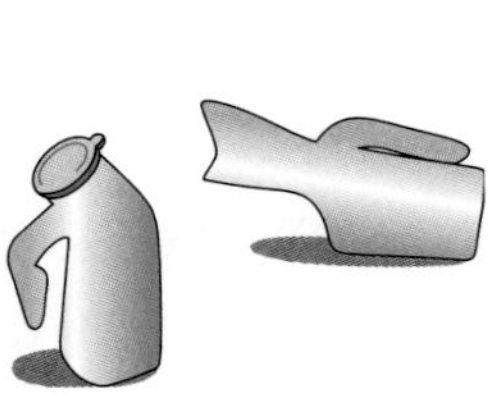

환자가 잠깐 동안 침대 밖으로 내려 올 수 있다면, 침대 옆에서 이동변기를 쉽게 사용할 수 있다. 환자가 침대에서 내려와 이동변기에 앉았다가 다시 침대로 돌아가는 것을 도와주도록 한다. 매 번 사용 할 때마다 이동변기에서 침상변기를 꺼내어 부유물을 변기에 버리고 난 후 물로 씻는다. 그리고 다시 물에 탄 가정용 소독약으로 철저하게 소독하고 난 후 다시 이동변기에서 사용하도록 한다.

침상변기 사용하기

침대에만 누워있는 환자는 침상변기의 사용이 필요할 것이며, 남자는 휴대용 소변기를 사용하게 될 것이다. 환자나 노인은 그들이 침상변기가 필요할 때마다 침상변기를 요구하는 것이 편하지 않을지도 모른다. 대부분의 사람들은 침상변기를 사용하는 것을 어색해하기 때문에 그것을 사용할 때에는 완벽한 사생활(프라이버시) 유지와 충분한 시간을 주어야 한다. 침상변기를 사용하는 환자를 몰아세워서는 절대 안 된다. 이런 마음가짐은 회복의 촉진에 기여하게 되며 변비나 대변이 직장에 꽉 차는 것과 같은 문제를 사전에 막을 수 있다.

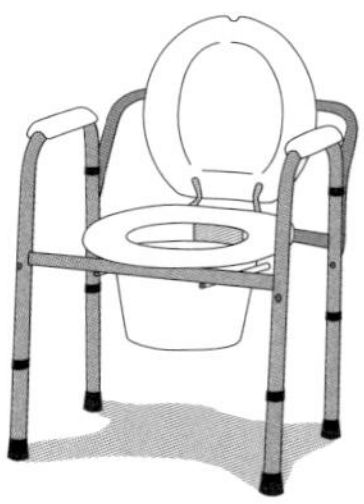

환자가 침상변기를 사용하기 전에, 변기의 모서리에 파우더를 발라서 변기에 환자의 엉덩이 아래에 잘 들어가도록 준비한다. 환자가 스스로 침상변기 위로 올라갈 수 없다면, 누워서 그것을 사용할 수도 있다. 환자의 엉덩이를 들어 올리면서 동시에 다른 간병인이 침상변기의 열린 부분이 다리 쪽으로 가도록 그것을 환자의 엉덩이 밑에 넣는다. 만약이 다른 간병인이 없을 때, 움직일 수 없는 환자를 침상변기 위로 올릴 수 있는 가장 좋은 방법은 그들을 한쪽으로 돌려 눕힌 후, 침상변기의 한쪽을 그들의 엉덩이에 살며시 대면서 동시에 침상변기를 침대 바닥 쪽으로 세게 누르며 환자의 등을 돌려 침상변기 위에 눕히는 것이다. 용무를 끝내면 침상변기는 그 자리에 그대로 두고, 환자는 돌아 눕혀서 변기에서 내려오게 한다. 이때 성기나 항문주변을 철저하게 닦고 말리는 것을 명심해야 한다.

항상 사용한 후에는 침상변기나 손잡이가 달린 소변통을 화장실에 비우고 그것들을 가정용 액체 소독약품으로 철저하게 닦은 후, 급히 필요할 때 그것들을 사용할 수 있도록 쓰던 동일한 장소에 보관한다. 손잡이 달린 소변통은 사용할 때 어디에 두었는지 묻지 않도록 쉽게 손에 닿을 수 있는 장소에 보관

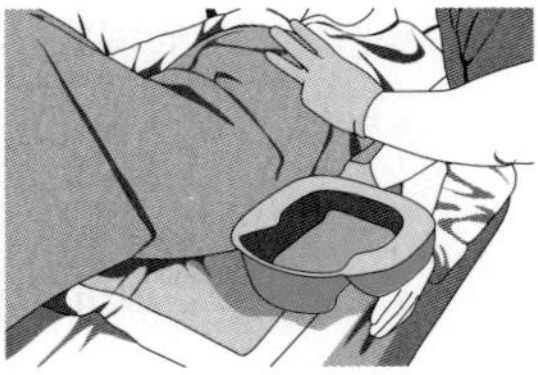

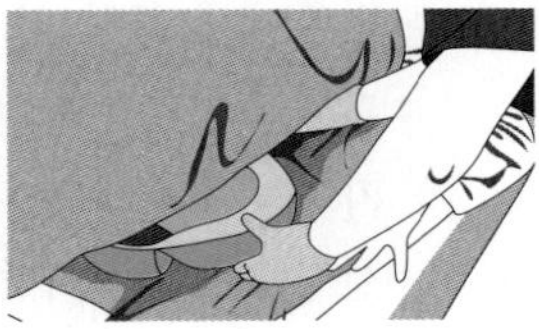

하라. 큰 그릇이나 양동이에 보관하면 떨어뜨리는 것을 막는데 도움이 된다.

어떤 간병인은 도뇨관으로 소변 량을 측정하거나 관장을 해야 할지도 모른다. 이러한 과제를 적절하게 수행하는 것을 배우려면 당신은 분명하고 상세한 설명을 들어야 하며 간호사 같은 전문 인력의 도움이 필요할 것이다.

살펴야 할 증상들

환자나 노인의 간병인으로서, 가족이나 직업 간병인은 그들이 환경 변화(건강을 증진시키거나 혹은 악화시킬지도 모르는 환경)에 잘 적응하는지 가장 먼저 알 수 있다. 여러분이 관찰하는 것들은 대개 환자의 특별한 증상이나 손상 등에 의존한다. 일반적으로 환자나 노인의 각성상태, 기억력, 운동능력, 시력, 청력, 감정, 수면상태, 음식섭취 습관, 사교성, 그리고 접촉에 대한 반응 등을 규칙적으로 평가하는 것이 중요하다. 심지어 작고 사소한 변화가 숨겨져 있는 심각한 건강 문제의 단초가 될 수도 있으며, 가능하면 빨리 담당 의사나 간호사에게 알려야 한다. 관찰해야 하는 일반적은 사항들은 다음과 같다.

- 호흡 양상의 변화. 예를 들면 얕은 호흡 혹은 과다호흡 (비정상적으로 깊고 바르고 긴 호흡), 귀에 거슬리는 호흡, 목에서 나는 가래소리, 일시적인 호흡정지 (잠 잘 때 포함), 호흡곤란 혹은 헐떡이는 호흡
- 걸음걸이 변화, 예를 들면 다리를 절거나 균형 유지의 문제, 다리나 팔의 사용이 제한되거나 마비된 경우
- 진전, 떨림, 안면 발작, 연축, 눈꺼풀이나 입술이 처지는 경우 혹은 안면 마비
- 비정상적인 하품이나 기침

- 붕대 밖으로 체액이 나오거나 코피, 눈물 혹은 창상에서 고름이 나는 경우
- 발열, 으슬으슬하게 떨거나 땀이 남
- 불면 (잠이 들기가 어렵거나 숙면이 어려운 경우) 혹은 피곤함
- 변비, 설사, 배변 배뇨 저절 상실 혹은 구토
- 대변이나 소변의 변화; 예를 들면 자주 소변, 대변을 보거나, 소변이나 대변의 냄새, 모양, 양, 소변이나 대변볼 때 통증이 있거나 어려움.
- 피부 모양의 변화; 예를 들면 발적, 욕창, 압통, 피부건조, 축축한 피부, 가려움, 창백, 피부나 눈동자의 노란 변색, 부종
- 설명할 수 없는 체중 저하나 증가
- 식욕 변화

우울증

노인의 우울증을 찾아내는 것은 어려운 경우가 많으며, 의사나 간병인들은 우울증 증세를 다른 신체적 병증이나 치매로 오인하는 경우가 적지 않다. 우울증을 정확하게 진단받은 노인들도 적절한 치료를 받지 못하는 경우도 있다. 어떤 사람들은 노인의 우울증은 치료할 수 있는 질병이 아니라 정상적인 노화과정의 일부라고 잘못 알고 있는 경우도 있다. 환자나 노인에게서 다음과 같은 증상이 몇 일 이상 지속적으로 보인다면, 즉시 담당의사에게 연락해야 한다.

- 기분이나 감정의 변화
- 무관심, 무반응
- 주변에 대한 흥미가 없어지거나 전에는 즐거워하던 일들에 대해 흥미를 잃는 경우
- 희망이 없다는 느낌 혹은 의지할 데가 없다는 느낌

담당 의사가 환자를 직접 평가하는 것이 필수적이다. 만약 우울증이 진단되었다면, 담당 의사는 처방을 내리거나 혹은 면담 혹은 두 가지 모두를 해줄 것이다. 대부분의 우울증은 어떤 연령에서건 성공적으로 치료될 수 있다.

발열

비록 발열이 아주 위험한 것은 아니지만, 환자가 열이 난다면 항상 담당 의사에게 연락해야 한다. 절대로 방안 온도를 올리거나 담요를 덮어 땀을 흘림으로써 열을 떨어뜨리려는 시도해서는 안 된다. 이런 행위는 체온을 더욱 올릴 수도 있다. 발열을 떨어뜨리는데 도움이 되는 아스피린이나 이와 유사한 작용을 하는 약물을 투여하기 전에 담당 의사에게 연락해야 한다.

열이 나면서 아픈 어린이나 청소년에게 아스피린을 먹여서는 안된다; 어린이에게 아스피린을 사용하면, "라이 증후군"이라는 치명적인 경우와 연계될 수도 있다.

만약 환자나 노인이 열을 내리는 약을 복용한 후에도 계속이 열이 나면, 즉시 담당 의사에게 연락한다. 그 동안에 미지근한 물에 적신 스펀지 수건을 사용하여 그들의 얼굴, 목, 팔, 다리를 닦으며 편안하게 도와준다. 피부의 물기가 증발하고 피부가 마르면서 자연스럽게 체온이 떨어지게 해준다. 체온이 떨어지는 동안 환자는 많은 땀을 흘릴 지도 모른다. 땀으로 배출된 체약이나 염분을 보충할 수 있도록 그들이 물이나 과일 쥬스, 고기 스프 등을 많이 마시도록 격려해 주면 좋다.

구토

질병, 약물, 그리고 방사선 치료 등 여러 가지 치료법 등은 매스꺼움과 구토를 유발할 수 있다. 일부의 구토는 이런 원인들과 관련이 있을 수 있지만 잦은 구토는 숨어 있는 건강 문제의 단초가 되기도 한다. 구토가 지속된다면 담당 의사나 간호사에게 알리도록 한다.

환자나 노인이 침대에만 누워있고 화장실에 빨리 갈 수 없다면, 침대 옆에 큰 그릇이나 적당한 보조도구를 준비해 놓는다. 환자는 구토를 하는 동안 혼자 있기를 원할 지도 모르며 혹은 남이 도와줄 수 있도록 옆에 있기를 희망할 수도 있다. 환자가 구토를 한 후에는 약간의 물로 입을 씻고 그릇에 물을 뱉고 찬물 혹은 미지근한 물을 묻힌 수건으로 얼굴을 닦아 준다.

구토 후 서너 시간 동안에는 딱딱한 음식을 주지 말고, 또 울렁거리는 느낌이 지나간 다음에는 물, 차, 청량음료, 혹은 고기 스프 등으로 손실된 체액을 보충해 준다.

환자나 노인이 반복적으로 구토를 지속하면, 의사의 조언을 구하라. 담당의사는 당신에게 탈수증세, 즉 구갈, 마른 입술과 입, 어지러움, 두통, 혼미, 근약증, 떨림, 그리고 소변 량의 감소 등을 관찰해 보라고 권할지도 모른다. 탈수는 치료하지 않으면 의식상실이나 죽음을 부를 수도 있는 잠재적으로 위험한 상태일 수도 있다.

침상꾸미기

참상은 하루에 한 번 꾸미며 필요할 때마다 시트를 바르게 펴준다. 침대 시트는 적어도 4-5일에 한 번은 교환을 하며 혹은 더럽혀져 있을 때마다 교환한다. 땀이 흡수 할 수 있도록 100% 면 시트를 사용하도록 한다. 시트는 주름이 생기지 않도록 팽팽하게 펼쳐놓고 필요한 부분은 적당히 주름을 잡아 놓는다. 환자의 어깨와 머리를 지지할 수 있도록 베개를 준비해 준다. 가장 좋은 배열은 침대의 머리 쪽 받침대에 직각으로 양쪽에 2개의 베개를 놓고 그리고 셋째를 그 밑에 놓는다.

환자나 노인이 한 개의 베개를 원하면, 머리, 목, 어깨를 편안하게 지지할 수 있도록 충분히 낮게 준비한다. 바로 앉아 있을 수 있는 환자에게는 그들의 등을 더 많이 지지해 주는 것이 필요하다. 이렇게 하기 위해서는 여분의 베개가 더 필요할 수도 있으며, 레저용 베개를 팔걸이로 사용할 수도 있다.

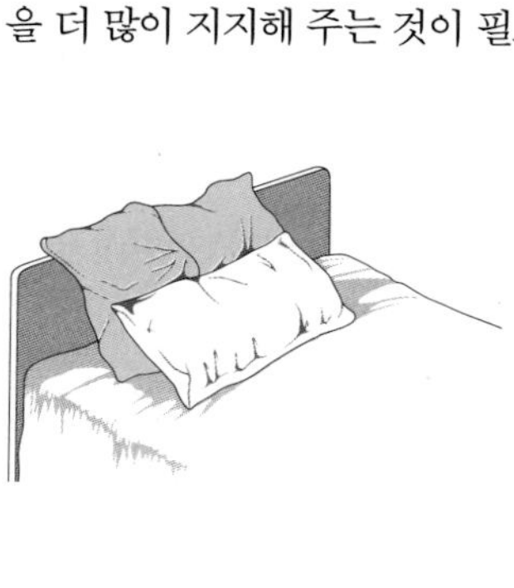

키가 작은 환자는 침대의 발쪽이 흘러내리는 것을 방지하기 위하여 발을 보조할 수 있도록 쿠션 또는 둘둘 말아서 만든 담요 등을 발밑에 넣어주도록 한다.

바탕 시트 갈기

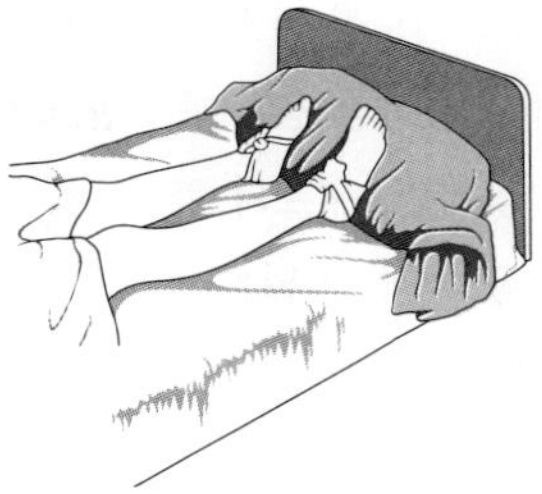

움직일 수 없는 환자가 침대에 누워있는 상태에서 침대시트를 교환할 수도 있다. 침대 바탕 시트를 교환하기 위해서는 다음과 같은 순서로 진행한다.

- 1단계: 천천히 조심스럽게 환자를 옆으로 돌려 눕힌다.

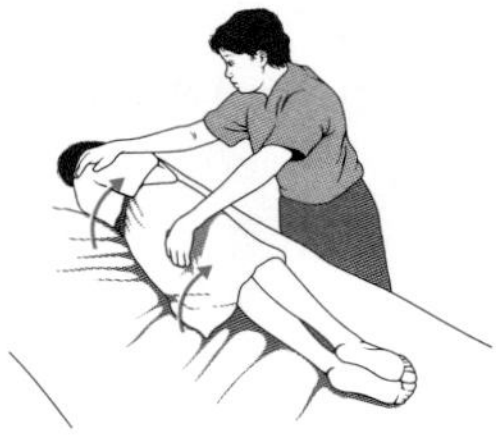

- 2단계: 얌전하게 환자를 침대 모서리 가까이 당신 쪽으로 옮긴 후, 환자가 편안한 상태인가를 확인한다.
- 3단계: 환자의 등 쪽의 바탕 시트를 긴 방향을 유지하며 반쯤 둥글게 말은 후, 미리 준비한 반쯤 둥글게 접은 깨끗한 시트를 침대의 빈 공간의 중앙에 긴 방향으로 놓는다. 그리고 빈 공간 쪽으로 새 시트의 반쪽을 편다.

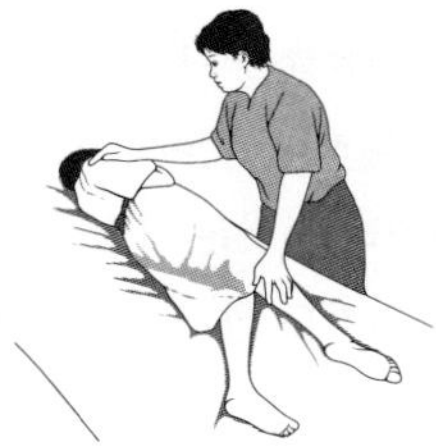

- 4단계: 조심스럽게 환자를 돌려서 깨끗한 새 반쪽 시트 쪽으로 누인 후, 더럽혀진 시트는 제거한다. 그리고 말려있던 새 시트를 부드럽게 펴서 바로 놓는다.

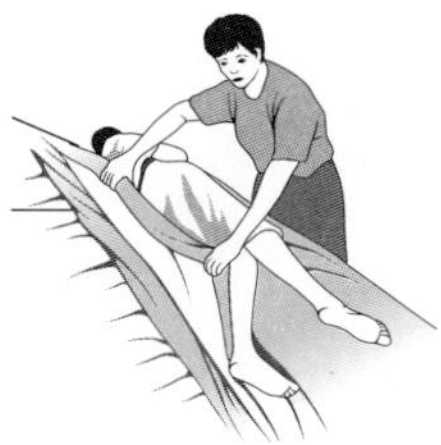

반 시트 갈기

반 시트는 보통 접혀진 바로 놓은 시트이며, 바탕 침상을 다시 만들지 않고 깨끗하고 구겨지지 않게 사용할 수 있도록 적당한 위치에 놓여진다. 시트를 반쪽 넓이로 접고 침상을 가로질러 놓아 머리 쪽에서 다리 쪽으로 가도록 하고 한 쪽이 다른 한쪽보다 겹치도록 놓는다. 한쪽 끝은 접어놓

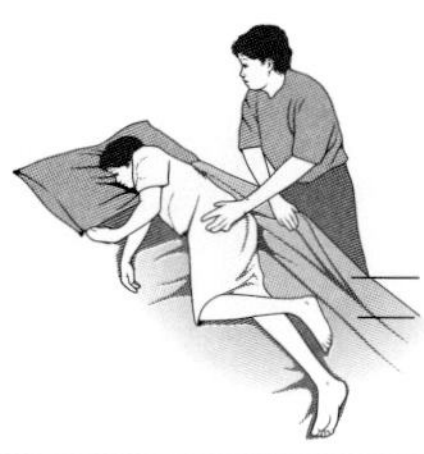

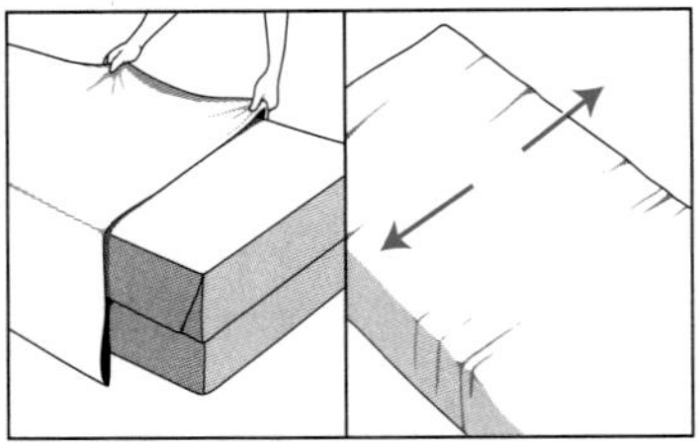

고, 시트를 바로 펴 놓은 후 다른 한 쪽도 접어놓는다. 깨끗한 표면을 만들고 싶다면, 시트의 한 쪽 끝의 접은 부분을 펴서 더 넓은 공간을 만들 수 있다. 안락하게 하기 위해 반 시트는 양쪽을 단단히 잡아 당겨서 구겨짐이 없도록 하라.

반 시트를 사용하여 움직일 수 없는 환자를 앉히거나 양쪽으로 돌려 뉘일 수도 있다(101쪽을 보라).

지루함 줄이기

많은 사람들은 그들이 아플 때 편히 쉬기 위해 혼자 있고 싶어한다. 또 일부 사람들은 시간이 잘 갈 수 있도록 여러 사람들과 같이 있기를 좋아하기도 한다. 텔레비전, 비디오, 라디오, 컴퓨터, 잡지읽기, 게임, 퀴즈, 그리고 다른 사람과 어울리는 것은 사람의 마음을 다스리고 가벼운 지루함이나 갈등을 잊는데 도움이 되기도 한다. 얼마만큼이나 그들과 어울리고 즐겁게 노는 것이 환자나 노인에게 유익한가에 대해 담당 의사와 상담하도록 한다.

3
전문적인 간병 기술

때로는 환자의 요구나 환자의 처한 상황에 따라서 전문적인 기술과 훈련을 받은 간호사나 전문적인 간병인이 필요한 경우가 있다. 그러나 적절한 훈련과 지침이 있다면 대개는 환자의 가족들을 이러한 일들을 수행하는 것을 배울 수 있다.

상처 돌보기

상처를 돌보는 것은 기술과 인내심을 모두 필요로 한다. 만일 환자나 노인이 개방성 상처[7]를 가진 채 병원에서 집으로 퇴원했다면, 퇴원 이전에 어떻게 환자를 돌보아야 할지를 병원의 간호사에게 물어 보아야 한다. 간호사나 혹은 의사는 아마 환자를 추적 관찰하기 위해 가정건강 관리업체에게 위탁할 것이다. 이러한 적절한 절차가 감염과 같은 합병증의 위험을 줄이는 데 도움이 된다. 만일 담당 의사가 상처를 관찰하는 중이라면, 그 담당의사는 잘 훈련된 건강관리 전문가를 통해서 부모님 상처를 간병하는 것을 감독하고 정기적인 확인이 가능한 업체에 환자나 노인을 의뢰하도록 한다.

젖은 거즈 위에 마른 거즈 붙이는 소독법[8]

상처를 돌보기는 가장 흔한 방법은 소독된 식염수로 적신 거즈로 상처를 잘 닦은 후 마른 거즈를 그 위에 덮는 것이다. 소독된 식염수는 약국이나 의료기 상사에서 구할 수 있다. 담당 의사나 간호사에게 적당한 것을 추천해 달라고 부탁한다. 상처부위에 가장 가까이에 있는 거즈는 소독된 식염수에 적셔서 덮고, 많은 양의 마른 거즈를 그 위를 다시 덮는다.

---

[7] 개방성 상처: 상처부위의 피부가 벌어져 피부 아래의 조직이 드러난 상처로 세균의 감염 위험이 높다.

[8] 젖은 거즈위에 마른 거즈 덧붙이는 소독법(Wet-to-Saline Dressings)

이런 종류의 상처 치료는 치료하는 부위를 깨끗하고 촉촉하게 하여 상처가 완치되는 것을 돕는다. 젖은 거즈 위에 여러 겹의 마른 거즈를 덮기 때문에 세균이 상처에 미칠 수가 없다. 반드시 하루에 한번은 거즈를 바꾸어 주어야 하며, 환자로부터 배액의 양에 따라, 그리고 의사의 처방에 따라 하루에 세 차례나 네 차례는 상처 소독 거즈를 바꿔줘야 하는 경우도 있다.

상처에 붙은 거즈 바꾸는 방법

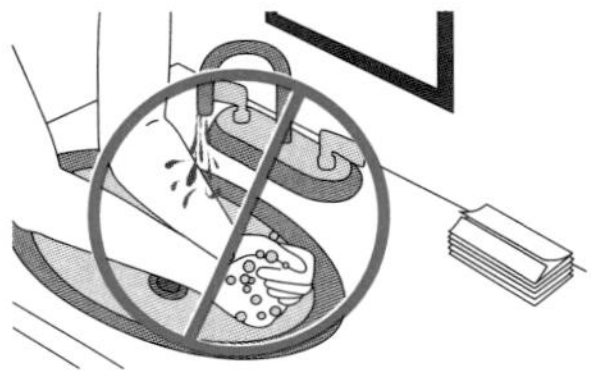

상처에 붙어 있는 거즈를 바꾸기 전에 최소한 일 분 동안은 비눗물로 완전히 손을 씻어야 한다. 액체 비누를 사용하도록 한다. 왜냐하면 액체비누는 박테리아가 번식할 기회를 줄이기 때문이다. 오래된 상처부위의 거즈를 제거하기 전에 필요한 모든 도구들을 준비해라. 환자를 오염시키는 것을 피하고 감염으로부터 스스로를 보호하기 위한 방법으로 소독된 일회용 비닐장갑을 착용한다.

- 1 단계: 오래된 거즈에 부착된 테이프를 제거하라. 그리고 창상부위의 오래된 거즈를 들어 올린다. 천천히 그리고 주의 깊게 수행하라. 왜냐하면 오래된 거즈는 말라서 상처부위에 꽤나 견고하게 붙어있을 수도 있기 때문이다. 이런 경우에는, 오래된 거즈를 식염수로 적셔서 부드럽게 한 후 거즈를 제거하기 좋게 한다.

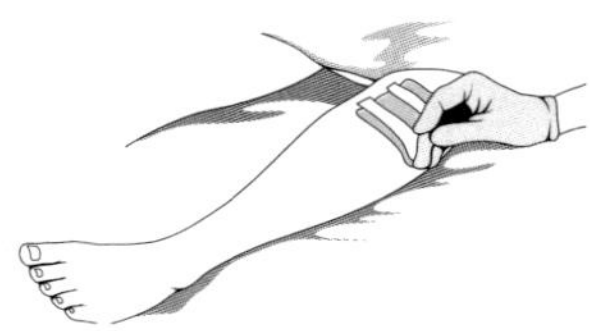

- 2 단계: 봉인이 가능한 플라스틱 봉지에 오래된 거즈를 담아놓고, 봉인한 다음 그것을 휴지통에 버려라. 일회용 소독 비닐장갑을 벗어 그 장갑을 처분하라. 상처를 닦기 전에, 새 장갑을 끼고, 상처를 만지지 않도록 조심하라.

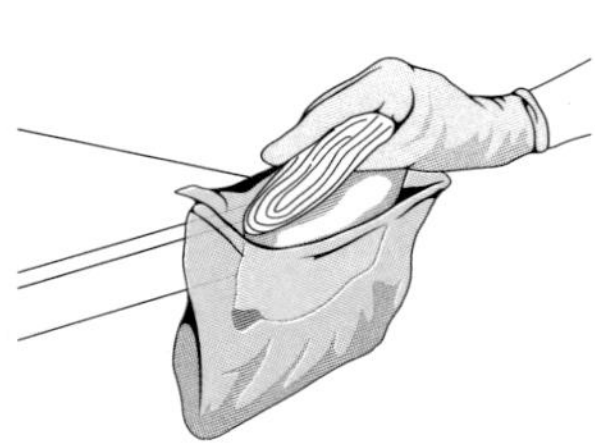

- 3 단계: 식염수나 상업용 액체(상처부위를 소독하고 새로운 조직 형태를 촉진하도록 만들어진 액체)로 상처부위를 깨끗이 소독할 수 있도록 무균의 거즈 패드를 사용하라(담당의사가 처방하거나 추천한 액체를 쓰도록 하라). 패드의 네 귀퉁이를 잡고서, 패드에 손이 닿지 않았던 부분으로 상처 부위를 확실히, 그러나 부드럽게 닦아내라. 아마도 하나 이상의 패드가 필요할 것이다. 사용된 거즈 패드는 주의깊게 처분하라.

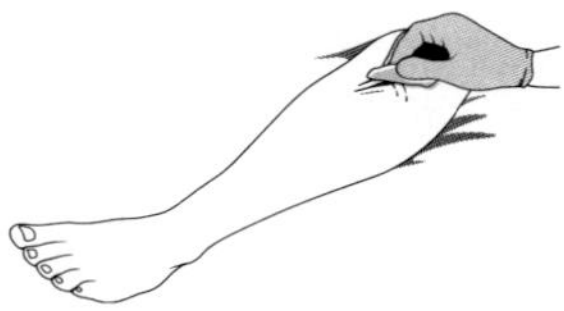

- 4 단계: 새로운 거즈 봉지를 열고 식염수나 다른 용액으로 거즈를 적신다. 거즈를 식염수에 담그지는 말고 충분한 용액으로 적신다. 새로운 거즈를 상처부위에 덮는다(상처부위를 덮는 데에 필요한 거즈의 수량은 상처부위의 크기에 따라 결정된다). 하나 혹은 그 이상의 마른 무균의 거즈를 축축한 상처부위 위에 덮고 테이프로 고정한다. 종이테이프를 사용하여야 피부에 덜 자극을 준다(종이테이프는 약국이나 의료기 상사에서 구입할 수 있다).

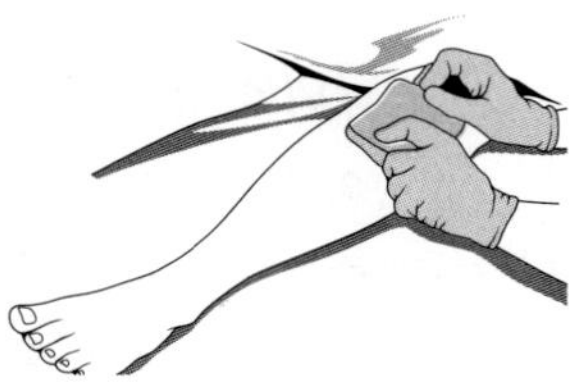

일부 의사들은 잘 낫지 않는 상처의 치료를 위해 크림형 항생제를 처방하기도 한다. 식염수로 상처부위를 깨끗이 닦은 후에, 이 항생제 크림을 상처부위에 무균의 거즈와 함께 사용할 수 있다. 이러한 경우에, 젖은 거즈 소독법을 사용해서는 안 되는데, 왜냐하면 젖은 거즈가 항생제 크림의 효과를 감소시킬 수 있기 때문이다. 담당 의사나 간호사에게 문의하라.

과산화수소나 요오드 용액을 개방형 상처에 절대 사용해서는 안된다. 이러한 물질들은 치료되고 있는 상처 부위 세포에 해롭기 때문이다. 의사가 처방해준 소독액만을 사용하라.

몽고메리 끈[9]

만일 상처 부위의 거즈를 자주 바꾸어야 하고, 이로 인해 테이프 밑의 환자 피부에 염증이 생긴다면 테이프를 제거할 때 발생하는 자극을 예방하는데 도움을 주는 몽고메리 끈을 사용해 보라. 몽고메리 끈은 5일 이상 붙여 놓은 채로 계속 상처 부위 거즈를 교환할 수 있다.

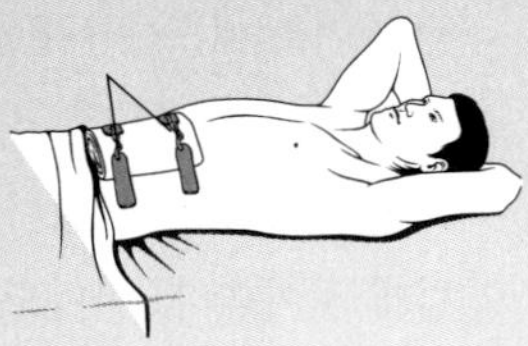

몽고메리 끈은 뒷면에 테이프가 붙어 있다. 몽고메리 끈을 사용할 때는 상처의 양쪽 피부에 부착을 하고 그 상처를 덮은 거즈의 중간에서 만날 때까지 납작하게 만든다.

(거즈를 덮는 끈의 부분도 뒷면에 테이프가 붙어있지만 상처에는 달라붙지 않는다.) 각각의 끈의 끝에는 몇 개의 동그란 구멍이 있으며 끈을 구멍사이로 통과시킨 후 끈끼리 묶어 거즈를 단단하게 고정시킬 수 있다. 상처 부위 거즈를 바꾸어 주기 위해서는 간단하게 끈을 풀고 상처 밖으로 접어놓는다. 이때 상처부위가 아닌 환자의 피부에 붙어있는 부분은 그냥 놔 두고 새롭게 소독 및 거즈를 교환한 후 다시 거즈위로 끈을 납작하게 만들고 다시 묶는다. 간호사에게 몽고메리 끈의 올바른 사용법을 배울 수 있을 것이다.

그 밖의 상처 치료 방법들

보통의 젖은 거즈와 마른 거즈로 상처를 치료하기보다 좀 더 융통성 있는 다양하고 좀 더 새로운 상처 치료 방법들이 있다. 이러한 상처 치료법의 종류로는 조류,[10] 아교질의 합성, 투명한 필름, 폴리우레탄 형태, 과립, 그리고 녹아서 흡수되는 종이 등이 있다. 이런 모든 물질들은 상처로부터의 배액을 흡수할 수 있고, 거즈를 바꿀 때까지 배액을 담고 있어, 상처부위가 깨끗해지도록 유지 할 수 있다. 배액의 존재는 실제로 상처치유를 돕고 새로운 조직의 형성을 촉진시킨다.

이러한 상처 치료법은 기존의 젖은 거즈 및 마른 거즈로 덮는 방법과 다르지만 거즈를 교환하는 방법은 기본적으로 같다. 오래된 거즈를 제거하고, 식염

[9] 몽고메리 끈 : Montgomery Straps

[10] 조류 : algae(물에 사는 녹조류는 비타민 · 미네랄 등을 함유하고 있어 세포활력증강 및 혈액순환에 도움을 준다고 알려져 있다.)

수나 처방된 액체로 상처부위를 깨끗하게 닦은 후 새로운 거즈를 상처 위에 덮는다. 여전히 두 개의 일회용 소독 비닐장갑을 사용한다. 첫 번째는, 오래된 거즈를 제거하기 위한 것이고, 다른 하나는 새로운 거즈를 사용하기 위한 것이다. 새로운 조직이 상처의 깊은 곳을 채우고 나서야 피부 표면의 상처를 덮는다는 사실을 명심하라. 만일 상처의 제일 표면이 먼저 치유되면, 이로 인해 배액과 죽은 조직을 피부 밑에 가둬버리게 되고, 그러면 농양이 생기게 된다. 만일 이런 경우가 생기면, 담당 의사나 간호사는 적절한 치료를 위해 상처의 피부를 다시 열어야만 한다.

상처 감염

종종 상처는 균에 감염될 수 있다. 상처의 색깔이나 배액의 냄새 그리고 상처를 둘러싼 부분의 조직의 붉은 변색으로 감염 여부를 알 수 있다. 감염이 되면, 배액양이 증가하고, 녹색이나 노란색, 피가 섞인 색을 띠거나 혹은 불결한 냄새가 난다. 이런 환자는 열이 날 수도 있고, 또한 상당한 통증을 호소 할 수도 있다. 만일 이러한 일이 발생한다면 즉시 담당 의사에게 연락하여야 한다. 담당의사는 다른 형태의 소독방법이나 소독수를 추천할 것이고 혹은 상처 소독 횟수를 늘일 것이다. 담당의사는 감염에 대처한 항생제를 처방할 것이고, 만일 상처부위에 죽은 조직이 있다면 새롭고 건강한 조직이 자랄 수 있도록 그것을 긁어낼 것이다.

실금

실금, 소변이나 대변의 흐름을 통제하는 능력이 저하되는 것은 대개 환자가 가지고 있는 기존의 질환이나 건강 상태에 나빠지면서 발생하게 된다. 소변 실금, 대변 실금은 함께 혹은 각각 일어날 수 있다. 실금을 그저 노화에 따른 정상적인 현상의 하나로 생각하지 않도록 한다. 실금을 겪고 있는 노인은 가능한 빨리 의사의 검사를 받아야 한다.

실금은 집에서 누군가를 간병할 때 접할 수 있는 중요한 문제이다. 실금을

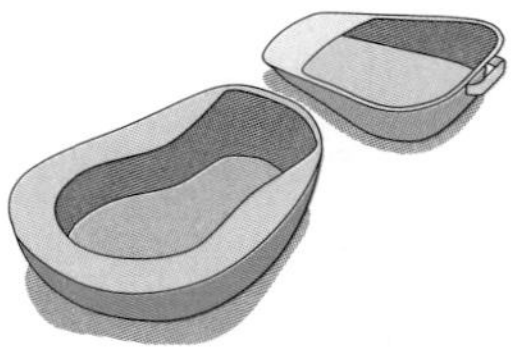

처리할 수 있는 한 방법은 화장실 가는 길을 잘 만들어 놓는 것이다 : 실금을 겪고 있는 환자에게 화장실을 자주, 규칙적인 간격으로(예를 들어 2~3시간 마다) 이용하도록 장려한다. 실금이 발생하는 것을 대비하기 위해 필요한 도움을 적절히, 빨리 제공해야 한다.

화장실 시설은 가기 쉽고 사용하기 쉬워야 한다는 것을 명심하라. 가능하면 화장실에 이르는 길에 난간(손잡이)이 있으면 좋다. 밤에는 복도와 화장실에 불을 켜 둔다. 기억력에 문제가 있는 사람의 경우엔, 화장실을 향하는 방향을 표시해 두는 것이 유용할 것이다. 그리고 화장실 문에 '화장실' 이렇게 적어둔다. 만일 환자가 침대에서 내려올 수 없다면, 실내 변기가 달린 이동용 변기나 손잡이 달린 소변통을 환자의 손에 닿기 쉬운 곳에 두어야 한다는 걸 잊어서는 안 된다.

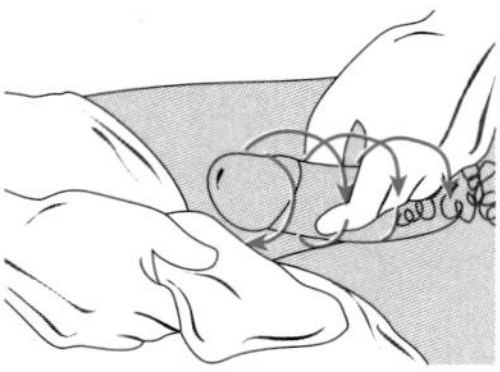

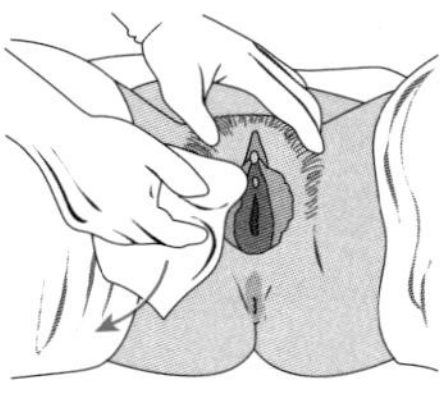

만일 환자가 소변을 본 후에 씻는 것이 불가능하다면, 여러분이 이 일을 대신해야 할 경우가 있다. 생식기와 항문 부분을 깨끗하게 닦는 것은 피부 문제를 예방하는데 도움이 된다. 여성의 경우엔 배설물이 질이나 요도에 들어가서 감염을 일으키지 않게 하기 위해 항상 앞에서 뒤쪽으로 (질에서 직장으로) 닦아내야 한다.

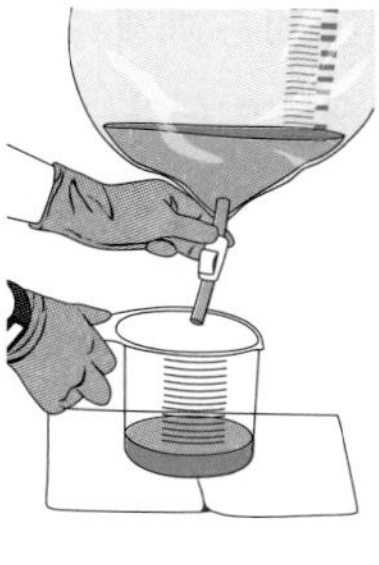

실금에 대한 많은 보조기구들, 예를 들면 흡수 가능한 실금 패드, 일회용의 패드, 콘돔형 도뇨관 등을 약국이나 의료기상사에서 구매 할 수 있다. 그것들을 사용하는 방법에 대해 담당 의사에게 문의하라. 다루기 힘든 몇몇 요실금 환자의 경우에는, 삽입 도뇨관(방광에 삽입된 플라스틱 튜브가 백으로 오줌을 빼내는 기구)을 시행해야 할 경우도 있다. 이 때 소변을 모으는 비닐봉지는 정기적으로 비워지고 깨끗하게 할 필요가 있다. 담당 의사나, 방문 간호사, 혹은 다른 훈련된 건강관리 전문가가 정기적으로 삽입 도뇨관을 교환해 줄 것이다.

한 환자에게 요실금과 변실금이 모두 발생할 경우에, 방광 조절 장애가 대개 장 조절 장애보다 먼저 발생한다. 실금에 대해 매일 매일 처치를 지시하기 전에 담당 의사는 실금의 원인을 찾기 위해 그 환자에게 검사를 실시할 것이다. 다시 말하면, 이런 순서를 통해서 담당 의사는 최선의 치료법을 찾아 갈 것이다.

요실금

요로 감염은 종종 갑작스럽게, 혹은 급성으로 실금을 일으킨다. 그러한 경우에, 일단 감염이 성공적으로 치료가 된다면, 실금은 멈추게 된다. 이뇨제의 사용은 요실금을 초래할 수 있다. 만일 이뇨제가 환자나 노인에게 처방되었다면 그 이뇨제를 아침 일찍 투약해 주는 것을 잊어서는 안 된다. 밤중에 잠자는 동안 방광이 차 오르는 것을 막기 위해서이다. 몇몇 다른 약물도 또한 방광조절 능력에 문제들을 일으킬 수 있다. 예를 들어, 수면제나 진정제와 같은 약제들은 방광 감각을 느끼는 능력을 감소시켜 자주 화장실에 가게 한다. 담당 의사가 이런 문제들을 돕기 위해서 약물을 바꾸거나 혹은 약 용량을 조절하는 것을 결정할 것이다. 요실금의 다른 가능한 원인은 많은 양의 카페인을 먹거나 혹은 폭음을 하는 것에서 찾을 수도 있다. 카페인이 없는 음료로 바꾸거나 알코올을 피하는 것은 요실금의 감소에 도움이 된다.

탈수증(몸의 조직 내에 비정상적으로 낮은 수위의 물)은 사람의 소변이 농축되게 만들고, 그것은 결과적으로, 방광 외벽 근육을 자극하여 방광 조절능력의 손실이라는 결과를 가져온다. 탈수증을 피하기 위한 가장 최선의 방법은 수분의 흡수를 증가시키는 것이다. 환자나 노인에게 하루에 최소한 여덟 컵의 물을 마시게 하라. 수분은 물, 우유, 쥬스, 묽은 스프, 카페인 없는 커피, 차 등이 포함된다. 체내에 증가된 수분은 소변 농도를 낮추고, 그것은 방광을 자극하는 역할을 낮출 수 있다.

요실금은 때로는 당뇨나, 심부전 혹은 전립선과 같은 질병에서 함께 나타날 수 있다. 몇몇 신경(뇌 그리고 신경계) 문제들, 즉 뇌졸중이나 알츠하이머 치매병 등이 방광 조절 문제들을 일으키기도 한다. 이러한 의학적 상태들은 반드시 실금이 조절되기 전에 치료가 되어야 한다. 만일 환자나 노인이 실금을 갖고 있다면, 그는 즉시 담당 의사를 만나서 검사를 받아야 한다.

요실금 치료

많은 노인들은 요실금을 두려워한 나머지 가족이나 친구들에게 그러한 문제들을 숨기곤 한다. 만일 요실금의 어떠한 흔적이라도 발견하게 된다면, 예를 들면 목욕탕에 있는 속옷 혹은 세탁소에 있는 속옷이나 바지의 색깔이 변했거나 의자에서 소변 냄새가 나는 경우, 그 문제에 대해 그에게 접근하는데 주의하여야 하며, 야단치지 말아야 한다. 야단을 치면 그 환자가 검사를 받는 것을 거부할지도 모르기 때문이다.

요실금 환자를 돕는데 몇몇 효과적인 방법들이 있다. 예를 들어 환자에게 낮 동안 최소 두 시간마다 화장실을 사용하도록 상기시키는 것은 소변이 방광을 꽉 채워서 소변을 보아야 하는 시점 전에 소변을 보게끔 도와준다. 저녁식사 후나 잠자기 이전 음료를 마시는 것을 제한해야 한다. 그리고 침대에 눕기 전에 반드시 화장실에 한 번 가도록 유도한다. 화장실에 빨리 갈 수 없거나 침대에서 내려올 수 없는 사람을 위해 손잡이 달린 소변기를 구비해 두도록 한다. 같은 상황에 처해있는 여성을 위해 침상용 변기를 준비하고 앉은 자세를 취하게 도와줘서 정상 배뇨자세를 갖추도록 돕는다. 화장실에 가기는 어렵지만 침대에 오르거나 내려오는 것을 자기 스스로 할 수 있는 사람을 위해서 침대 옆에 이동용 변기를 준비해 두는 것을 고려해 보도록 한다.

흡수성이 좋은 일회용 팬티는 옷과 침구, 매트리스와 가구를 보호하는데 도움이 된다. 환자나 노인에게 가장 적당한 것을 고르기 위해서 아마 많은 다른 회사의 제품을 비교한 후에 제품을 구매하기를 원할 것이다. 의료기 상사에서 대량으로 공급하는 좋은 제품을 대량으로 구매하면 돈을 절약할 수도 있다. 어떠한 경우에든, 환자나 노인의 품위를 지키고 당황해하는 것을 피하기 위해, 항상 성인용 팬티 혹은 일회용의 팬티를 준비해두는 것도 도움이 된다. 그들에게 절대로 아기용 기저귀를 주어서는 안 된다.

패드가 젖으면 즉시 패드를 교환해준다. 젖은 패드를 입고 있는 것은 어느 때를 막론하고 피부에 자극과 욕창을 일으킬 수 있다. 실금 패드를 사용하거나 일회용 팬티를 입는 사람은 반드시 낮에는 매 두 시간마다 화장실을 이용해야 한다. 가능하면, 노인들은 헐렁하고 세탁하기 쉬운 옷을 입는 것이 좋다. 지퍼나 똑딱이 단추 혹은 벨크로가 달린 옷은 입거나 벗기기가 쉽다.

골반 근육의 약화가 환자나 노인의 요실금 원인이 되었다면 그들로 하여금 근육을 강화하고 방광 조절 능력을 향상시키기 위해 근육 강화 운동을 하도록 하라. 그들에게 케겔 운동법[11]이라 종종 불리는 아래의 지침들을 따라 하도록 권한다.

- 1단계. 골반아래쪽 근육을 수축하는 운동을 하라. 소변을 보는 도중 소변의 흐름을 멈추었다가 다시 소변을 보기 시작하는 방법을 수차례 반복하는 방법이다.
- 2 단계. 처음에는 2초에서 3초 정도 골반 아래쪽 근육을 수축하고 유지하는 것에서 시작하여 나중에는 8초에서 10초 정도까지 이르도록 한다. 수축 시간이 길어질수록 효과는 더 커진다.
- 3 단계. 10회씩 골반아래쪽 근육 수축 운동을 하는 것을 매일 5회 정도 반복하여 실시한다. 어떠한 자세에서도, 어떠한 장소에서도, 어느 때에도 노인들은 이 운동을 할 수 있으며, 아무도 자신이 이 운동을 하고 있다는 것을 모르게 운동할 수 있다.

도뇨관 관리

간병인에게 있어서 또 다른 어려움은 도뇨관을 관리하는 것이다. 도뇨관은 고무나 합성 물질로 만들어진 튜브인데 방광에서 몸 밖의 소변 통으로의 소변의 빼내는데 사용한다. 도뇨관은 의사나 간호사에 의해 삽입되고 여러 가지 의학적인 상황에서 사용된다. 예를 들면, 도뇨관은 소변을 보는데 문제가 있는

[11] 케겔 운동법 : Kegel exercise

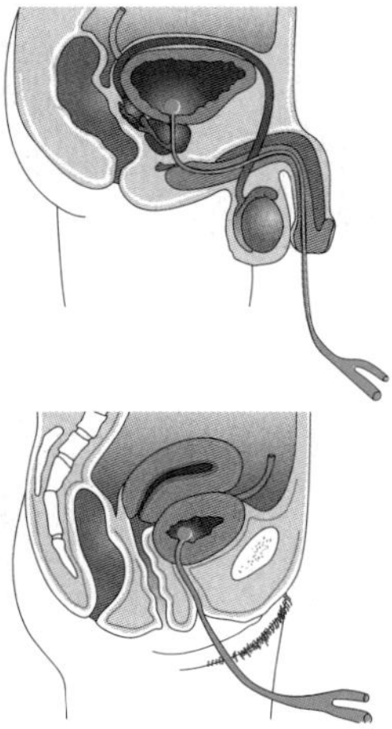

사람과 방광이 완전히 비워지지 않는 사람에겐 필수적이다. 도뇨관은 또한 사타구니에 개방성 상처가 있는 사람에겐 감염을 방지하기 위해 사용된다.

감염의 위험 때문에 도뇨관 삽입은 각별한 주의가 필요하다. 도뇨관을 다루기 전과 이후에는 항상 액체 비누와 흐르는 물로 손을 닦는다. 그리고 항상 깨끗한 일회용 비닐장갑을 사용하도록 하라. 도뇨관은 요도에 들어가 방광에서 몸 밖으로 소변이 나오는 통로가 된다. 튜브 부위가 요도로 들어가는 요도입구를 깨끗하게 하기 위해 비눗물로 깨끗이 닦고 물로 헹구고 부드럽게 말려라. 또한 의사가 처방하거나 추천해 준 준비된 소독제를 사용하도록 한다.

도뇨관을 소변이 모으는 비닐주머니에 연결하기 전에, 알코올 솜이나 다른 피부 살균제, 소독액으로 도뇨관을 끝을 깨끗이 닦는다. 항상 소변을 모으는 비닐주머니는 방광보다 낮은 곳에 놓아 방광으로부터의 소변의 흘러 나가는 것을 촉진하도록 한다. 이렇게 하면 소변이 도뇨관에서 방광으로 되돌아가서 감염을 일으키는 것을 방지할 수 있다.

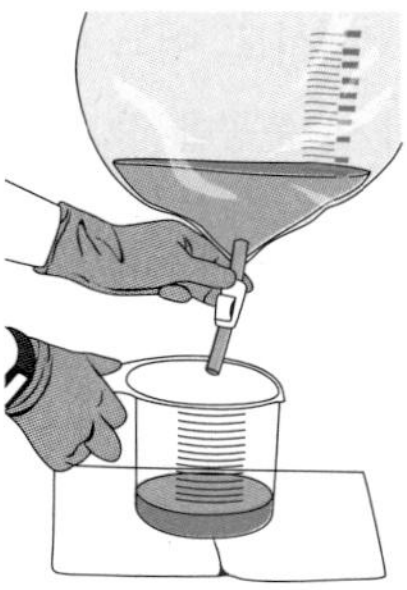

소변을 모으는 비닐주머니는 대개 500~1,000cc 소변을 모을 수 있다. 그러나 이 소변 비닐주머니가 다 차기 전에 수시로 점검하고 비워줘야 한다. 소변 비닐주머니의 바닥에 달려있는 밸브로 소변이 다른 용기로 빠져나갈 수 있도록 해준다. 하루에 최소한 한 번은 그 비닐주머니를 비워주어야 한다.

방문 간호사가 도뇨관을 교환하기 위해 반드시 정기적으로 환자의 집에 방문해야 한다. 일반적으로, 도뇨관이 잘 배뇨되고 있다면, 그것은 대략 한 달에 한 번정도 교환해주면 된다. 만일 침전물이나 점액이 관 안에 쌓이면, 도뇨관이 막힐 수 있다. 도뇨관은 반드시 계속해서 소변을 밖으로 배출시켜 주어야 한다. 만일 소변이 약 2시간 동안 소변 비닐주머니로 흘러나오지 못한다면, 도뇨관이 막혔다는 것이고 그것은 심각한 문제이다. 즉시 방문 간호사에게 연락한다. 방문간호사 서비스를 이용하고 있지 않다면, 담당 의사에게 즉시 연락해야 한다; 막힌 곳을 뚫기 위해서 환자를 병원 응급실에 데려가야 할지도 모른다.

도뇨관 세척하기

일부 의사들은 도뇨관이 막히는 것을 방지하기 위해 정기적으로 도뇨관을 세척액으로 부드럽게 닦아낼 것을 권한다. 간호사가 여러분에게 도뇨관이 막히거나 흐름이 느릴 때마다 그 도뇨관을 어떻게 세척하는지 보여줄 것이다. 만약 도뇨관을 세척하는 방법을 배우지 않았다면 그것을 직접 하지 말아야 한다.

만일 도뇨관이 막혔다면, 아랫배에 불편감을 느끼게 되고 삽입도뇨관이 꽂혀있는 요도에서 소변이 새어나와 침구나 기저귀를 적실 것이다. 만일 이러한 일이 일어난다면, 도뇨관을 바꾸거나 세척하여야 한다. 만일 여러분이 훈련이 되었다면, 주사기로 요도 삽입도뇨관을 세척할 수 있다. 그 후 요도 삽입용 도뇨관을 소변 모음 주머니와 분리하고 무균 주사기의 끝부분을 요도 삽입용 도뇨관(사람의 방광에 직접 연결되는 관)에 삽입한 후 천천히 조심스럽게 세척액을 주사기를 통해 주입하여 침전물이나 점액을 제거하여 소변이 잘 흐르도록 한다. 만일 잘 되지 않는다면, 방문간호사로 불러 요도 삽입용 도뇨관을 교환하도록 한다.

만일 누군가가 요도삽입용 도뇨관을 사용하고 있다면 요로에 박테리아가 침범하여 감염을 일으키는 것을 막는 일은 대단히 중요하다. 그 관을 도뇨관이나 소변 모임 주머니에서 제거할 때 오염을 막기 위해서, 그 관의 소독된 끝부분을 소독되지 않은 바닥에 놓지 않도록 주의 하시오. 요도 삽입용 도뇨관과 연결관을 다시 연결하기 전에 그것들을 깨끗이 하기 위해 알코올이나 다른 피부 살균제를 사용하여야 한다.

다리에 고정하는 소변주머니

만일 도뇨관을 사용하고 있는 환자나 집밖으로 나갈 때 타인에게 노출되는 일반적인 소변주머니를 갖고 가는 것을 원치 않는다면, 그 사람은 다리에 고정하는 소변주머니를 대신 사용할 수 있다. 다리 고정용 소변주머니는 조그마한 크기의 소변주머니로서 도뇨관과 연결 되어 있고 사람의 다리에 고정이 된다. 이것은 그 소변주머니가 옷 안으로 감춰지게 한다. 저장 용량이 일반적인 소변주머니보다는 매우 적으나, 자주 비운다면, 효과적이고 또 눈에 잘 띄지도 않아서 좋다. 가정방문 간호사가 다리 고정 소변주머니를 어떻게 매다는지 보여줄 것이다.

도뇨관이 막히는 것을 방지하는 방법

도뇨관의 흐름이 원활하게 하고, 감염의 위험을 줄여주는 몇 가지 단계

- 환자는 하루 8잔 이상의 물을 마신다.
- 환자에게 오렌지 쥬스를 마시게 하여 소변을 산성으로 만들어 박테리아가 방광에 침착되는 것을 방지한다.
- 소변주머니를 항상 방광보다 아래쪽 높이로 달아 소변이 역류되는 것을 방지한다.
- 도뇨관을 바르게 유지시키고 꼬인 부분이 있는지 주의 깊게 관찰한다.
- 도뇨관을 환자의 다리 밑에 두지 않도록 하여 다리에 도뇨관이 눌려 소변의 흐름이 방해 받는 것을 예방한다.

변 실금

변 실금이란 간병인에게는 요실금보다 좀 더 다루기 힘들다. 변 실금을 갖고 있는 노인을 돌본다는 것은 때로는 스트레스가 쌓이고 화나게 하지만, 절대로 노인의 실수에 대해 꾸짖거나 벌로써 노인 스스로 대변을 직접 치우라고 하지 말라.

건강한 식단을 섭취하는 것이 대변보는 장운동 느낌을 촉진하는 한 가지 방법이다. 환자나 노인에게 높은 섬유질의 음식, 예를 들면 신선한 과일이나 야채를 섭취하게 하고 많은 양의 물을 마시라고 권하라. 만일 가능하다면, 환자가

대변보는 장운동 느낌을 알아두었다가 매일 그 시간에 화장실을 사용하도록 해보라. 대변보는 장운동 느낌을 촉진하기 위해 글리세린 좌약을 사용해도 되는지 의사에게 문의하도록 한다(좌약의 삽입 이후 15~20분 안에 대변보는 장운동이 일어날 것이다). 만일 굳어진 변이 장에 차 있는 것이 변 실금의 원인이라면 의사나 간호사는 꽉 찬 대변을 장에서 빼내야만 한다.

정맥 투약 유지하기

일부 노인들은 정맥주사치료[12]-영양분이나 약물을 혈관에 바로 주입하는 것-가 필요하다. 가정에서 간병을 할 경우에는 이 치료법은 훈련받은 방문 간호사에 의해 제공 될 것이다. 정맥주사요법은 주로 (항상은 아니지만) 손등에 있는 정맥을 통해 주사 바늘을 이용하여 얇은 튜브를 혈관 속에 끼운 후 그 주사바늘이 제거되고 주입 장치가 혈관에 삽입되어 있도록 얇은 튜브를 부착해 놓는다. 그 주입 장치에는 희석된 헤파린과 항 혈전제가 채워진 관이 붙어 있어서 피가 엉기는 것을 막는다.

얇은 튜브가 환자의 혈관에 잘 들어간 뒤에, 간호사가 투약을 시작 할 것이고, 그 튜브와 수액을 어떻게 다루는지 보여줄 것이다. 만일 여러분 스스로 이 작업을 수행할 의사가 있고, 할 수만 있다면, 간호사는 실제 수액을 어떻게 다루는지 당신에게 가르쳐 줄 것이다. 그들은 하루에 한번 (혹은 필요한 만큼 종종) 수액을 갈아야 할 때가 있다. 간호사는 환자들이 안전하고 자신감 있게 수액을 잘 다룰 수 있을 때에만 수액 교환을 수행하도록 허락해야 한다.

배달 서비스나 방문 간호사는 담당 의사가 처방한 수액이나 약을 환자의 집에 가져다 줄 것이다. 많은 정맥주사용 수액은 냉장고에 보관돼야만 한다. 냉장 보관된 정맥 주사를 투약하기 이전에, 냉장고에서 그것을 꺼내 약 30분간 상온에 그냥 두어야 한다. 수액이 들어있는 수액관을 정맥내 얇은 튜브에 부착하기 바로 이전에, 식염수나, 헤파린, 혹은 둘 모두로 그 튜브를 씻어 내린다(간호사가 이것을 어떻게 하는지 보여줄 것이다). 수액관을 씻는 것은 관이 막히지 않

[12] 정맥주사치료 : intravenous therapy

게 하고 핏덩어리를 제거하고 수액이 잘 흘러가도록 해준다. 막히지 않은 상태를 지속하기 위해 연결 이후에 바로 즉시 수액관을 채운다.

주입 위치와 수액을 측정하는 데에 쓰이는 장치에 따라, 환자는 정맥주사 치료를 받는 동안 여기저기 걸어 다닐 수 있다. 여러 수액들이 담겨있는 수액주머니가 주입 위치보다 더 높을 때에는 중력에 의해 저절로 투약된다. 그 수액주머니는 대개 정맥주사용 막대에 매달려 있으며 적합한 높이로 맞추어질 수 있다. 수액은 반드시 높이 매달려 있어야하며 그 수액은 정해진 속도로 투약되며, 주입 속도에 어떠한 변화가 생긴 것을 발견한다면 바로 간호사에게 알려라.

정맥주사치료를 받고 있는 환자는 주입 부위 혹은 부착된 튜브를 잡아당길 수 없다는 것을 명심해 둔다. 만일 튜브가 꼬인다면, 조심히 그것을 펴고, 얇은 튜브가 제 위치에 있게 하고 튜브가 부착된 채로 있어야 하는 것을 명심하도록 한다.

정맥치료의 합병증

정맥주사치료는 합병증을 초래할 수 있으며 그중에, 혈관에 염증이 생길 수 있다. 그 염증의 증상은 삽입된 얇은 튜브의 끝부분과 혈관을 따라서 빨개지고 통증, 혈관 위가 붓는 것, 그리고 발열 등을 들 수가 있다. 이러한 증상이 있으면 담당 의사나 간호사에게 즉시 알려야 한다.

다른 가능한 합병증은 수액이 주위 조직으로의 침윤하는 것이다. 이것은 만일 얇은 튜브가 혈관으로부터 제거되거나 혈관을 통과해서 혈관이 터진 경우에 일어날 수 있다. 증상은 붓고, 통증이 있고, 불이 나는 것 같고, 혹은 주입 부위 주변이 꽉 조이는 것 같은 느낌을 들 수 있다. 만일 이러한 일이 일어난다면, 주입을 멈추고 담당 의사나 간호사에게 즉각 연락해야 한다.

또 다른 정맥치료의 합병증은 튜브가 막히는 것을 들 수 있고, 그것은 튜브를 흐르는 액체의 흐름을 막을 수 있다. 헤파린을 부드럽게 튜브로 흘러나게 하면 이러한 문제는 해결될 수 있다. 만일 그렇게 하더라도 문제가 해결되지 않으면 간호사에게 즉시 도움을 요청하도록 한다.

움직이지 못함[13]에서 오는 위험

침대에서 벗어날 수 없는 많은 사람들은 잘 움직이지 못하는 것과 관계된 많은 주요 질병들이 합병증으로 발생한다. 움직이지 못함은 폐기능과 심장 기능을 감소시키고, 폐렴이나 혈전과 같은 질병의 위험을 증가시킨다. 하루 이상 침대생활에서 벗어날 수 없는 사람은 건강을 잃기 시작한다. 침대에서 일 주일 이상 움직이지 않으면 환자는 너무 약해져서 도움없이는 서지 못한다. 이러한 잠재적인 위험 때문에, 침대에서 내려올 수 있는 사람이라면 규칙적으로 운동을 해야 한다.

맥박은 일상생활에서 개인의 심혈관계가 얼마나 잘 작동하고 있는지 알려주는 좋은 지침이다. 맥박을 재기 위해, 가운데 손가락을 목옆이나 손목 안쪽의 경동맥에 갖다 댄다. 엄지손가락은 사용하지 않는다. 심장이 뛰는 것은 동맥에서의 맥박수를 통해 알 수 있다. 일 분에 뛰는 맥박수를 알기 위해, 정확히 15초 동안 느낄 수 있는 맥박수를 계산한 후 곱하기 4를 하면 그 사람의 심장 박동수이다.

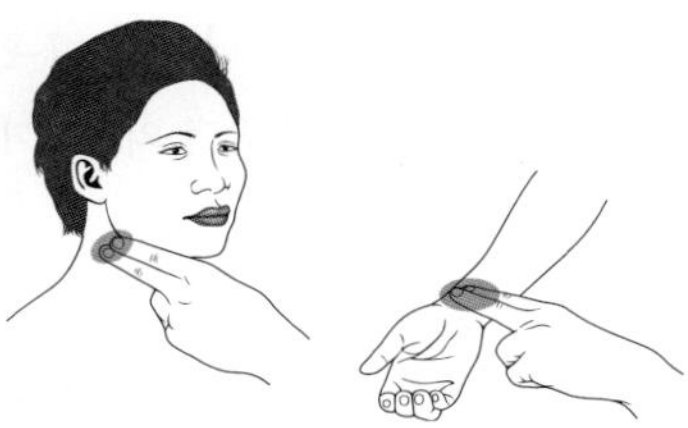

만일 사람의 심박수가 침대에서 나와 의자에 앉았을 때 1분에 50회에서 100회 사이라면 가능한 한 서서 오래 머물러 있도록 한다. 그러나 만일 의자에 가만히 앉아 있을 때 환자의 심박수가 100회가 넘는다면, 일어나 앉는 것이 너무 심한 행동이 될 수도 있으므로 당신은 그가 침대에 누워 있도록 도울 필요가 있다. 이러한 경우에는 환자의 침대에서라도 정기적으로 가볍게 운동을 할 수 해주고, 또한 침대 밖으로 내려 올 수 있도록 그의 건강을 증진시키도록 도와야 한다. 이러한 가벼운 운동에는 관절가동범위운동(100쪽), 침대에서 좌우로 모로 눕기, 잠깐 동안 침대의 끝부분에 앉아있기 등이 있다. 만일 환자의 심박수가 50회 미만이라면, 가능한 빨리 의사에게 연락을 취한다. 이렇게 낮은 심박수는 탈수, 빈혈, 혹은 심부전과 같은 문제점을 나타내는 지침이 될 수 있다.

[13] 움직이지 못함: immobility

호흡 기능

침대에 누워만 있는 환자의 호흡기능을 유지시켜주는 것은 매우 중요하다. 폐를 확장시키고 폐렴을 막기 위해서 환자에게 심호흡 운동이나 기침을 장려하라. 깨어있는 동안 매 한 시간마다 깊게 숨을 들이 쉬는 것과 기침하는 등의 숨을 내쉬는 운동 등은 폐활량계를 사용하면서 연습할 수도 있다. 호흡 치료사[14]가 폐활량계를 제공할 것이고 이것을 사용방법을 가르쳐 줄 것이다. 만일 폐활량계를 얻을 수 없거나 호흡 치료사의 서비스를 제공받을 수 없다면, 환자에게 가능한 코로 깊이 천천히 숨을 들이마신 후 입으로 강하게 내뱉게 한다.

만일 환자가 기침이나, 호흡곤란이나, 초록색, 회색, 노란색, 혹은 갈색의 가래가 나오거나 열이 난다면, 그 환자는 폐렴에 걸린 것이다. 만일 이러한 증상들을 파악 되면, 즉시 담당 의사에게 연락하여야 한다.

심부 정맥 혈전

혈전은 움직이지 않을 때 생길 수 있는 또 다른 합병증의 하나이다. 혈전은 보통 다리의 깊은 정맥 혹은 얕은 정맥에서 발생한다. 만일 어떤 사람이 다리에 몸무게를 지탱하고 걸을 수 없을 때에는 가능하면 침대에서 다리를 많이 움직이는 것이 혈전을 막는데 도움이 된다. 또한 다리에서 혈전을 막기 위해서 탄력 있는 스타킹을 사용하는 것을 고려할 수 있으며, 이에 대해서는 담당 의사에게 문의 하여야 한다.

움직일 수 없는 환자의 다리, 특히 장딴지 근육은 절대 마사지 하지 마라. 왜냐하면 그렇게 하는 것은 이미 형성된 혈전을 떨어뜨리기 때문이다. 그 혈전은 혈류를 따라 폐와 같은 곳으로 흐를 수 있고 폐로 피를 제공하는 동맥을 막을 수 있다(폐색전). 폐색전 의 증상은 갑작스러운 호흡곤란, 흉통, 빈맥, 발한, 가벼운 열, 가래가 있는 기침 그리고 가래에 피가 섞이는 것 따위를 들 수 있다. 이러한 경우는 응급상황이다. 만일 이러한 증상이 나타난다면 119나 지역 응급실에 연락하거나 환자를 가장 가까운 병원에 지체 없이 데려가야 한다.

---

14) 호흡치료사 : 한국의 경우는 호흡치료사가 없으며 가정방문 간호사 혹은 담당의사가 정보를 제공할 수 있다.

특별한 질병들 다루기

각기 다른 병들은 다른 중증도와 다른 간병방법이 필요하다. 예를 들어, 뇌졸중이 있었던 사람은 물리치료가 필요하고, 당뇨가 있는 사람이라면 약이나 식이요법을 살펴보는 것이 필요하다. 여기서는 여러 가지 흔한 질병들과 그 상태에 따라 어떻게 다루어야 하는 가에 대해 간병인에게 조언을 제공하고자 한다.

독감과 폐렴

인플루엔자 독감은 높은 전염성이 있는 호흡기 질환으로서, 바이러스에 의해 감염된다. 독감은 어린 아이나 만성질환(심장질환, 당뇨, 혹은 에이즈)을 앓고 있는 사람들, 장애인, 그리고 노인들에겐 특히나 심각한 질병이 될 수 있다. 독감 증상은 열(섭씨 38-40도), 오한, 두통, 근육통, 무력감, 기침, 콧물, 림프선부종 등을 들 수 있다. 치료로는 보통 휴식, 아세트아미노펜과 같은 해열제, 많은 양의 물을 마시는 것(최소한 하루에 약 1,800cc), 기침물약 먹는 것, 그리고 수면 등이 있다. 따뜻한 물로 목욕하는 것은 근육통의 경감에 도움이 된다. 화상의 위험 때문에, 많은 의사들은 근육통에 열 찜질을 사용하는 것을 반대한다.

근육통을 경감시키기 위해 열 찜질을 사용한다면, 화상이나 피부손상을 막기 위해 열 찜질기를 낮은 온도로 조절하여 사용하라. 사용하지 않을 때는 항상 열 찜질기를 꺼 두도록 한다. 열 찜질기를 사용한 채 잠들지 말고 밤새 내내 켜두고 자면 안 된다. 노인, 장애인, 움직일 수 없는 사람, 고통이나 열을 느끼지 못하거나 감각이 감소된 사람들을 돌볼 때는 열 찜질기의 사용에 각별히 유의하라.

독감으로부터 발생하는 합병증, 이는 독감 그 자체보다 더 심각해 질 수 있기 때문에 주의 깊게 살펴보아야 한다. 합병증에는 폐렴(바이러스 혹은 박테리아)이나 천식, 기관지염, 폐기종과 같은 이전에 가지고 있던 폐질환의 악화 등이 포함된다. 폐렴의 흔한 증상으로는 5일 이상 지속되는 열과 이어서 가파른 호흡과 피가 섞인 가래 혹은 색깔(녹색, 회색, 노란색, 갈색 등) 있는 가래를 동반할 수 있다.

독감으로부터의 예방

독감바이러스(인플루엔자)는 매우 쉽게 전염될 수 있다. 독감을 예방하는 몇 가지의 도움이 되는 비법을 소개한다.

- 손을 씻는다. 손을 씻는 것은 감기 바이러스를 사람과 사람 사이에서 전염되는 것을 막는 가장 중요한 한 가지 방법이다. 집에 있는 모든 사람, 특히 요양을 받고 있는 사람도 그들의 손에 비누를 듬뿍 묻혀 흐르는 물로 씻어야함을 명심하라.
- 호흡기 감염 질환을 앓고 있는 사람의 방문을 삼가도록 한다.
- 사용한 휴지를 종이나 플라스틱 가방 등 밀봉이 가능한 곳에 격리시킨다.

예방 접종

심장질환이나 당뇨 같은 만성질환자나 65세 이상의 고령자, 항암치료를 받고 있는 사람, 그리고 건강관리 종사자와 같이 감염에 노출이 많은 고위험군에서는 독감이 시작되는 독감계절(대개 10월)에 예방접종을 하도록 권한다. 바이러스는 매년 새로운 변종을 만들기 때문에 매년 독감 접종을 하여야 한다. 그렇지만 독감주사를 맞기 위해 고위험군과 함께 있을 필요는 없다. 예방주사가 독감이 걸릴 위험을 낮춰줄 것이지만, 만일 여러분이 계란 알레르기가 있다면 예방접종을 피하도록 한다. 왜냐하면 독감주사가 계란으로부터 만들어졌기 때문이다.

여러분의 환자나 노인이 가장 흔한 폐렴균인 폐구균성 폐렴 예방접종을 했는지 점검 한다. 한번 접종으로 평생 면역력을 가지므로, 담당 의사에게 이런 접종에 대해 상의해 둔다.

만일 폐렴으로 진행된다면, 의사는 항생제로 치료할 것이고, 환자가 먹을 수 없을 경우에는 영양 보충제를 처방할 것이다. 열을 낮추기 위해서 아스피린 대신에 아세트아미노펜을 사용하는 것은 라이증후군[15]을 막는데 도움이 된다. 라이후군은 흔하지는 않지만 아스피린의 사용으로 아이들이나 면역체계가 약해진 성인에게는 생명을 위협하는 질병이다. 감기 이후에 폐렴 증상을 갖고 있는

[15] 라이증후군 : Reye's Syndrome

환자는 특히 약해져 있을 것이고, 건강을 회복하는데 많은 시간이 필요할 것이다. 어떤 경우에는, 환자의 연령, 감염의 범위, 그리고 만성질환(천식이나 당뇨)의 유무에 따라, 입원해야 할 수도 있다.

당뇨병

당뇨병은 스스로 포도당(신체의 에너지의 주요한 자원, 당 덩어리)을 만들거나 포도당 사용을 조절하지 못하는 질병이다. 많은 노인들이 당뇨병을 앓고 있는데, 효과적으로 치료를 받을 수 있다. 당뇨병을 앓고 있는 환자는 처방된 음식만 섭취해야 한다. 의사나 영양사에게서의 명확한 음식 지침을 갖고 있어야 한다는 것을 명심하라.

만일 환자가 인슐린 처방을 받는 중이라면, 의사나 간호사는 환자의 음식 섭취량과 인슐린과의 상호관계에 관한 명확한 지침을 줄 것이다. 인슐린 치료가 혈당량 조절을 정상 건강 범위 내에서의 효과적으로 작용하게하기 위해서 환자의 혈당수치를 규칙적으로 검사해야 한다. 매일 검사하는 빠른 혈당검사로는 손가락에서 피 한 방울로 검사가 가능한 혈당측정기(글루코메터)라는 휴대용 기계를 이용해서 집에서도 쉽게 혈당량을 잴 수 있다(손을 찌르지 않고도 혈당량을 잴 수 있는 새로운 기계들을 구입할 수도 있다).

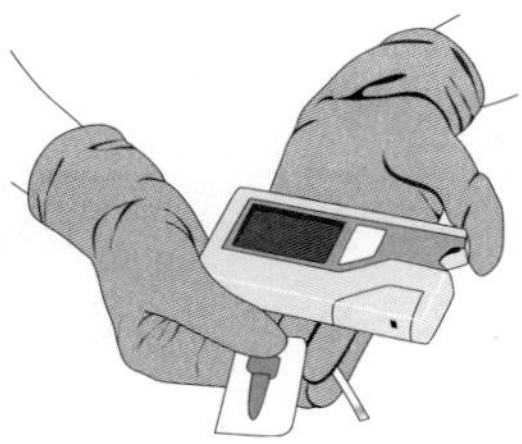

당뇨병을 앓고 있는 사람은 자신의 상태를 알려주는 의학경보 팔찌이나 목걸이를 항상 착용해야 한다. 이러한 표식은 만일 외출해 있는 동안 저혈당을 보였을 때 적절한 의학적 치료가 행해지도록 도와준다. 그러한 반응은 당뇨약(주사약 혹은 경구약)이 음식량과 불균형을 이루거나 환자가 충분히 음식을 섭취하지 않고 격렬한 운동을 했을 때 나타날 수 있다. 저혈당의 증상들은 두통, 불안함, 배고픔, 어지럼증, 그리고 힘이 없는 느낌들이다. 저혈당 반응은 심각한데, 의식을 잃을 수도 있고 빨리 치료 받지 못하면 생명이 위험한 경우에 처할 수도 있다. 저혈당의 첫 증상이 나타날 때, 환자로 하여금 오렌지 쥬스 반잔이나 딱딱한 사탕 같은 설탕이 든 음식을 먹게 한다. 그런 다음 환자에게 빵 한 조각이나 우유 한 컵과 같은 장기간 작용하는 탄수화물이나 단백질을 먹도록 유도한다.

저혈당 반응을 미리 예견하고 적절한 치료를 하기 위해, 경구 혈당 강하제나 인슐린을 복용하고 있는 당뇨병 환자는 그 누구나 신체에 빠르게 당을 공급할 수 있는 음식을 항상 가지고 있어야 한다. 글루코즈 알약은 저혈당으로부터 빠르게 벗어날 수 있게 해주는 것으로 미국에서는 의사의 처방 없이 약국에서 구매할 수 있다.

당뇨병을 앓고 있는 사람은 심장에서 몸의 조직으로 피를 보내는 작은 혈관에 문제가 발생할 가능성이 높다. 이런 합병증으로는 발작, 신장 질환, 심장 마비를 들 수 있다. 혈당수치를 조정하는 것은 위험한 합병증을 방지하는데 있어서 매우 중요하다.

당뇨병이 오래되면 발에 있는 신경과 혈관에 손상을 입힐 수 있다. 작은 상처는 감염될 수 있고, 만일 그 부분으로의 혈류가 심각하게 제한된다면, 괴사(조직의 죽음)를 초래할 수 있다. 일부에서는, 발이나 다리의 나머지 부분을 살리기 위해서 발가락이 절단되어야 하는 경우도 있다. 이러한 이유 때문에, 당뇨를 앓고 있는 환자의 발톱을 짧게 깎아주면 안된다. 대신에, 족병학자(진단하고, 치료하고, 발에 관한 문제들을 방지하는 전문가)에게 환자를 데려가 발톱을 손질 받아야 한다. 환자의 발가락사이뿐만 아니라 발등과 발바닥을 매일 검사하여 피부가 찢어진 곳이 없는지 확인하여야 한다.

당뇨병 환자는 눈 혈관의 변화를 점검하기 위해 안과전문의(눈에 대한 전문 의료인)에게 정기적인 안과 검사를 받아야 한다. 적절한 치료를 하지 않으면, 당뇨병과 관련된 눈의 합병증인 당뇨병성 망막증이나 실명과 같은 시력 문제를 초래할 수도 있다.

협심증

협심증은 심장근육에 불충분한 산소 공급 때문에 생기는 흉통이나 가슴을 짓눌리는 느낌이다. 협심증은 보통 동맥혈관 벽에 플라크(혈전)라고 불리는 지

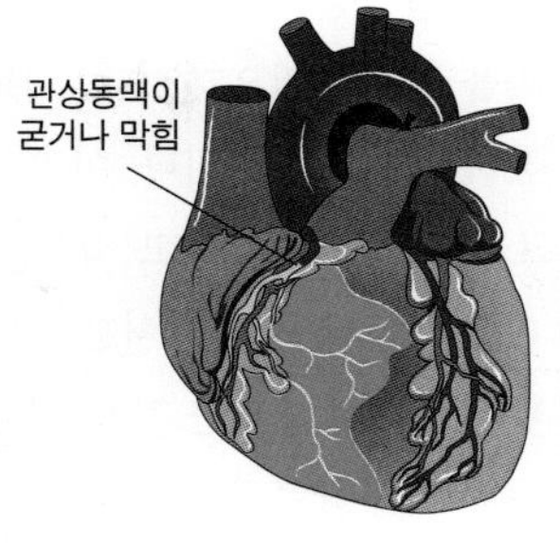

방 덩어리가 정상적인 혈류의 흐름을 막아 생기는 동맥 경화증에 의해 발생한다. 협심증을 앓고 있는 환자는, 협심증은 신체적 활동에 의해 유발되며, 발병 후 몇 분이 넘도록 지속하는 않는다. 협심증은 또한 과식을 했을 때 일어날 수 있고, 또 가끔은 밤에 쉬거나 잠을 잘 때 일어날 수 있다. 처음 그것이 발병했을 때에, 협심증은 심장마비로 착각될 수 있다. 그러나 협심증을 처음 앓는 사람의 상당수가 심장마비를 갖고 있기 때문에, 협심증의 어떠한 전초증상이 보이면 응급실 치료를 반드시 받아야 한다. 만일 돌보고 있는 사람이 흉통이나 가슴의 답답함을 느낀다면 119 또는 지역 응급실에 전화하거나 가까운 응급실로 즉시 이송하여야 한다.

대개, 협심증은 개인에 따라 독특한 형태를 보인다. 형태(증상이나, 격렬함, 지속기간의 변화)의 변화는 반드시 담당 의사에게 알려야 한다. 예를 들어, 만일 협심증 증상이 운동했을 때 나타났다가 쉬고 있을 때에도 증상이 나타난다면, 이것은 신속한 의학적 평가를 요하는 심각한 문제이다. 불안정성 협심증(예상치 못하게 나타난 협심증 혹은 빈도수나 격렬함이 갑자기 증가한 협심증)은 때로 심장마비 전에 일어난다.

많은 사람들의 경우, 일상생활형태의 조절만으로 협심증을 예방하거나 치료할 수 있다. 만일 협심증을 앓고 있는 사람이 흡연 중이라면 즉시 금연해야 한다. 만일 높은 콜레스테롤 수치를 갖고 있는 사람은, 식사형태 변화나 콜레스테롤 수치를 낮추는 약을 써서 그것을 낮추어야 한다. 고혈압은 식사나 운동, 그리고 약을 통해 조절될 수 있다. 운동이 협심증을 앓고 있는 사람에게 유일하지만, 운동을 하기 전에 담당 의사에게 어떤 운동 프로그램을 해야 하는지 문의를 받아야 한다. 담당 의사에게 환자나 노인에게 필요한 일상생활형태의 조절에 대해 얘기해 본다. 일단 담당 의사가 적절한 일상생활의 변화를 제안하면, 환자를 그러한 변화로 이끌어 줄 수 있는 전문가, 즉 영양사나 금연 상담가 등을 찾아가도록 한다. 인내심을 갖고 환자에게 이러한 변화들을 수행하도록 격려해 주어야 한다.

일상생활형태에 변화를 준 이후에도, 일부 사람은 협심증을 조절하기 위한 약을 투약할 필요가 있다. 니트로글리세린은 이러한 경우를 치료하기 위해 가장 흔하게 쓰이는 약이다. 이 약은 혈관을 이완시키고, 그것은 심장근육의 피와 산소의 양을 증대시키고 심장근육의 무리한 부담을 막아준다. 니트로글리세린은 대개 알약의 형태로 처방되며, 대개는 알약을 혀 아래로 넣으면 용해가 된다. ; 다른 형태로는 먹는 것, 구강 분무형, 혹은 시간에 맞추어 피부로 흡수되도록 만든 피부 부착형 등이 있다.

혀 아래서 녹는 니트로글리세린이나 구강 분무형 형태의 니트로글리세린을 사용하는 사람은 항상 약을 자신의 근처에 두어야 한다. 왜냐하면 증상이 나타날 때 바로 약을 먹기 위해서이다. 이러한 형태의 니트로글리세린은 만일 어떤 사람이 협심증을 불러일으키는 일상적인 행동을 알고 있을 때, 증상이 나타나기 전에 섭취될 수 있다. 만일 통증이 이 약을 먹은 이후에도 지속된다면(혀 아래에서 알약이 용해된 이후), 그 환자에게 5분 이내에 한 개 더 이 약을 더 먹도록 하라. 만일 그 두 번째 니트로글리세린에도 5분 이내에 협심증 증상을 경감시킬 수 없다면, 119 또는 응급실에 전화하거나 환자를 즉시 가까운 응급실로 이송하여야 한다.

협심증을 치료하기 위한 다른 약들은 베타 차단제 그리고 칼슘 경로차단제와 같은 약들이 있는데 이 두 가지 약들은 심박수와 혈압을 낮추고 심장의 산소 요구량을 줄인다. 환자는 약의 형태를 불문하고, 담당 의사의 지시에 반드시 따라야 한다.

심장마비

심장마비는 심장으로 흐르는 관상동맥의 혈류가 갑작스럽게 막히면서 혈류가 지나가는 해당 심장근육에 생기는 근육의 괴사를 의미한다. 많은 사람들에게 심장마비 발병 며칠 혹은 몇 주일 전에 악화된 협심증, 호흡곤란, 그리고 설명할 수 없는 피곤함 등이 증상으로 나타난다. 특히 노인들은, "비특이성 심장마비"를 경험하기도 하는데 그 증상

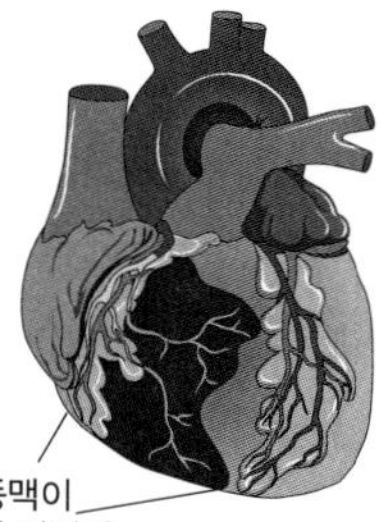

관상동맥이 완전히 막혀서 생기는 심장 근육의 괴사영역

이 매우 약하여 심장마비가 예상치 못하게 일어난다.

심장마비의 증상은 통증 혹은 흉골 아래 압력; 통증이나 압력은 등이나, 왼쪽 팔, 혹은 목이나 턱으로 퍼질 수 있다. 고통은 협심증의 그것과 매우 흡사할 수 있으나 협심증과는 다르게, 심장마비로 인한 고통은 니트로글리세린이나 휴식으로 쉽게 경감이 되질 않는다. 환자의 피부는 만지면 차가우나, 환자는 땀에 젖어 있다. 환자는 불안해하고, 걱정스러워하고, 창백하고, 구역질과 소화불량을 앓을 수도 있다. 만일 니트로글리세린이 이용가능하다면, 환자에게 몇 알을 먹게 하고, 즉시 응급실에 연락한다. 가까운 응급실에 당장 빨리 가는 것이 고통이 멈추길 기다리고 보는 것보다 더 안전하다. 왜냐하면 심장마비로 인한 사망의 50% 이상이 초기 3~4시간 내에 이뤄지기 때문이다. 증상을 앓고 있는 환자는 즉시 응급 처치를 받는 것이 중요하다.

만일 어떤 사람이 뚜렷한 맥박이 없고, 무의식 상태이며, 숨을 쉬지 않고, 잠에서 깨지 않는다면, 인명구조기술을 훈련 받은 누군가에 의해 즉시 기본적인 심폐소생술이 시행되어야 한다. 심폐소생술이 실패한다면 그것은 그 사람의 죽음을 의미한다. 심장병 병력을 갖고 있는 사람을 보호하는 모든 사람은 기본적인 심폐소생술을 배워야만 한다. 미국심장협회나 미국적집자사는 심폐소생술에 대한 교육을 미국 대부분의 지역사회에서 제공하고 있다; 이 수업들은 대개 비싸지 않거나 무료이다[16].

심장마비의 치료는 심장 조직의 파괴를 막는 것, 심장의 부하를 떨어뜨리는 것, 증상으로 인한 고통을 경감시키는 것, 그리고 심장근육으로의 혈액의 부족에서 오는 합병증을 막거나 처리하는 것들로 이루어져있다. 심장마비 이후 환자의 상태를 면밀하게 검진하기 위해 처음 며칠 동안 병원에 입원하여 집중치료실이나 심혈관계 집중치료실에서 치료를 받는 것이 보통이다.

계속되는 침상에서의 휴식은 신체운동의 결핍과 다른 건강 문제를 불러일으킬 수 있기 때문에, 심장마비로 인하여 다른 합병증을 갖고 있지 않은 환자는 대개 일어나서 의자에 앉아 수동적인 운동을 하도록 허락한다. 육체적 운동은 점차 증가되고, 아무런 도움 없이도 환자가 걸을 수 있을 때 그 환자는 퇴원할 수

[16] 한국에서는 대한응급의학회, 대한심폐소생학회, 그리고 한국적십자사 등에서 훈련을 제공한다.

있다. 담당 의사가 아마 심장병 감소를 위한 재활훈련 프로그램을 처방할 것이다. 이 프로그램은 식생활 변화, 운동, 그리고 만일 환자가 과체중 환자라면 체중감량 계획으로 이루진다. 체중감량은 심장의 부하를 감소시키는 데에 도움이 된다. 만일 심장 기능이 정상으로 돌아온다면, 환자가 심장마비 6주 이내에 이전의 활동을 다시 시작할 수 있다. 또한 환자는 이때에 성생활을 다시 시작할 수 있다.

환자의 상태에 따라, 의사는 규칙적인 운동, 즉 보행이나 자전거 타기 등을 제안할 수 있다. 만일 필요하다면, 의사는 적절한 심장 기능을 유지하고 고혈압을 조절하기 위해 약을 처방할 수도 있다. 환자는 알코올 섭취를 줄이거나 중단해야 할지도 모른다. 또한, 환자가 흡연가라면, 의사는 환자에게 즉시 금연하라고 할 것이다. 만일 환자가 금연하는데 어려움을 느낀다면 니코틴 껌이나, 니코틴 패치, 약, 혹은 금연 수업을 제공할 것이다. 의사는 또한 정기적으로 병원 방문하여 주기적인 심장부하 검사를 받게 처방할 것이다.

환자는 이전의 일상생활이 스트레스가 많은 상황이거나 스트레스를 조절하는데 어려움을 느낀다면 의사는 스트레스 감소나 휴식하는 방법을 제안할지도 모른다. 심장마비로부터 살아남은 사람은 장래의 건강에 대해 계속해서 걱정을 하게 된다. 일부 환자들은 우울증을 갖기도 하는데, 왜냐하면 그들 스스로가 약하고 취약점이 있다고 느끼고, 특히 심장마비는 일상생활이나 직장생활에 변화를 일으킨다면 더욱 그러하다. 간병인으로서, 여러분은 환자에게 관심을 기울이는 것은 중요하지만, 과보호를 해서도 안 된다. 환자의 회복을 돕기 위해서 도움, 격려, 그리고 긍정적인 태도를 제공해야 한다. 만일 환자가 중요한 일상생활의 변화를 거부하거나 또는 심장마비 재발에 대한 두려움이 환자로 하여금 그들의 일상생활을 저해하거나 혹은 정상생활로 복귀하는 것을 저해한다면, 이에 대한 심리적인 상담이 필요할 수도 있다. 혹은 환자 또는 노인이 우울증을 갖게 된다면, 담당 의사와 상의하여 정신 건강 전문가와의 면담을 주선하도록 한다.

뇌졸중

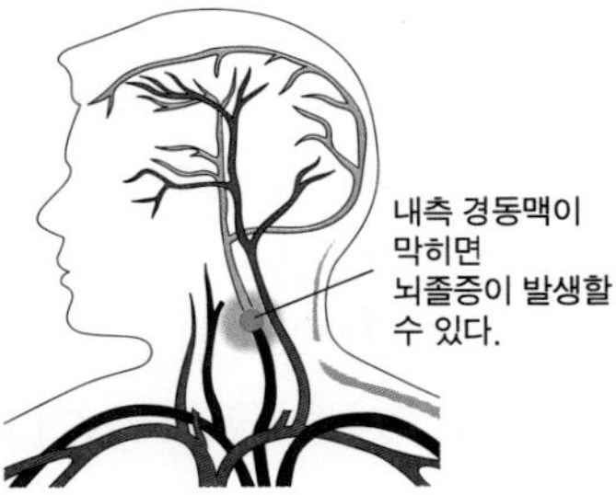

뇌졸중은 뇌의 일부분에 혈류가 갑자기 막히는 것으로, 보통 감각, 운동, 그리고 뇌에 의해 지배되는 신체 각 부분의 기능에 문제가 생긴다. 뇌졸중은 고혈압, 당뇨, 심부정맥, 동맥경화증과 같은 질병 때문에 생긴다. 일과성 허혈증상은 뇌졸중의 약한 형태로 뇌혈류가 일시적으로 막힘으로서 일시적인 시력, 언어, 감각, 혹은 운동 장애를 일으킨다.

뇌졸중을 겪은 사람들은 완벽한 회복을 위해 물리치료, 작업치료, 언어치료 혹은 이들의 조합된 훈련이 필요하다. 이러한 치료법들은 병원이나, 재활시설 혹은 숙련된 간호시설에서 행해질 수도 있다. 건강관리기관에서 퇴원한 뒤, 환자는 집에서 재활치료를 계속해야 할 경우도 있다. 방문간호사협회가 이러한 서비스를 제공할 수 있으며, 일부에서는, 간병인이 가정치료를 제공할 수 있게 훈련을 받을 수도 있다.

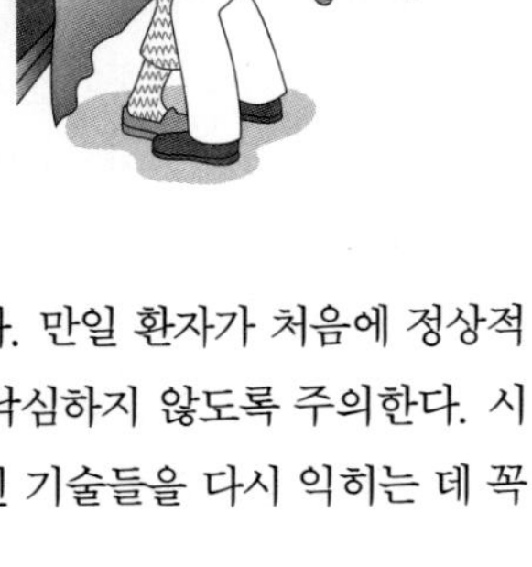

치료사나 간병인은 환자가 운동 프로그램, 즉 환자의 기능의 현 단계를 유지시키거나 개선시킬 목적으로 특수하게 짜여져 운동 프로그램을 수행할 수 있도록 도울 것이다. 그리고 일관되고 규칙적으로 추적관찰하는 것은 운동의 효과를 증진시키는데 아주 중요하다. 치료 프로그램은 반드시 환자가 잃었거나 손상된 기술을 - 화장실이용하기, 몸단장하기, 옷 입기등과 같은 일상생활에서 행동 - 다시 배우는 것을 돕는 프로그램이 포함되어야 한다. 만일 환자가 처음에 정상적으로 걷는 것 또는 말하기를 실패한다하더라도 낙심하지 않도록 주의한다. 시간과 인내를 필요로 하는 치료는 이러한 기본적인 기술들을 다시 익히는 데 꼭 필요하기 때문이다.

비록 환자들이 원하는 모든 것을 대신해 주는 것이 처음에는 쉽고 빠른 것처럼 보일지라도, 그럴수록 환자는 더욱 여러분에게 의존하게 될 것이고, 따라서 환자의 회복은 늦어질 것이다. 예를 들어 아침에 목욕하고 옷 입는 일을 하는 것 등에 보호자가 충분한 시간을 가지고 환자가 스스로 할 수 있도록 옆에서 지켜봐 준다면, 환자가 느끼는 불안과 스트레스는 최소가 될 것이다. 따라서 환자가 할 수 있는 모든 일을 스스로 하게 하되, 평안한 분위기 가운데서 환자를 도와준다면 환자는 자긍심을 잃지 않으면서 회복에 필요한 활동과 삶에 필요한 보호자의 도움을 모두 누릴 수 있을 것이다. 환자는 뇌졸중이 발생했다는 것에 화가 날 수도 있고 자신들의 늦은 회복 속도에 우울해 질 수도 있다. 만약 우울증 증상이 여러 주 동안 지속된다면 담당 의사에게 연락하여야 한다.

뇌졸중 후 변기이용 재활훈련

뇌졸중 발병 후, 변기를 자유롭게 다시 사용하게 되기까지는 상당한 시간이 필요할 수도 있다. 낮 동안에는 환자를 두 시간마다 화장실에 데려가거나 이동용 변기를 사용하는 것을 도와준다. 환자에게는 충분한 양의 수분을 섭취하도록 노력한다. (최소한 하루에 1,800cc 이상의 물을 먹도록 권장한다). 이렇게 하면 방광에 물이 가득 차서 뇌에 소변을 보도록 하는 신경자극을 가할 수 있기 때문이다. 이러한 신경자극은 결국에는 환자 자신이 소변을 통제할 수 있도록 환자가 회복되는데 도움을 준다.

화장실의 변기사용을 다시 배운다는 것은 주기적으로 화장실의 변기나 이동용 변기위에 앉아서 장운동을 촉진시킬 수 있다는 것을 의미한다. 매일 대변을 보기 위해 화장실에 가는 시간을 기록하고 그 시간대에 변기 위에 오르는 것을 도와준다. 만일 환자가 대변을 보고 싶다는 것을 말로 표현 할 수 있다면, 앞서 말한 것들은 상대적으로 쉬워질 것이지만, 환자가 뇌졸중 때문에 말을 하지 못하거나 말을 이해하지 못한다면 다른 표현 수단, 글로 쓰는 것 등을 찾아야 할 것이다. 일상적인 화장실 이용을 다시 배우는 동안, 환자는 흡수가 잘되는 일회용 팬티를 입을 필요가 있다. 뇌졸중 후에 의사처방 없이도 구입할 수 있는 대변완화제를 사용하면 환자가 배변을 보는 동안에 무리하게 힘을 주는 것을 막을 수 있을 것이다.

경련발작

경련발작은 뇌의 조절되지 않는 전기적 활동으로 인해서 발생하며, 그 결과 일시적인 의식의 상실과 불수의적인 근육이 나타난다. 일부의 뇌졸중 환자는 발작을 일으킨다. 따라서 경련발작이 발생할 경우 어떻게 대비할 것인가에 대한 대비가 필요하다.

어떤 경련발작은 어슬렁거리거나 정신의 혼탁과 같은 의미 없는 행동을 보인다. 경련발작은 부분경련발작이나 전신적인 경련발작일 수도 있다. 일부의 환자에서는 한 가지 종류 이상의 경련발작이 동시에 나타날 수도 있다. 부분경련발작은 신체의 일부가 경직되거나 빠르게 갑자기 움직이는 동시에 같은 영역에서 전기가 찌릿 하는 등의 감각이 있을 수 있다. 전신경련발작은 말 그대로 넓은 영역의 신체부위에서 발작의 증세가 나타나며, 때때로 전신에서 경련발작의 증세가 나타난다.

대발작은 전신경련발작의 일부분으로서 전구증상(예고된 증상)으로서 경련발작 이전에 환청이나 환각 등의 감각증상이 미리 발생한다. 이러한 전구증상 후에 발작이 시작되면 환자는 바닥에 넘어지고 동시에 전신이 뻣뻣해진다. 이후 환자의 사지가 격렬하게 수축과 이완을 반복하는 간대성 운동을 하게 된다. 혀를 무는 것, 소변을 지리는 것, 힘들게 숨쉬는 것이 대발작의 특징이며 환자는 3~5분이 지난 후 의식을 되찾게 된다. 하지만 의식을 되찾더라도 환자의 의식상태는 몽롱한 경우가 대부분이며 대부분의 경우는 대발작 이후에는 잠에 빠지게 된다.

경련발작은 항경련발작제를 통하여 발생의 빈도를 낮추는 것이 가능하다. 의사는 반드시 환자의 상태와 약물의 반응을 주의 깊게 살펴보아야 하며 의사가 처방한 약물복용계획을 착실히 실천하여 약물을 투약하는 것이 중요하다. 경련발작에 대해서 모든 것을 담당 의사에게 알려주어야 약물의 증량 및 감량에 대한 적절한 계획을 세우는 것이 가능하다. 항경련발작제의 부작용으로는 무기력감, 운동능력의 감소, 현기증, 불수의적인 안구운동, 예민해짐, 구역감, 구토 등이 있다. 약물치료가 실패한 경우에는 발작을 일으키는 뇌부분을 제거하는 뇌수술까지 고려할 수 있다.

가족이나 친구들이 환자가 경련발작을 일으키는 것을 목격하는 것은 매우 놀라운 경험이다. 하지만 이러한 경우에도 가족들이 놀라서 당황하지 말고 환자의 상태에 집중하여야 한다. 경련발작 중의 환자에 대한 가장 중요한 처치는 환자의 주변에 환자를 다치게 할 만한 모든 요소를 미리 제거함으로써 환자가 부딪혀서 다치지 않도록 하는 것이다. 또한 환자의 옷을 약간 느슨하게 하여주고 환자를 옆으로 돌려 눕힘으로써 환자의 구토물이 환자의 기도를 막지 않도록 하는 것도 중요하다. 무엇보다도 환자가 발작을 일으키는 것을 처음 본 사람은 가능한 빨리 의료진의 도움을 받을 수 있도록 하는 것이 중요하다.

환자의 입을 열어놓기 위해서 숟가락 등을 입안에 넣어두어서는 안 된다, 환자가 그것을 깨물고 심각한 손상을 받는 경우가 많다.

간질지속상태는 경련이 회복되지 않고 계속 지속되는 상태를 말한다. 이것은 모든 종류의 발작에서 발생가능하며, 매우 위험한 응급상황으로서 즉각적인 처치가 필요하다. 따라서 이러한 상태의 환자를 발견하게 되면 119 등에 가능한 빨리 연락하여야 한다.

4
가정 건강관리 도우미 구하기[17)]

가정건강관리기관은 가정에서 간병이 필요한 사람들에게 다양한 서비스를 제공하고 조정한다. 담당 의사는 이런 기관과 함께 개개인의 건강계획을 수립하고, 어떤 가정간병 서비스를 제공할 것인지와 그 빈도를 결정하고, 직접 그 서비스를 수행하는 것이 이상적이다. 담당 의사는 간병계획을 개괄하고 건강관리회사와 협력하여 정기적으로 간병 계획을 검토한다. 이런 간병계획은 개인의 필요와 상태에 따라 조정된다. 메디케어[18)]는 메디케어 대상자들의 간병내용을 점검하기 위해 가정건강관리기관에 대한 지침서를 가지고 있다. 일반적으로 가정건강관리기관은 그 대상자의 필요에 따라 반 숙련의 간호간병에서부터 복잡한 처치와 의학적 치료까지 다양한 범위의 서비스를 제공한다. 예로, 가정건강관리기관의 직원이 직접 가정에 방문하여 약을 주거나 상처를 소독하거나 혹은 그 가족 구성원에게 그러한 처치를 하는 방법을 가르쳐 줄 수 있다. 이런 기관은 또한 정맥 주사나 상처 치료 혹은 구강, 시력, 발, 재활 치료 등과 같은 좀 더 복합적인 처치들을 제공할 수도 있다. 많은 지역사회에서 가정건강관리기관은 운동치료, 언어치료, 작업치료, 호흡치료, 상담, 사회 복지 그리고 영양 프로그램 등을 제공하고 있다. 가사 일과 일상생활 수행을 돕고 있는 단체들도 있다.

메디케어, 메디케이드[19)] 혹은 개인 건강보험은 이러한 서비스의 전부 혹은 일부비용을 지급한다. 그래서 이러한 서비스들이 개인 보험으로 충당되어지는지를 확인해야 한다. 메디케어 혹은 메디케이드의 지급조건에 충족하기 위하여

[17)] 가정 건강관리 도우미(Home Healthcare Provider) : 노인장기요양보험법 상의 신체활동, 가사활동 지원 및 간병 등의 서비스에 해당하는 활동이 해당됨. 대개는 간병인 혹은 방문간호사가 이런 업무를 당담함.

[18)] 메디케어: 1965년 미국에서 시작된 노인 및 장애인을 위한 의료보장제도, 우리나라에서는 노인복지법 및 장애인복지법이 이에 해당한다.

[19)] 메디케이드: 1965년 미국에서 시작된 생활보호대상자를 위한 의료보장제도, 우리나라에서는 국민기초생활보장법이 이에 대한된다.

가정건강관리기관은 연방 정부에서 수립한 관리 기준을 따라야 하며, 연방 정부의 감시와 규제를 받는다. 메디케이드 기준에 따르면, 가정 간호의 대상자는 다른 사람의 도움없이는 집 밖으로 나갈 수 없어야 하고 담당 의사 외에는 방문자가 없는 사람이어야 한다. 또한 다른 메디케이드 기준에 의하면 대상자는 의사에 의해 지도받은 물리치료사나 정규 간호사에 의해 서비스를 가정에서 받아야 한다. 여기에 기술된 대부분의 서비스는 미국 내 거의 모든 도시에서 시행되고 있다. 더 많은 정보를 원한다면 담당의사나 병원 사회복지사, 퇴원 계획자에게 문의하라. 공인된 기관의 목록이나 정보를 원한다면, 노인 지역사회 기관 혹은 사회복지나 건강 관련 정부 기관에서 도움을 줄 수 있다.

미국에서도 거주하는 주(state)의 호스피스 단체나 가정건강관리기관에서 여러분이 필요로 하는 기관의 목록과 추천을 해 줄 수 있다. 전화번호부에서 "가정건강관리", "가정건강서비스", "호스피스", "간호" 등과 같은 이름으로 가정건강관리기관을 찾을 수 있다. 가정건강관리 기관은 아래와 같은 분류로 세분화 할 수 있다.

- **사립기관**은 영리 목적의 단체로 그 방문객에게 요금을 청구한다. 그러나 연방정부는 이러한 단체들이 메디케어를 통해 사업상의 이익 추구를 허용하지 않는다.
- **사설부속기관**은 사립간호시설, 병원, 재활센터 혹은 사설 건강유지기구(HMO)와 같은 큰 기관에 속해 있다[20].
- **정부기관**은 지방정부와 주정부에 의해 관리된다.
- **방문간호사협회**는 보통 지역사회의 건강 전문가들로 구성되어 있는 비영리 단체로 이러한 단체들은 종종 자선단체로부터 기금보조를 받는다.

---

[20] 건강유지기구(Health maintenance organization): 건강유지기구란 선지불 건강보험 서비스 프로그램이다. 매월 정기적인 회비로 예방적 처치를 포함한 일반적인 의료서비스 및 입원을 포함한 광범위한 건강 혜택을 받을 수 있다. 건강유지기구는 전통적인 의료보험과 다르다. 건강유지기구는 현재의 건강을 유지함으로써 장래에 발생할 수 있는 건강상의 문제를 피하도록 하고 있다. 건강유지기구는 전통적인 보험보다는 저렴하지만, 반드시 이 회사에서 추천하는 의사와 병원, 약국을 이용해야 하고, 이용 가능한 지역이 한정되어있다. 또한 자신의 주치의를 고른 후에, 건강에 문제가 발생하면 정해진 주치의를 통해 초진을 받아야만 보험의 혜택을 받을 수 있다. 건강유지기구는 법적으로 기본적인 건강요양서비스를 제공하여야 하며, 그 내용에는 입원, 예방의학, 외래방문, 산모관리, 응급의료서비스, 정신건강, 약남용 방지 등이 있다.

- **개인, 비영리 가정건강관리기관**은 개인에게 소유되고 운영되는 단체로 이들은 특징적으로 종교단체나 연방정부에 의해 기금이 조성된다.

자신의 요구에 맞는 단체를 찾기 위하여 약간의 조사가 필요하다. 여러분이 필요로 하는 단체를 선택하기 전에 다음의 기초적인 질문들이 우선되어야 한다.

- 주정부(지방자치단체)로부터 허가받고 등기된 간병기관인가?
- 적합한 인증기관으로부터 인증을 받은 가정관리기관인가?
- 가정관리기관의 경력이 얼마나 되는가?
- 지역사회에서 가정관리기관의 평판이 어떤가? 의사에게 문의해 보아라.
- 어떤 서비스가 제공되는가?
- 요금이 얼마인가? 여러분의 보험으로 요금을 충당할 수 있는가? 결제 수단은 무엇인가?
- 메디케어 보험에서 인증을 받았는가?
- 해당 가정관리기관에서 건강관리 도우미를 적격하게 심사하고 있는가?
- 어떤 종류의 교육이 건강관리 도우미에게 시행되고 있으며 새로운 기술을 재교육하고 있는가?
- 해당 가정관리기관에서 건강관리 도우미를 정규적으로 평가하는가? 건강관리 도우미 관리자의 이직률이 어떻게 되는가?
- 건강관리 도우미 관리자는 담당 의사와 가족 구성원과 밀접하게 간호계획을 수립하는가?
- 가정관리기관에서 적합한 장비를 사용하는가?
- 건강관리 도우미 관리자들이 가족 구성원들을 교육시켜주는가?
- 건강관리 도우미 관리자들이 주말과 휴일에도 일하는가?
- 가정관리기관은 응급상황에 대처할 수 있는가? 24시간 응급전화를 운영하는가?
- 가정관리기관은 환자들의 불평과 질문에 어떻게 대처하고 해결하는가?
- 가정관리기관의 요금 환불 정책이 어떠한가?

가능성이 있는 각각의 가정관리기관으로부터 참고자료를 요구한다. 정보를 얻기 위해 참고자료에 있는 모든 사람을 만남으로서 해당 기관들에 대한 전반적인 인상을 가질 수 있다. 더 많은 기관을 조사 할수록, 더 적합한 기관을 선택할 수 있고, 더 질 좋은 가정 간호를 받을 수 있고 더 만족하게 될 것이다.

방문간호사협회

방문간호사협회(Visiting Nurse Associations)는 가장 빈번하게 이용하는 가정건강관리기관이다. 사실 미국에서도 '가정건강관리회사' 와 '방문간호사협회' 는 자주 혼용되어 사용된다. 방문간호사협회는 정규 간호사와 그 외에는 특정 개개인의 가정건강관리로 특화한 건강관리 전문가의 조직이다. 정규 간호사와 허가된 간호보조사는 수액치료, 영양치료(튜브 치료), 상처치료, 주사와 같은 숙련된 간호요양 업무를 제공한다. 간호보조사는 정규간호사의 감독 아래에서 간호/간병을 제공한다.

누구든 - 간병인, 가족들, 친구 등 - 서비스를 요청하기 위해 원하는 방문간호사협회와 접촉할 수 있다; 연락을 받은 협회는 더 구체적인 정보를 얻기 위해 환자의 담당 의사와 접촉한다. 협회는 환자 개개인을 감독하고 관찰하고 환자의 담당 의사의 치료지침에 따라서 간호/간병을 제공한다. 대부분의 방문간호사협회는 가정에서의 숙련된 간호간병에 덧붙여 또 다른 서비스를 제공한다. 이런 서비스에는 정신 건강 간호, 물리치료, 작업치료, 언어치료, 호흡치료, 사회서비스, 식사보조, 가사 서비스 등이 포함될 수도 있다.

메디케어, 메디케이드, 사설 건강유지기구(HMO)와 개인 보험회사는 대개 담당 의사가 이런 서비스를 처방하였거나 혹은 이들의 보장 규정에 해당되는 환자들에게는 방문간호사협회에서 제공하는 간호/간병 등의 서비스 비용에 대해 지불을 보장해준다. 그러나 일부 환자와 그의 가족은 이런 여러 가지 보험금 지급 보장에 의해 보호받지 못하는 가정건강관리서비스에 대해서는 자신이 직접 돈을 내야 할지도 모른다. 몇몇 경우에서 지역 자치단체와 사회단체가 보험기관에서는 치료나 간호/간병을 허락하지는 않지만 필요한 치료를 직접 제공하거나 비용을 대신 지불해주기도 한다.

방문간호사협회는 가정에 머물러 있을 수 있는 노인들에게 필요한 간호를 제공하고, 관찰되고 감독하는 가정건강관리를 제공한다. 이러한 서비스가 병, 의원 방문을 대신하지는 못하지만, 이는 중요한 보완 방법이 될 수 있다. 방문간호는 간호사와 담당 의사가 결정한 계획에 따라서 노인의 가정을 방문하게 된다. 만약 방문 중 환자 또는 노인에게 문제가 발생하면, 간병인은 간호사 혹은 담당 의사에게 보고해야 한다. 대부분의 방문간호사협회는 질의응답 전화서비스와 정규 근무시간 전후에 발생하는 응급상황에 대처할 당직 간호사를 보유하고 있다. 가정방문도중 간호사는 문제가 발생하였을 때는, 언제, 누구에게 연락해야 하는지에 대한 방법을 설명할 것이다. 방문간호사는 환자의 상태에 대해 의사에게 정보를 제공할 것이며, 환자의 어떤 심각한 변화에 대해서는 반드시 의사에게 보고하여야 한다. 이런 경우 예를 들면, 담당 의사는 환자의 변화된 필요에 대처하기 위해 약을 바꾸거나 약의 용량을 조절하는 등의 요양계획을 수정할 지도 모른다.

현재 많은 방문간호사협회는 환자의 가정에서 수액요법, 수액교환, 총정맥영양(먹을 수 없거나 영양실조상태의 환자에게 영양을 제공하는 방법), 수혈같은 복잡하고 수준 높은 치료를 제공한다. 일반적으로 가정건강관리는 환자상태가 안정되고, 치료과정이 종결될 때, 그리고 환자가 상태가 최상의 기능에 도달했을 때 중단된다.

방문간호사협회는 또한 정규 간호사의 감독으로 가정건강관리도우미의 보조를 제공할 수 있다. 가정건강관리도우미는 환자가 침대에 눕고, 일어나서 침실에서 내려와 걷고, 먹고, 화장실과 이동 변기, 침상변기의 사용을 도울 수 있다. 그들은 목욕, 옷 입기, 미용 같은 개인적으로 돌봐야할 일들도 도와준다. 간호사는 건강도우미에게 적어도 보름에 한번은 건강관리도우미의 수행계획서를 작성해주고 감독한다. 간호사는 건강관리도우미의 업무에 필요한 내용을 결정하는 책임이 있다.

가정건강관리기관으로부터 간병을 받는 사람은 누구나 언제나 동일한 사람들 몇 명에 의해 지속적으로 성실한 서비스를 제공받을 수 있는 권리가 있다.

간호사들이 환자와 그 상태와 치료계획에 친숙해야, 좋은 치료를 더 지속할 수 있다. 만약 매번 다른 간호사가 방문한다면, 해당 기관에 연락해서 같은 간호사의 방문을 요청하라. 만약 이것이 가능하지 않다면, 다른 기관으로 바꿀 것을 고려해본다. 이상적으로는 환자와 간호사, 간병인 사이에게 신뢰할 수 있는 관계가 있어야만 한다. 덧붙여, 건강관리기관은 환자의 모든 전화요청을 받아들이고, 그들의 모든 질문에 만족스러운 답변을 해야만 한다.

만약 어떤 이유에서든 가정건강관리기관의 행태가 만족스럽지 않다면, 간호사, 감독간호사, 담당 의사와 문제점에 대해 논의하면 도움이 된다. 간병인에게 급여를 주는 만큼, 아래의 기본적인 규칙을 준수하는 가정건강관리기관의 좋은 간병인을 원할 수 있다.

- 제시간에 도착할 것
- 일하는 도중 잠자지 않을 것
- 집에서 담배를 피우지 않을 것
- 고객에게 돈을 빌리지 않을 것
- 환자의 휴대폰 사용을 사용하지 말 것
- 전화는 허락을 받고 사용하며 통화 횟수나 한 번에 긴 통화는 제한할 것
- 고객의 차 혹은 다른 이동수단을 빌리지 말 것

사랑하는 환자나 노인을 보호하기

대개는 보호자와 가정건강관리 도우미와의 사이에 신뢰할 만한 상호관계를 가지고 있지만, 문제를 최소화시키기 위해 알아둬야 할 것이 있다. 도난의 위험을 줄이기 위해 집이나 아파트의 특정장소에 가정건강관리 제공자의 접근을 제한하라. 규칙적으로 사랑하는 사람이 소중히 여기는 것을 잘 보관하고, 규칙적으로 점검하라. 현금, 보석, 신용카드, 수표책, 값비싼 수집품 같은 귀중품을 남겨두지 마라. 은행의 안전금고나 집안의 금고 같은 보안이 필요한 장소에서는 그들과 함께 보관하라. 또한 높은 전화통화료 청구서 같은 생각지 않은 지출이 생길 수 있는 모든 가정지출을 조심스럽게 점검한다.

가정건강관리 도우미가 환자나 노인의 돈이나 은행통장 같은 것을 만지지 못하게 하라. 만약 식료품이나 약품 같은 것이 필요하다면, 모든 구입할 만큼 돈을 충분히 주고 구매품에 대한 영수증을 받도록 한다. 환자나 노인의 지출금은 은행통장에 직접 입금토록 해야 한다. 가정건강 도우미에게 입금을 맡기기 보다는 여러분이 직접 은행에 지불토록 해야 한다.

환자나 노인의 안전과 보안을 보장하기 위해, 가급적 매 시간 집에 누가 있는지 확인해야 한다. 도우미는 어떤 경우에도 집에 다른 사람을 데리고 들어와서는 안 된다. 만약 환자나 노인이 혼자 집에 있다면, 불시 방문이나 전화로 상황을 점검해야만 한다.

가정건강관리기관은 그들이 제공하는 도우미의 서비스에 책임을 진다. 만약 공식적으로 불만을 제기하고자 한다면, 아래의 한 명이상과 만나도록 한다.

- 그 기관의 최고 관리자
- 가정건강관리기관을 허가하고 관리하는 지역이나 지방정부부서 담당자
- 지역이나 정부의 메디케어 직통전화 관리자
- 지역이나 정부의 건강복지부서 담당자
- 지역의 기업 혁신 부서 담당자

덧붙여, 많은 주정부(지방자치단체)가 가정 건강관리 서비스에 대한 불만을 접수하기 위한 직통전화를 제공하고 있다. 전화번호부를 찾거나 전화로 그 번호를 물어보라. 모든 심각한 불만은 주정부의 적합한 허가부서 혹은 관리부서가 즉시 조사해야 한다.

사회 서비스 기관

사회 서비스 기관은 질병, 장애, 노화와 관련된 사회적, 정서적, 환경적 문제를 조절하는 조직이다. 사회복지사는 다양한 환경에 있는 사람에게 보호, 지지, 상담, 수고를 제공한다. 사회복지사는 개개인의 필요를 알아내서, 이동이나

금융지원 같은 필수 서비스를 제공해주거나 다른 해당 부서로 연결시켜 준다. 일부 사회 서비스 기관은 노인들을 위한 주택정보나 그들을 이사시키는 것 같은 특별한 서비스에 특화되어 있다. 그 외에는 집에 틀어 박혀있는 노인들을 방문하거나 법적 지원이나 조언을 제공 혹은 대화할 수 있는 훈련된 동년배 노인들을 소개시켜 준다. 이런 서비스의 비용은 대체로 각자의 지불 능력에 따라서 결정된다. 일부 서비스는 무료일 수도 있다. 사회 서비스 기관은 여러분의 전화명부에 기록되어 있다. 병원 사회 서비스 부서는 환자들에게 이런 서비스를 제공한다.

투약과 수액치료 서비스

약과 수액치료 서비스는 정맥으로 투약 치료받거나 집에서 영양치료(관식)를 받는 사람들을 위해 약과 장비를 제공하는 행위이다. 전문 간호사는 환자의 집에 방문해서 장비를 설치하고 이런 치료를 수행할 수 있도록 환자와 그들의 간병인을 교육한다. 대부분의 경우, 메디케이드와 개인 보험은 투약과 수액치료 서비스에 필요한 비용을 보장한다. 메디케어의 엄격한 적용기준에 합당한 경우에 한하여 영양치료 및 일부 정맥 약물 치료의 비용을 보장한다.

지역 공동체와 자원봉사단체

종교기관 혹은 지역 사회단체 같은 지역 공동체나 자원봉사단체도 여러분을 도와줄 수 있을 것이다. 여러 가지 공공단체 혹은 개인단체들이 다양한 종류의 특화된 가정치료 서비스를 제공하며, 일부는 무료로 서비스를 제공한다. 예를 들어 이런 조직에서 나온 자원봉사 가정방문자들은 집에만 머무르고 있는 환자와 일반적 수준에서 담화를 하면서 시간을 보내며 그들의 상태를 점검하게 된다. 추천할만한 곳은 담당 의사나 사회복지사에게 알아 볼 수 있다.

미국암퇴치협회[21], 미국결핵퇴치협회[22] 같은 자원봉사 보건단체는 아프거

[21] 미국암퇴치협회(american cancer society)

[22] 미국결핵퇴치협회(Easter Seal Society)

나 장애가 있는 사람들에게 도움이 될 프로그램을 가지고 있다. 그들은 여러분에게 장비와 도움이 될만한 정보를 제공한다.

가사도우미[23]와 집수리 서비스

미국에는 가사도우미 서비스는 숙련된 가사도우미와 입주 가사도우미 서비스를 제공하는 영리적 혹은 비영리적인 서비스 조직이 있다. 이들은 가정을 유지하는데 필요한 일반적인 청소, 식사준비, 세탁, 쇼핑, 마당청소를 포함하는 가사를 도와준다. 서비스가 시작되기 전에 여러분이 가사도우미가 수행해주기를 원하는 일의 목록을 제시하도록 한다. 이렇게 하는 것이 여러분이 원하는 것을 모두 수행할 수 있게 되고 또 오해를 피할 수 있게 해준다.

가사도움 서비스를 제공하는 단체에 적절한 인증을 받았는가, 혹은 해당 협회에 가입되어 있는지 확인한다. 이렇게 해야 예를 들어 집안 물건을 분실하거나 깨드렸을 때 그 협회에서 보상받을 수 있다. 일부 도우미와 계약을 맺을 때 범죄이력을 확인하여야 한다. 여러분이 선택한 기관이 이런 중요한 심사를 하는지 확인하라. 기관을 선택하기 전에 여러 명의 도우미 예정자들의 면접 요청하고 만약 선택한 가사도우미가 어떤 이유에서건 여러분의 기준에 부합되지 않다면 계약을 자유롭게 바꿀 수 있다.

일반적으로 환자 혹은 그의 가족은 가사도우미 서비스에 대해 개인이 비용을 지급해야 한다. 일부 개인보험 규정은 이런 서비스의 일부 혹은 모든 비용을 보장한다. 일부 경우에서 주정부와 지역정부 기관 혹은 지역 공동체가 가정도우미 서비스를 제공하거나 비용을 대기도 한다.

가정 유지와 수리 서비스는 많은 지역 자치단체에서 제공한다. 가정도우미들은 환풍기 설치, 유리창 청소, 홈통 청소, 도색 같은 일을 수행한다. 이런 서비스는 지역 공동체 혹은 자원봉사단체가 대부분 제공하며 대개는 무료이다. 당신의 지역 정부 사무소에 연락해서 어떤 종류의 서비스가 지역 자치단체에서 가능한지 문의하도록 한다.

---

[23] 가사도우미: Home maker, 2008년 7월 1일부터 시작되는 한국의 노인장기요양보험법에 따르면, 노인의 신체활동, 가사활동의 지원을 위한 장기요양급여가 지급될 수 있다.

특별 급식 서비스

급식 배달서비스 같은 급식 서비스는 자신이 스스로 식사를 준비하지 못하는 노인과 장애인에게 적당한 영양성분이 있는 따뜻하거나 혹은 시원한 식사를 집으로 배달해 주는 것이다. 이 서비스의 비용은 대개는 환자의 경제적 소득 정도에 따라 결정된다. 일부 지역에는 이런 서비스를 요구하는 곳이 많기 때문에, 저 소득층 환자에게 우선적으로 제공된다. 어떤 다른 지역에서는, 이 비용을 전액 지불 할 수 있는 사람에게만 제공된다. 특별 식단은 의사의 서면 처방전을 필요로 한다.

일부 지역에서 노인센터에서 점심과 저녁을 단체로 배달하여 제공한다. 식사는 사람들의 지불 능력에 기초해 무료이거나 일부만 받는다. 노인센터에 방문할 수 있는 노인들은 적당히 영양가가 있는 식사를 하고 동료들과 이야기할 수 있는 기회를 갖는다. 가끔은 노인센터로 이동서비스도 가능할 수 있다. 지역의 특별 급식 서비스에 대해 담당 의사나 사회복지사에게 문의하도록 한다.

이동 서비스

미국의 경우, 노인이나 장애인에 대한 이동 서비스는 많은 지방자치단체에서 합리적인 가격에 제공된다. 운전을 할 수 없는 사람 혹은 일상적인 공공 운송서비스를 이용하지 못하는 사람, 이동을 위해서 친구, 친척, 이웃의 도움이 필요로 하는 사람들에게 매우 유용하다. 이동 가능한 수단으로 택시, 다인승차량, 구급차와 의료지원차량이 있다. 의료지원차량은 병, 의원에 갔다가 집으로 돌아오기 위해 휠체어를 탄 상태로 이동하게 해주는 다인승 차량이다. 비용은 탑승과 주행거리 비용을 포함한다. 이런 서비스는 택시나 개인 차량을 탈 수 없는 사람에게 유용하다. 메디케이드는 때때로 의료지원차량 서비스 비용을 지불해 준다.

구급차 서비스는 택시, 가정용 차량, 의료지원차량을 이용할 수 없는 사람들에게 적합하다. 여행이나 병원, 의원방문을 위해 구급차를 요청할 수 있다. 메디케어는 의료지원차량이 병원을 오갈 때 드는 비용은 아마 지불하지만 의원으로 가는 구급차의 비용은 보장하지 않는다; 이 비용은 개인이 지불해야 한다. 의료지원차량과 구급차 서비스는 전화부에 기록되어 있다.

메디케이드는 보통의 공공교통수단으로 의원에 방문할 수 없는 환자에게 택시비용을 제공한다. 공공교통수단으로 의원방문을 할 수 있지만 택시를 선택한 환자들은 자신의 비용을 지불해야 한다. 많은 지역 자치단체가 공공기관이나 사적기관을 통해 장애가 있거나 육체적으로 불편한 환자들에게 이동수단을 제공한다. 이동 자원봉사 서비스는 일부 지역에서 가능하다. 노인들을 치료하는 일부 의료 편의시설과 의원도 무료나 최소의 비용으로 이동수단을 제공한다. 당신의 지역에서 가능한 이동 서비스에 대해 담당 의사나 사회복지사에게 문의하면 도움을 받을 수 있다.

성인 낮 도우미 프로그램

성인 낮 도우미 프로그램은 주로 부분적인 보호, 관찰은 필요하지만 스스로를 돌볼 수 있고 요양시설에 사는 것보단 집에서 머무르기를 원하는 노인들을 위해 고안되었다. 이 프로그램은 담당 의사의 직접적인 처방과 재활 서비스, 보호 관찰아래서 여가활동과 사회활동 등이 포함되어 있다. 성인 낮 도우미 프로그램은 간병인에게 휴식을 제공하기 위해서도 사용되기도 한다. 낮 도우미는 프로그램에 따라 일주일에 하루에서 닷 세까지 가능할 수 있다. 일부 지방자치단체, 노인센터, 교회와 연계된 모임이 이런 프로그램을 제공한다. 성인 낮 도우미 프로그램의 비용은 전국적으로 다양하다. 일부 성인 낮 도우미 프로그램은 그들에게 제공하는 서비스에 대해 무료인 곳도 있다. 비용이 들 때도, 개인에 지불능력에 따라서 다르게 책정된다. 일부 주에서 메디케이드의 엄격한 요구조건을 충족하는 환자들에게 성인 낮 도우미 서비스의 비용을 보장한다. 담당 의사에게 지역의 성인 낮 도우미 서비스의 추천을 요청하도록 한다.

친구와 친척

친구들과 친척들은 집에 있는 환자를 돌볼 때 큰 자원들이다. 심부름, 전화요청, 식사, 잡일, 사회생활과 이동과 같이 필요한 일의 목록을 만들어서 도와줄 사람이 있을 때, 그들에게 수행해 줄 수 있는 것을 선택하도록 권한다. 필요할 때마다 이 목록을 새로 작성하라. 목록을 가지고 다녀야, 다른 사람들에게 적절한 도움을 요청하기가 더 쉬울 것이다. 친구들과 친척들이 자신들이 할 수 있는 것을 도우려하고 또 관심과 열망을 보이기 때문에, 그들에게 신세진다고 느낄 필요는 없다.

약국과 의료기 상사

약국과 의료기 상사는 병실침대, 휠체어, 보조기, 가습기, 도뇨관, 이동변기, 침상변기, 손잡이 달린 소변통과 같은 광범한 종류의 가정 관리장비와 기구를 판매한다. 이런 판매업자들은 일반적으로 장비를 집에 배달해서 설치해 주고 또한 환자와 간병인에게 그 장비를 적절히 사용할 수 있도록 교육한다. 특히 일시적으로 장비가 필요하다면 사는 대신 대여를 고려할 수도 있다. 또한 대여를 통해서 원하는 장비를 구입하기 전에 여러 가지 장비들을 평가할 기회를 가질 수 있다. 메디케어, 메디케이드, 혹은 개인보험은 의사가 의학적으로 필요하다고 처방한 장비의 비용을 보장한다.

호스피스

호스피스[24]는 죽음을 앞둔 환자의 특별한 요구에 부응하고자 고안된 서비스이다. 호스피스 간병은 증상 경감에 초점을 둔다. 죽어가는 사람이 그의 말년을 그의 가족과 친구들과 함께 최대한 안락하게 보낼 수 있게 하는 것이 목표다. 이 서비스는 집에서, 간호시설에서 혹은 어떤 경우 병원에서 몇 일간 제공될 수 있다. 환자가 호스피스 프로그램에 참여하려면, 담당 의사의 소견서가 필요하다; 대부분 환자의 기대수명이 6개월 이상이 되기 힘들다고 의사가 결정하면 환자에게 호스피스가 적용된다.

미국의 경우, 다양한 종류의 호스피스 프로그램은 간단한 감정의 지지에서

[24] 호스피스: 위 내용은 미국의 경우이며, 국내의 호스피스 이용에 관한 내용은 별첨 자료를 참조하시오.

부터 복잡한 의료 서비스까지의 다양한 종류의 간병을 제공한다. 대부분의 호스피스 프로그램은 메디케어가 보장하고 주정부가 허가하고 관리한다. 제공하는 간병 수준과는 관계없이, 숙련된 전문가들이 죽어가는 사람과 그의 사랑하는 사람들과 밀접하게 24시간 동안 가정에서 그들을 돕는다. 일부 호스피스 프로그램은 사랑하는 가족이 사망했을 때 그 가족들에게 추모 상담을 제공하기도 한다.

메디케어는 그들의 규정에 합당한 호스피스 간병비용은 모두 부담한다. 많은 주에서 메디케이드, 대부분의 개인보험과 일부 건강유지단체, 그 밖에 요양부조도 호스피스 간병비용을 보조한다. 이런 보험으로부터 보조받지 못하는 경우는 환자나 그 가족이 스스로 호스피스 간병비용을 부담할 수도 있다. 대부분의 호스피스 프로그램은 개인의 지불능력보다는 개인의 필요에 기반을 두어 결정된다. 일부의 경우에 호스피스 간병은 저 소득층 사람들에게는 무료로 제공 가능하다. 그 밖에 특정 호스피스 프로그램의 지불 규정에 대해서는 각자 찾아보도록 한다.

5
가정 건강관리비 지불하기

가정 건강관리비는 비쌀 수도 있으며, 제공되는 건강관리(요양/간병)[25]의 내용과 소요되는 시간에 따라 비용이 다르다. 여러 가지 공공보험, 사설보험회사, 프로그램, 그리고 단체들이 가정 건강관리비의 일부 혹은 전부를 제공해 줄 수 있다. 보험적격유무, 보험보상 및 보험료는 보험회사에 따라 매우 다르기 때문에 사랑하는 사람의 보험계약 내용에 대해 잘 알고 있는 것이 중요하다.

또 다른 가능한 보험금 지급주체로는 메디케어, 메디케이드, 주정부 건강프로그램, 메디케어 보강보험, 장기요양보험, 보훈처, 산재보상, 군인 가족을 위한 건강 및 의학 프로그램, 그리고 요양계획과 그 밖에 여러 가지 자원봉사단체 등이 있다. 일반적으로 가정건강기구는 메디케어, 메디케이드 프로그램에 적합한 경우에는 그들에게 직접 경비를 청구한다. 메디케어, 메디케이드 혹은 그 밖의 다른 보험금 지급주체에 의해 보호받지 못하는 경비는 환자에게 직접 청구하게 되며, 그들은 자기 자신의 돈으로 지불해야 한다.

메디케어

미국 노인 및 장애인법(보통 메디케어법)에 따른 건강보험은 65세 이상의 거의 모든 미국 노인이 이용할 수 있는 광범위한 프로그램이다. 이 프로그램은 65세 이하라도 장애인 혹은 말기 신부전증 환자는 혜택을 받을 수 있다. 메디케어는 두 부분으로 나뉘어져 있다. 메디케어 A는 근로자, 사용자들로부터 걷어드린 재원에 의해 운영되며, 이는 병원입원비를 지급하는데 사용된다. 메디케어 B

[25] 요양/간병: 요양이라 함은 혼자서 일상생활을 할 수 없는 환자에게 신체활동, 가사활동 및 간병 등을 포함하는 서비스를 말한다. 간병이란 의학적인 처치보조 및 간호업무 보조의 의미가 혼합된 건강관리의 개념으로 사용되고 있다. 그러나, 국내에서 현재까지 요양, 간병, 수발, 도우미 등에 대한 명확한 구분은 어려운 듯하다.

는 매달 걷어드리는 기부금과 연방정부의 기금, 즉 국가의 세금에 의해 운영되며, 이것은 의료비로 지급된다.

메디케어는 엄격한 자격심사기준을 가지고 있다. 65세 노인의 가정건강관리비용은 보통 메디케어 A에 의해 지급되며, 메디케어 프로그램은 의사에 의해 처방되고, 가끔 혹은 하루 몇 시간씩 메디케어 인증자격증을 가진 회사에 의해 제공된다. 이런 메디케어 프로그램을 지속적으로 운영하려면, 의사는 연방기준을 따라야만하며, 또한 주기적으로 개인보호계획에 대한 심사를 받아야 한다. 메디케어는 숙련된 방문간호프로그램, 재활치료, 의료기구 및 장비와 같은 부분에 필요한 경비도 포함되어 있다. 호스피스 제도 역시 메디케어에 의해 경비가 지급될 수 있는데, 이를 위해서는 그 환자가 6개월 이상 생명을 유지하기 어려운 말기 임종환자라는 의사의 진단서가 있어야 한다. 필요한 경우, 이러한 진단서는 메디케어 보호를 연장하기 위해 6개월마다 재발급 될 수 있다. 메디케어 호스피스 제도의 보호를 받기 위해서는, 해당 환자는 임종환자를 위한 다른 메디케어 혜택에 대한 권리를 포기한다는 서명을 해야만 한다.

미국의 경우 메디케어 자격과 권리에 대한 설명은 사회복지국 혹은 건강요양재정국[26]에서 알아볼 수 있다.

메디케어 보조보험

미국에서 메디케어 수령자를 위한, 메디케어 보조보험제도[27]는 메디케어에 의해 보장되지 않는 일부 가정건강요양(간병)비를 지급하기 위한 제도이다. 메디케어 보조보험 수급자가 되기 위해서는, 의사로부터 메디케어에 의해 보장받는 내용과 더불어 더 필요한 내용을 처방받아야만 한다. 이 제도는 단기 요양비, 즉 손상, 큰 수술, 혹은 급성기 병증의 회복비용이 해당된다. 이것은 장기요양비용은 보장해 주지 않는다.

---

[26] 건강간병(요양)재정국: Health Care Finacing Adminstration

[27] 메디케어 보조보험제도(Medicare Supplement Insurance) : 다른 용어로 메디갭보험(Medigap Insurance) 이라 한다.

메디케이드

미국에서 메디케이드는 저소득층에게 건강보험을 제공하기 위한 주정부 프로그램이다. 연방정부와 주정부가 같이 메디케이드 재원을 제공하고 있다. 자격요건은 각 주마다 다르지만, 대개는 보호아동부양자 가정이나 사회보장제도의 혜택을 받고 있는 사람들이 대부분이다. 메디케이드 혜택을 받고 있는 또 다른 사람들로는 장애인, 연방최저생활비이하의 소득을 가지고 있는 노인들, 21세 이하이면서 보호아동을 부양하는 저소득층계층이지만 다른 이유로 보호아동부양자 프로그램의 혜택을 받지 못하는 사람들이 대상이다.

연방 메디케이드 기준에 의한 혜택으로는 몇 시간의 전문적인 간호간병, 가정건강보조기, 약품, 그리고 의료장비지원 등이다. 또한 일부 주정부에서는 의학사회 서비스, 보청기, 재활치료를 제공하기도 한다. 여러분의 주정부에서는 어떤 혜택을 제공하는지는 지역 메디케이드 사무국에서 알아볼 수 있다.

만약 어떤 사람이 메디케이드와 메디케어 혜택을 모두 받고 있다면, 메디케어가 우선이며, 메디케어 사무국은 메디케어 프로그램에 의해 발생하는 비용을 제공할 것이며, 메디케어 호스피스 같은 서비스 비용 역시 이 프로그램에 의해 제공된다.

보훈업무 부서

미국의 보훈부(과거 보훈국)는 최소한 50%이상의 장애를 가지고 있으며, 보훈청의 기준과 연관되어 장애를 가진 보훈 대상자를 대상으로 가정건강요양(간병)에 대한 경비를 제공한다. 가정건강관리 서비스를 제공받기 위해서는 반드시 의사의 처방이 있어야 하며, 보훈병원을 통해 제공된다. 자격과 혜택에 대해 보다 자세한 내용을 알고 싶으면, 지역 보훈 업무 부서에 알아 볼 수 있다.

장기요양보험

미국의 장기요양보험[28]은 원래는 간호시설에 장기간 입소해 있어야 하는 중환자의 간병을 위해 마련된 제도이다. 최근의 장기요양보험정책은 일부 가정건강서비스를 제공하기도 한다. 장기요양보험은 일반적으로 이 보험에 가입할 때에는 건강했던 사람들에게 적용된다. 제공되는 내용은 보험종류에 따라서 매우 다르다. 만약 여러분이 60세 이후에 이 보험에 가입한다면 보험료가 매우 비싸다. 다른 보험들과 마찬가지로 여러분은 이 보험에 가입할 때 이 보험이 어떤 내용을 포함하고 있으며, 어떤 제한이 있는지 등에 대해 충분히 고려한 후에 결정하여야 한다. 보험에 따라서 지급되는 보험금, 제공되는 시설, 제공되는 기간, 그리고 혜택을 받기 위한 조건 등에 큰 차이가 있는 것을 발견할 수 있을 것이다. 가입한 보험을 살펴보고, 여러분의 혜택내용을 결정하기 위해 보험회사 직원과 상담하도록 한다.

산업재해보상

미국의 산업재해보상(산재보상)은 업무와 관계된 손상이나 질병의 결과로 가정요양(간병)서비스를 제공하는데 필요한 재원을 제공한다. 또한 산재보상은 재활치료의 비용을 제공한다. 가정요양(간병) 혹은 재활치료를 위한 조건이 되기 위해서는 대상자가 업무와 관계된 손상이나 질병을 가지고 있다는 것을 증명해야하며, 의학적 혹은 재활치료의 대상이 되어야 한다. 만약 가족 중에 직업과 관계된 부상이나 질병을 앓고 있는 사람이 있다면, 혜택을 받을 수 있는 지 여부 혹은 어떻게 서류를 작성해야 하는지 등에 대해 그 분의 직장의 담당부서나 산업지원부와 연락해보면 알 수 있다.

군인 가족을 위한 건강 및 의학 프로그램

미국의 군인 가족을 위한 건강 및 의학 프로그램[29]은 현역 군인 및 퇴역 군인 가족들을 위한 가정건강서비스의 전부 혹은 일부를 제공하는 프로그램이다. 이 프로그램에는 육군, 해군, 공군, 해병대, 해안경비, 국립해양기상국, 그리고 국민건강공단 등이 포함되어 있다. 군인 가족을 위한 건강 및 의학 프로그램은 또한 호스피스제공 경비를 모두 제공한다. 서비스를 제공받기 위해서는 국토방위소속근무보고서를 작성해야만 한다. 이 서비스를 받기 위한 조건과 혜택에 대해 보다 자세히 알고 싶다면 지역의 군인사무소에 연락하면 된다.

지역 자원봉사자단체

광역 단체(예를 들면 종교단체), 그리고 지역 단체(로터리 클럽, 엘크스클럽, 키와니스 클럽 등), 그리고 국내의 건강을 위한 자원봉사단체(예들 들면 미국암퇴치협회, 결핵퇴치협회, 알츠하이머협회) 등은 그들의 조건에 부합하는 사람들에게 가정건강서비스를 위한 제원을 제공한다. 이런 단체들로부터 재정적 지원을 받기 위해 정보를 얻고자 한다면, 직접 이 단체와 연락을 취하거나 여러분의 주치의, 방문간호사, 혹은 병원 사회복지사 등에게 물어 본다. 그 밖에 정보를 얻을 수 있는 곳으로는 인근 또는 거주지역의 노인복지사무소 등이 있다.

---

[28] 장기요양보험: Long-Term Care Insurance

[29] 군인 가족을 위한 건강 및 의학 프로그램 : Civilian Health and Medical Program of the Uniformed Services(CHAMPUS)

6
재활 서비스

재활서비스에는 물리치료, 작업치료, 언어치료 및 호흡치료, 그리고 직업치료가 포함된다. 질병, 외상 혹은 뇌졸중에 의한 장애를 가지고 있는 사람 혹은 고관절 치환술과 같은 수술을 받은 사람들은 건강의 회복을 증진시키기 위해 한 가지 이상의 재활서비스가 필요하다. 재활서비스는 병원에서 시작하여 퇴원 후 집에까지 계속 이어지기도 한다. 간병인은 재활서비스에서 중요한 역할을 담당하기도 하며, 보통 이런 재활치료를 직접 수행할 수 있도록 교육을 받았거나 혹은 보조요원으로서의 역할을 수행하도록 교육을 받기도 한다.

건강보험 서비스 내용은 재활서비스가 필요한 사람들에게 매우 중요한 요소가 된다. 많은 보험 서비스는 재활치료를 포함한 여러 가지 치료 중 일부만으로 제한되거나 혹은 제공되는 횟수를 제한적으로 허용할 수도 있다. 일부 보험은 보험계약규정에 좋은 편의시설이나 간병인을 사용할 수 있는 내용이 들어 있다. 재활치료가 필요하다는 어떤 기준이나 특별한 지침을 포함하는 소견서가 있어야 보험 적용이 가능할 수도 있으며, 특히 65세 이상의 노인이나 장애인의 경우 메디케어 대상자처럼 일정한 소견서가 필요하다. 보험회사에서 이러한 소견서를 요구하지 않더라도, 여러분이 선택한 치료사가 적절한 훈련이나 관찰을 제공하도록 하기 위해서는 이런 소견서가 도움이 된다. 담당 의사나 방문 간호사의 추천서가 있는지 찾아보라.

여러분의 환자나 노인에게 어떤 치료가 필요하건 간에, 그들이 제공받는 치료과정에 동참하도록 한다. 각각의 치료사에게 여러분이 도와줄 수 있는 방법이 무엇이 있는지를 묻고, 치료과정과 목표를 재확인한다. 예를 들면, 치료사가 방문하지 않는 날에는 환자나 노인이 운동이나 자가치료를 하는 동안 직접 도움을 줄 수 있다. 또한 환자나 노인의 회복속도가 느리거나 제한적일 때, 그들을 격려하고 의욕을 북돋아 줄 수 있는 응원단으로서 중요한 역할을 할 수 있다. 환자를 돌보는 모든 사람들은 긍정적이고, 격려해 주는 태도를 통해서 도움을 줄 수 있다.

또한 치료사의 방문을 어떻게 가장 효율적으로 활용할 것인가에 대해 생각해보라. 예를 들면, 치료시간에 치료사의 보조가 필요하지 않다면, 이 시간을 휴식시간으로 활용하거나 중요한 일상의 일들을 수행하는데 활용할 수도 있다. 휴식시간의 활용방법으로는 책읽기, 산보하기, 친구와 대화하기 혹은 화단 가꾸기 등이 있을 수 있다. 이런 휴식의 시간을 잘 활용하면 여러분 또는 사랑하는 환자나 노인, 모두에게 유익할 수 있다.

치료사와 함께 일하는 것은, 가끔은 비용이 필요하기도 하며, 항상 쉽지만은 않다는 것을 명심하라. 간병(도우미) 과정이 힘들고 치료에 대한 효과도 별로 없으면, 보호자들도 피곤해지고 지칠 수 있으며, 치료의 목표에 대해 혼란이 생겨서 사랑하는 환자에게 집중하는 것이 아니라 질병, 손상 혹은 장애에 대해 더 많은 생각을 매달리곤 한다. 모든 참여자는 치료시작 때부터 진정한 치료의 목표가 무엇이고, 그런 치료 목표에 도달하는데 필요한 방법이 무엇인지를 정확히 이해하는 것이 중요하다. 환자나 노인이 치료도중 어떤 난관에 부딪쳐 치료를 포기하는 것을 사전에 방지하기 위해 이런 치료도중에 발생할 수 있는 난관들을 사전에 예측하는 것도 매우 중요하다. 어떤 환자에게서는 회복이 제한적일 수 있다는 것을 분명히 하는 것도 중요하다. 치료의 성공률을 높이기 위해서는, 상호간에 대화의 통로를 유지하는 것이 중요하며, 또한 환자나 노인이 회복하기 위해 얼마나 스스로 운동하고자 하는지에 대한 관심과 의지에 대해 토론하려는 마음이 매우 중요하다.

물리치료

물리치료는 환자가 육체적 체력과 운동능력을 회복하는 것을 도울 수 있다. 물리치료의 목표는 질병이나 외상 후에 정상적인 기능을 다시 회복하도록 하는 것이다. 예를 들면, 고관절 인공치환술을 수행한 환자는 고관절 주변의 근력을 회복하고 조직의 유연성을 되찾아 주도록 하는 특별한 운동이 필요할 것이다. 환자들은 앉고, 서고, 계단 오르고 내리는 새로운 방법을 배우는 것이 필요하며, 또한 일상생활동작에 대한 훈련, 즉 차에 타고 내리는 새로운 방법을 배우게 될 것이다. 더욱 육체적인 제약을 갖고 있는 환자의 경우엔 더 간단하지만 그러나 매우 중요한 운동, 즉 의자에서 일어서는 방법 혹은 침대에서 이동변기로 안정하게 옮겨가는 방법 등을 배우게 된다.

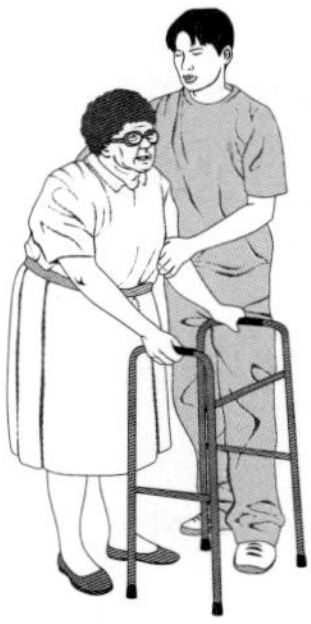

물치치료사는 운동, 마사지, 수기, 열, 냉치료, 수치료 및 전기치료들을 수행 할 수 있도록 전문적으로 교육을 받은 사람들이다. 또한 물리치료사는 의수족이나 지팡이, 목발, 혹은 보행기 등의 보조도구들을 사용하는 방법을 환자들에게 가르쳐 줄 수 있다. 미국의 경우엔 미국물리치료사협회로부터 특히 노인 환자들을 보살필 수 있는 노인 전문 물리치료사 자격증을 가지고 있는 경우도 있다.

작업치료

작업치료는 질병이나 외상으로 인해 장애를 가지고 있는 사람들에게 근육의 조절, 조화능력을 회복시켜주고 일상생활동작을 수행할 수 있도록 도와주며, 더 나아가서 가능하다면 직업에 복귀할 수 있도록 전문적으로 교육받은 사람들에 의해 수행된다. 또한 작업치료사는 장애를 가지고 있는 사람들에 스스로 먹고, 옷 입고, 목욕할 수 있도록 적응시키거나 대체능력을 기르도록 도와줄 수 있다. 일반적으로 작업치료는 병원에서 시작하여, 외래 혹은 환자의 집에서 수행되기도 한다.

직업치료

직업치료는 환자의 전 직장의 업무의 일부를 다시 배우거나 새로운 기술을 다시 배우거나 새로운 작업의 기회를 찾는 것을 도와줄 수 있다. 직업치료사는 안내, 훈련, 그리고 고용보조업무를 수행 할 수 있다. 이러한 프로그램의 목표는 환자의 제한된 능력 내에서 가능한 기능을 찾아주는 것이다. 중증의 뇌손상, 척수손상 혹은 뇌졸중을 갖고 있는 사람도 이러한 직업교육을 통해 새로운 일을 찾는 기회를 가질 수 있다.

언어치료

언어치료는 뇌졸중, 뇌종양, 뇌손상과 같은 질병 혹은 외상 후에 언어 능력이나 효과적인 의사소통능력을 되찾는 것을 도와줄 수 있다. 언어치료사는 호흡, 삼킴, 그리고 입이나 목 주위의 근육 조절에서 생기는 문제를 해결하는데 도움을 줄 수 있다. 치료사는 환자가 치료에 적극적으로 참여하도록 격려하기 위해서 간병인, 가족, 그리고 친구들과 긴밀한 관계를 가지며 일을 한다.

호흡치료

호흡치료는 천식이나 폐기종과 같은 호흡기 질환 때문에 호흡에 문제가 있는 사람들, 특히 큰 수술을 받거나 인공호흡기의 도움을 받아 호흡을 수행하는 사람들에게 제공된다. 호흡치료사는 산소, 약물, 폐에 습기 등을 제공한다. 그들은 또한 가래를 묽게 하여 폐에서 밖으로 뱉도록 하는 동작을 도울 수 있도록 훈련받은 사람들이다. 한국에서는 주로 물리치료사와 작업치료사가 소정의 훈련과정을 거친 후 이런 호흡치료를 수행하고 있다.

7
독거노인 돌보기

노인들은 가능하면 오랫동안 독립적으로 생활할 수 있기를 바란다. 노인들의 독립적인 생활을 방해하는 요인들로는 나이에 따른 육체적 변화, 정신적 변화, 집안 환경의 안정성, 그리고 그들의 독립적인 생활에 영향을 줄 수 있는 약물 등이 있다.

가정환경 개선

독거노인들에게는 안전한 환경이 가장 시급한 문제이다. 노인들이 거주하는 집이나 아파트, 그리고 그 주변 환경을 조심스럽게 살펴보자. 주변사람들은 좋아 보이는가? 그 지역에 범죄는 얼마나 되는가? 필요에 따라서는 노인을 위해 집을 이사해야하거나 현재의 집을 더 안전하게 개조해야 할지도 모른다. 이러한 권고는 집에 노인을 모시고 있다면 여러분의 집 또한 이에 해당된다. 집과 아파트를 조심스럽게, 그리고 철저하게 관찰하고 환자나 노인을 위해 다음과 같은 요소를 살펴보도록 한다.

- 낙상을 방지하는데 도움이 된다면 집을 수리하라.
- 냄새검색 경보장치를 설치하라, 특히 침실근처와 부엌, 그리고 각 방에 일산화탄소 검출기를 설치하라. 배터리는 수시로 점검하고 다른 특별한 문제가 없다면 매년 매월 같은 날에 그것을 교환하라.
- 화재를 대비하여 탈출구를 준비하고 규칙적인 소방연습을 하라.
- 밖으로 탈출할 수 있는 모든 문과 통로를 깨끗하게 유지하라.
- 온수기의 온도를 43~44℃ 이하로 조절해 두라.
- 부엌에 소화기를 준비하고 어떻게 사용하는지, 유지하는지 도와준다.

- 전선이 벗겨져 있거나 손상된 플러그 등 모든 전기 소모품은 수리하거나 교환하라.
- 전기가 과부하 되어 있는지 점검하라.
- 카펫 밑에 있는 전선을 제거하라.
- 문밖에 망가진 잠금장치나 창문에 있는 뻑뻑한 잠금장치도 모두 수리하라.
- 품질이 보증되고, 믿을 수 있는 회사에서 만들었으며, 또 정기적으로 점검이 가능한 난로나 온열기를 준비하라.

낙상 예방

노인의 경우엔 경미한 낙상도 심각한 손상을 유발할 수 있다. 많은 노인들이 낙상에 대해 두려움을 가지고 있으며 심지어는 점점 더 움직이지 않으려고 한다. 움직이지 않으면 그것 자체가 낙상의 위험을 더욱 증가시키며, 심각한 건강문제, 예를 들면 다리의 심부정맥혈전 등을 일으킬 수 있고, 삶의 질 또한 떨어뜨릴 수 있다.

노화와 관련된 변화, 즉 시력저하, 근력약화, 관절염으로 인한 통증 등은 노인들의 낙상 가능성을 증가시킬 수 있다. 일부 질병과 조건, 즉 파킨슨병, 당뇨병, 말초혈관질환, 그리고 심장병도 낙상의 위험을 높일 수 있다.

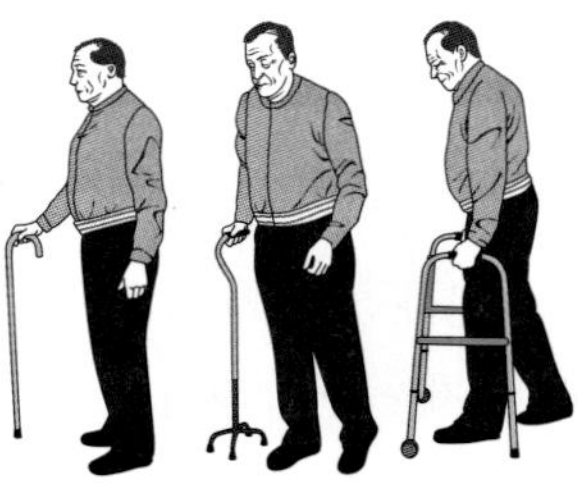

걸을 때 지팡이나 보행기 혹은 휠체어나 보조기를 이용하는 노인들은 낙상의 위험이 높을 수 있다.

일부 약물들, 즉 신경안정제, 진정제, 항정신의약품 등은 사람의 각성상태에 영향을 미쳐 낙상의 위험을 증가시킬 수 있다. 고혈압치료제 역시 환자가 빠르게 앉고 설 때에 혈압을 비정상적으로 떨어뜨릴 수 있기 때문(기립성 저혈압이라고 부름)에 낙상의 위험성을 가지고 있다. 이러한 혈압의 급작스러운 변화로 어지럽거나 졸도를 일으킬 수 있다.

낙상을 예방하는 순서

사랑하는 노인의 집과 아파트를 세밀하고 철저하게 살펴보고 낙상을 방지하는데 도움이 될 수 있는 부분을 개선하도록 한다. 우리가 할 수 있는 것들은 다음과 같다.

- 노인들이 불을 켜기 위해 어두운 방을 가로질러 가지 않도록 전등스위치를 현관입구에서 가까운 곳, 그리고 손이 잘 닿을 수 있는 곳에 설치하도록 하라. 불빛이 너무 어둡거나 너무 밝으면 노인의 시력에 장애를 줄 수 있으며, 이것이 낙상의 위험을 증가시킬 수 있다는 것을 명심하라.
- 카펫은 미끄럼 방지 보증을 가지고 있거나 혹은 미끄럼을 방지하기 위해 바닥에 고정할 수 있는 것을 사용하라. 불필요한 낡은 카펫은 제거하라.
- 사람들이 실내에서 이동하기 편리하게 가구를 정돈하라. 가구의 모서리나 뾰쪽한 곳이 노출되지 않도록 정리하고 커피포트 같은 쉽게 넘어질 수 있는 것을 올려놓을 수 있는 낮은 가구의 배열에 신경을 쓰라. 텔레비전을 조정하는 원격조절장치를 준비하라. 복도는 깨끗하고 정돈된 상태를 유지하라.
- 전화와 전깃줄이 통로에 노출되지 않도록 유지하라.
- 모든 계단에는 양쪽 바닥에서 30인치 위에 튼튼한 손잡이를 설치하라. 모든 계단에는 미끄럼 방지 바닥을 설치하라. 계단에 카펫이 깔려있다면, 각각의 계단에 카펫이 견고하게 부착되어 있는지 확인하라. 계단의 위, 아래에 카펫이 들떠 있지 않게 하라. 모든 계단을 밝게 하고 각각의 계단에는 장난감이나 어떤 물건도 놓이지 않게 하라. 사람들이 더 이상 계단을 이용하지 않는다면, 전동 휠체어 이동장치의 설치가 필요할 지도 모른다. 또 다른 해결방법은 노인의 침실을 일층으로 옮기거나 동일한 층에 화장실을 만드는 것이다.
- 의자와 책상에 기대고 앉을 수 있도록 견고하고 안전하며 균형이 유지되도록 배려하라.
- 노인의 침대에서 손에 닿을 위치에 램프를 설치해놓고 침실과 화장실 사이의 복도에 야간전등을 설치하고 또 화장실에 야간전등을 설치하라.

- 노인들의 관절이 굳지 않고 기능적으로 유지할 수 있도록 벽에 온도유지 조절장치를 부착하여 최소한 22~23℃를 유지하라.
- 침실에서는 침대에 난간을 설치하여 노인이 스스로 침대에 오르내릴 수 있도록 설계하라. 침대 주변에 견고한 의자가 있으면 이것이 침대 난간을 대신할 수도 있다. 침대 옆에 소리크기를 조절할 수 있고 불이 켜진 다이얼이 있는 전화기를 준비하라.
- 부엌에는, 주방 앞의 바닥은 미끄럽지 않은 가죽 매트를 깔아 놓는다. 바닥이나 주방용 조리대의 찌꺼기는 깨끗이 청소한다. 자주 사용하는 물건들을 손쉽게 찾을 수 있는 곳에 보관하여, 그것들을 찾기 위해 몸을 구부리거나 의자나 사다리를 타고 올라가는 일이 없도록 하라. 환자나 노인은 집에서는 고무창을 단 구두를 신도록 권하라.
- 목욕탕에는 미끄럽지 않은 고무 매트나 욕조 혹은 샤워기 바닥에는 미끄럽지 않은 끈끈이 조각을 깔아 놓는다. 변기나 욕조 주변의 벽에는 손잡이를 설치한다. 욕조나 샤워기 근처의 바닥에는 미끄럽지 않은 욕조 매트를 깔아 놓는다; 타일 바닥은 젖으면 특히 더욱 미끄럽다. 일부 노인을 위하여, 약간 높인 변기가 사용하기 더 쉬울 수가 있다. 절대 수건걸이를 지지대로 사용하지 마라; 그것은 몸을 지지할 만큼 튼튼하지 못하다.

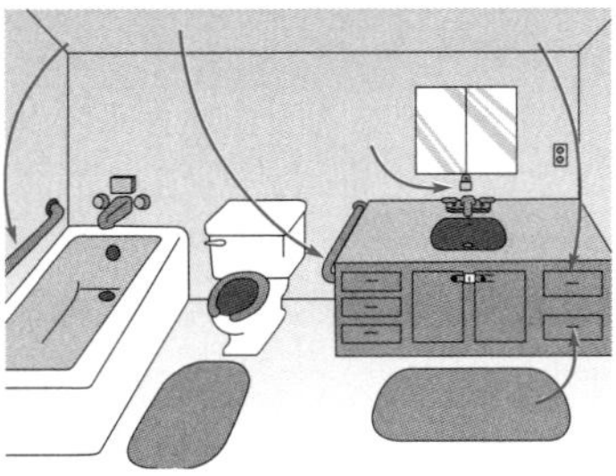

- 화장실 문을 잠그지 마라. 노인이 순간적으로 문을 잠그는 것을 막기 위해 자물쇠를 제거해야 할지도 모른다.
- 모든 의약품을 검토하여 가능성 있는 부작용, 즉 졸음, 어지러움, 혹은 졸도 등에 대해 담당의사에게 물어보라.
- 외출할 경우에는 편안한 옷을 입도록 하고, 포장도로를 걸을 수 있는 튼튼한 보행용 신발을 신도록 한다. 만약 노인이 지팡이 혹은 보행기를 사

용한다면 튼튼하고 좋은 제품을 사용하도록 권한다. 날씨가 나쁠 때, 특히 도로가 젖었거나 얼었을 때는 실내에 머물도록 권하라. 겨울에는 현관 보행, 도로보행을 권하고 눈이나 얼음을 제거한 도로를 이용하라. 얼은 길은 항상 모래나 소금을 뿌리고 이동하도록 한다.

- 보행이 불편한 노인은 병원 외래 혹은 가정 방문 기관에서 보내주는 물리치료사와 함께 보행을 하면 도움이 된다. 부모님께서 보행에 문제가 있다면, 보행분석과 동시에 보행능력을 향상시킬 수 있는 운동프로그램에 대해 담당 의사와 상의할 수 있다.

최선의 예방대책에도 불구하고 낙상은 여전히 발생하고 있다. 만약 노인이 넘어지면, 움직이지 말고 가만히 있게 한 후에, 상처가 어디에, 어느 정도 심각하게 생겼는지 살펴본다. 골절, 내부 장기손상, 그리고 머리 손상 여부가 중요한데, 가끔은 이런 증상을 즉시 알 수 없는 경우도 있다. 만약 노인이 고관절, 다리, 혹은 목 뼈 골절 또는 다른 곳에 심각한 손상이 발생한 것 같다면, 즉시 응급구조대에 연락하여야 한다. 또한 낙상 후에 계속적으로 통증을 호소하는 사람이 있다면 가능하면 빨리 의사의 진찰을 받아야 한다.

사설응급구조대

사설응급구조대는 노인들이 응급상황에서 전화로 도움을 청할 수 있는 쉬운 방법이다. 그 장비로는 침대 옆에 놓을 수 있는 전자 감시기(작은 라디오나 자동 응답기 크기)를 사용한다. 전자 감시기는 전원에 연결하고 또 개인 전화선에 연결하면 된다. 대부분의 장비는 이 장비를 작동하려면 본인이 "도움버튼"을 누르면 된다. 버튼은 감시기 본체에도 달려 있고 또한 시계 줄이나 목걸이에도 달아 놓을 수 있다. 일부 장비는 목소리나 움직임으로 작동시킬 수도 있다.
장비가 작동을 시작하면, 신호가 감시 센터로 연결되며 그 센터에는 특별히 계획된 행동을 할 수 있도록 준비되어 있다. 첫째, 센터는 신고자와 접촉을 시도한다. 상황에 따라서(혹은 신고자가 반응을 못하는 경우), 센터는 사전에 등록된 사람이나 신고자와 관계자(예를 들면, 친척, 친구, 혹은 이웃)와 접촉을 시도하거나 혹은 응급구조대(응급의학센터, 혹은 경찰서)와 접촉한다.

사설응급구조대는 보통 일 회 사용료 혹은 월정액을 납부하는 식의 등록을 통해 많은 지역에서 이용되고 있다. 일부 지역에서는, 지역 병원, 소방서, 여러 지역 단체가 이런 서비스를 제공하기도 한다. 만약 해당자가 재정적인 수입이나 유동자산이 적은 경우에는 할인 가격으로 혹은 무료로 이용할 수도 있다. 어떤 경우라도 특수한 장비나 장기 계약을 하지 말아야 한다. 이럴 경우 단체에 대한 정보는 담당 의사나 지역 병원에 문의할 수 있다.

건강 식단 짜기

일일 건강 식단을 준비할 수 있는 능력은 독거노인이 혼자 살 수 있는지 없는지를 결정하는 중요한 요소가 된다. 노인이 요리는 할 줄 알지면 쇼핑을 하기 위해 외출할 수가 없다면, 노인들은 전화로 식료품을 주문 배달을 받을 수 있다. 또한 식료품은 인터넷으로 주문할 수도 있다. 지불방법으로는 수표, 현금, 크레디트 카드, 직불카드가 있으며, 보통은 물건이 도착했을 때 지불한다. 집으로 배달되는 음식과 같이 고기도 대부분의 지역에서 적정한 가격으로 구입할 수 있다. 미국의 경우, 일반적으로 독거노인의 경우는 대금지불은 형편에 따라서 줄 수 있을 만큼 주면 되며, 대부분의 병원 사회복지과에서 이런 서비스를 제공하는 기관들의 목록을 가지고 있다.

나이에 들면서 혀의 미각 기관도 바뀌며, 이것은 음식 맛을 보는 방법에도 영향을 미친다. 일부 사람들에서는, 노화가 식욕을 잃게 하기도 한다. 다른 노화와 관련된 변화로는 침의 양이 줄어들고, 이것이 음식을 삼키는데 어려움을 주는 원인이 되기도 한다. 또한 나이가 들면 소화가 잘 안될 수가 있다. 일부 노인은 속이 쓰리거나 위산 역류(위속의 음식의 일부가 하부 식도로 올라가는 것)가 생겨 식사 후에 배 속이 거북하거나 배가 아플 수 있다. 이러한 문제들은 노인들이 영양실조나 이와 관련된 건강문제와 연결 될 수가 있다.

어떤 사람은 하루 세 번 식사보다는 오히려 다섯 번 혹은 여섯 번으로 나누어 먹는 것이 더 좋을 수도 있다. 노인들이 과일, 야채, 그리고 밥은 많이 먹고, 튀긴 음식이나 기름진 음식은 전혀 먹지 않는다면, 이런 식단은 배를 더부룩하게 하고 소화불량의 원인이 될 수 있다. 여러 가지 나물이나 향신료와 같은 계절 양념들은 음식 맛을 좋게 해주고 입맛을 촉진시켜준다(환자가 식이 조절이 필요하다면, 설탕이나 소금의 첨가를 피하라). 환자나 노인의 속쓰림과 위산역류를 막으려면 식후 적어도 1시간 동안은 앉아 있어야 한다.

노인들을 위한 칼슘 섭취량

미국 국립보건원에 의하면, 폐경에 도달한 여인은 하루에 약 1,500밀리그램의 칼슘, 혹은 에스트로겐 호르몬 치료를 받는 경우엔 하루 1,000밀리그램의 칼슘을 섭취해야 한다고 한다. 65세 이상의 남자는 하루에 1,500밀리그램의 칼슘을 섭취해야 한다. 칼슘이 많은 식품으로는 저지방 혹은 지방이 제거된 우유제품; 녹색 잎이 있는 야채; 마른 완두콩과 강낭콩; 칼슘이 첨가된 식품. 아래의 내용은 각각의 식품에 들어 있는 칼슘의 양을 표시한 것이다.

음식	크기	칼슘량(밀리그램)
저지방 혹은 탈 지방 요구르트	1컵	468
2% 우유	1컵	350
뼈있는 정어리 통조림	85그램	324
칼슘 첨가 오렌지 쥬스	1컵	320
1% 우유 혹은 탈 지방 우유	1컵	300
이탈리아 치즈(모차렐라)	28그램	207
뼈있는 연어 통조림	85그램	181
딱딱한 두부	85그램	177
마른 무화과	5 메디움	135
옥수수 빵	2	120
밀가루 빵	2	106
북미 지역 큰 콩	1/2컵	105
조리된 순무	1/2컵	99
영국식 머핀	1	99
저지방 치즈	1/2컵	69
오렌지	1메디움	58
끓인 머스터드	1/2컵	52
신선한 부로켈리	1컵	42

연령이 높아지면 나이를 고려하여 일일 섭취 열량을 줄여야 한다. 이러한 이유 때문에 노인의 식단은 영양학적으로 풍부해야 한다. - 다시 말해, 음식의 양은 적지만 많은 영양소가 들어 있어야 한다. 또한 노인들은 근력과 신경기능 유지, 그리고 골다공증(뼈가 얇아지고 깨지기 쉽고 부러지기 쉬운 상태)의 예방을 위해 충분한 양의 칼슘을 섭취해야 한다. 젖산을 먹기 어려운 노인(우유제품을 소화시키지 못하여 배가 부르고 가스가 차고, 그리고 설사 등이 나타남)은 칼슘 제제를 먹으면 우유제품의 소화를 원활하게 하는데 도움이 된다.

수분섭취

탈수(신체 조직에 수분이 비정상적으로 적음) 및 이와 관계된 건강문제를 방지를 위하여 매일 적당한 양의 음료수를 마시는 것이 중요하다. 나이가 들면, 사람들은 갈증에 대한 감각이 줄어든다. 비록 몸에서는 수분이 필요할지라도, 노인들은 갈증을 느끼지 못할 수 있다. 그러므로 환자나 노인, 본인은 갈증을 느끼지 못 할지라도 매일 일정한 양의 수분을 섭취해야 한다. 전문가들 조언에 따르면 모든 성인(담당 의사가 수분 섭취를 제한하라고 명령을 내린 경우는 제외)은 매일 최소한 8컵(약 2,400cc)의 물을 마셔야 한다고 한다. 전체 수분섭취량에는 물, 쥬스, 차, 커피, 그리고 스프 등이 포함된다.

만약 환자나 노인이 기억력 장애 등이 있어 물 마시는 것을 자주 잊어버린다면, 집이나 아파트에 물 먹는 시간표 등을 적어준다. 매일 먹을 음료수의 양을 측정하는 가장 좋은 방법은 매일 아침에 약 2.4리터 컵에 물을 가득 준비해 놓는다. 노인이 매번 음료수를 마실 때마다, 이리 준비해 놓았던 2.4리터의 물에서 먹은 만큼의 물을 덜어 낸다. 만약 노인이 적절한 양의 음료수를 마셨다면, 하루에 2.4리터의 컵이 비어 있어야 한다.

약물과 노인

많은 노인들은 매일 여러 가지 처방약과 비처방약을 먹는다. 이런 약들은 먹는 시간이 각각 다르기 때문에, 노인들은 각각의 약들을 언제, 얼마나 먹어야 할지 쉽지가 않다. 일부 노인들은 어떤 약은 빼먹고 어떤 약은 더 먹기도 한다. 또 어떤 노인은 약을 삼키기 어려울 수도 있다. 이런 가능한 모든 문제들이 심각한 건강의 위험이 될 수 있다. 다음과 같은 사항들이 환자나 노인이 약물을 성공적으로 먹을 수 있도록 도울 수 있다.

- 노인이 먹고 있는 약(처방전에 의한 약과 비처방전에 의한 약 모두)의 품목을 모두 기록하고 항상 최신 약품까지도 추가하라. 환자나 노인이 먹고 있는 모든 약에 대해 담당 의사에게 말하고 또 방문하는 병원 마다 약품 목록을 가지고 가도록 한다. 이러한 정보는 담당의사가 환자에게 약을 처방하고 용량을 조절하는데 도움이 된다.
- 환자가 약을 먹는 것을 기억하는데 문제가 있다면, 예를 들면 아침, 저녁 혹은 식사중간 등과 같이 하루 중 특별한 시간에 약을 먹도록 조정하라.

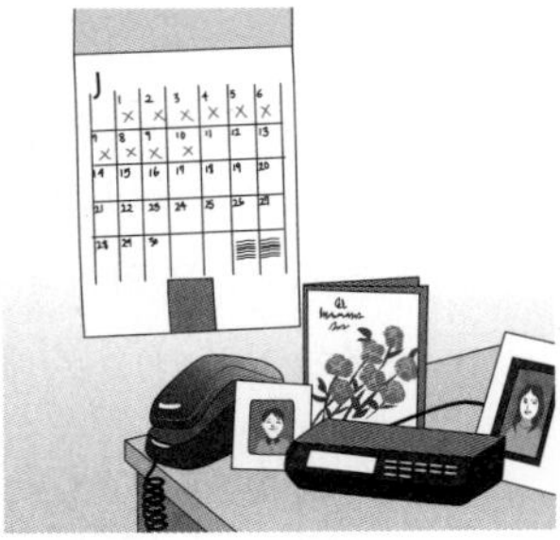

- 달력 같은 곳에 약을 먹는 순서를 적어놓고 약을 먹을 각각의 용량을 점검하라.
- 다음 주일에 먹을 약을 준비하기 위해 약봉지를 사용하라. 이러한 목적을 만든 약봉지(약 보관 용기)는 약국에서 구입할 수 있다.

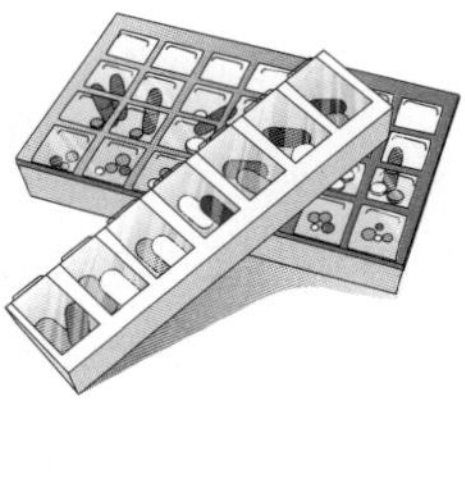

- 환자는 담당 의사가 처방해 준대로 정확하게 그들의 약을 복용해야 한다는 것을 명심하라. 약 용량을 절대로 바꾸지 말고, 담당의사의 지시가 없는 한 처방된 어떠한 약도 복용을 끊어서는 안 된다.
- 담당 의사에게 환자가 가장 먹기 편한 형태로 약을 처방해 달라고 요구하라. 예를 들면, 환자가 알약을 삼키기 어렵다면, 가능하면 물약 형태로 처방해줄 것을 요구하라.

- 환자가 약봉지를 열기 힘든 분이라면, 약사에게 요구하여 어린이 열기 방지용 약봉지가 아닌 쉽게 열수 있는 약봉지를 사용하라.
- 약봉지에 정확하게 약 이름을 적지 않았다면 약을 절대 다른 약봉지에 옮겨 담지 마라.
- 약봉투에 붙어있는 설명문은 읽고 이해하기 쉽도록 하라. 도움이 필요하다면 담당 의사나 약사에게 질문하는 것을 주저하지 말라.
- 의자 옆에 약을 놓는 것을 피하라. 이런 경우 환자가 완전히 깨지 않은 경우엔 다른 약을 잘못 복용하거나 더 많은 양을 먹도록 할 수도 있기 때문이다.
- 환자의 약 처방전은 가장 최근 것을 보관한다. 담당 의사가 환자에게 계속 복용하도록 처방한 약들의 유효기간이 거의 끝날 날짜에 가까운 약들이라면, 담당의사에게 이런 정보를 빨리 전달하여 그들이 약사에게 전화하여 새로 수정된 처방전이나 새로 쓴 처방전에 의해 조제되도록 한다.
- 복용하지 않은 약이나 유효기간이 지난 모든 약(처방전에 의한 약과 비처방전에 의한 약)들은 폐기하라. 쓰레기통에 버리거나 화장실에 버린다.
- 타인에게 처방된 약은 절대로 복용해서는 안 되며, 자신의 약을 타인에게 절대 주어서도 안 된다.

변비 조절

변비(변보기 어려움)는 노인들에게 흔한 문제이다. 변비가 발생할 수 있는 가능성 있는 원인들로는 소화기관의 노화, 활동량의 감소, 그리고 물과 섬유소 섭취 부족 등이 있다. 변비의 예방을 돕기 위해서는 노인들은 매일 많은 양의 과일, 야채, 그리고 곡식 밥을 먹어야 한다. 노인에게 많은 양의 물(최소한 하루에 8온스)을 먹도록 하고, 매일 운동을 하도록 권한다. 권장할만한 치료식단으로는 자두 혹은 자두쥬스, 사과쥬스, 밀가루 음식(시리얼, 빵, 머핀) 등이 있다.

많은 사람들은 매일 장운동을 하는 것이 필요하다고 잘못 알고 있다. 이러한 믿음 때문에, 그들은 매일 장운동을 촉진시키기 위해 설사약을 먹는다. 그러나 설사약을 먹으면 약에 대한 의존성이 빠르게 생기며, 이는 설사를 일으키고, 탈수로 이어질 수 있다. 또한 고섬유 설사약은 장 폐쇄를 유발할 수도 있다. 대변완화제는 때때로 도움이 될 수도 있으나, 이 약이 효과적으로 작용하기 위해서는 충분한 양의 물을 섭취해야 한다(약 봉투에 붙어 있는 설명서나 담당 의사 혹은 약사의 설명을 참조하라). 환자나 노인이 장운동에 문제가 있다면 담당 의사에게 문의한다.

위생

독거노인은 개인위생에 문제가 있을 수 있다. 정상적인 육체적인 노화현상에 의해 혼자 목욕하기, 몸치장하기가 빈번히 어려워진다. 욕탕에서 목욕하기, 샤워하기와 유사한 행동 등은 넘어질 위험이나 뜨거운 물에 화상을 입을 위험이 내포하고 있다.

목욕탕에서 넘어지는 것을 방지하기 위해 벽에 손잡이를 설치하라. 손잡이가 없다면, 목욕탕에 들어가고 나올 때 도움을 받을 사람을 구하라. 넘어지는 것을 방지하는 다른 방법으로는 목욕탕에 들어가지 말고 그들이 화장실이나 목욕의자에 앉아 있는 동안 스펀지 수건을 사용하는 것이다. 각각의 노인들의 필요에 따라서 등받이나 손 올려놓을 것이 있거나 없는 의자 것들은 약국이나 의료기 상사에서 구입할 수 있다. 환자가 스스로 목욕을 할 수 없거나 도와줄 수 없다면, 가정 건강관리회사 등에서 일주일에 몇 차례씩 개인위생을 보살펴줄 수 있는 사람을 고용하는 것을 고려하도록 한다.

실내 온도

나이가 들면, 우리의 체온 조절능력은 효율이 떨어질 수 있다. 집이나 아파트의 온도가 17~18℃ 이하가 되면 노인에서는 급격히 저체온(생명을 위협할 수 있는 체온)이 될 수 있다. 환자나 노인이 생활하는 집의 온도 조절장치가 잘 작동하고 있는지와 하루 종일 온도를 충분히 조절할 수 있는지를 점검한다. 이것은 특히 아파트를 임대하여 사는 사람은 자신의 실내 온도를 조절할 수 없는 경우가 있다. 난방기에서 나오는 일산화탄소의 양을 정기적으로 검사하는 것 또한 중요하다.

적절하게 사용하지 못하면, 온열기는 화상이나 불이 날 위험이 있다. 만약 온열기를 사용하고 있다면, 불이 붙을 수도 있는 물건(신문, 커튼, 가구, 침구, 벽)들을 온열기로부터 1m(3피트)이상 떼어 놓는다. 전기 온열기는 연장된 전선을 사용하지 않도록 한다. 가스 온열기를 사용할 때에는 성냥을 먼저 킨 후에 다음에 가스를 켜도록 한다. 간병인이 방안에 없을 경우에는 절대 온열기를 작동해서는 안 된다. 집안의 온도를 조절하기 위해 부엌 가스레인지를 사용해서는 안 된다.
또한 환자나 노인은 집안의 고온 영향, 즉 열사병, 일사병과 같은 생명에 치명적인 현상에도 취약하다. 전문가들은 가능하면 방안의 온도를 항상 22~23℃ 정도를 유지하도록 권하고 있다. 여름에는 선풍기가 도움이 될 수 있으나, 아파트에 거주하는 경우에는 에어컨이 적당한 실내온도를 유지하는 유일한 방법인 경우도 있다. 이런 경우에 노인이 전기세를 낼 수 없어 에어컨을 사용하지 못하는 경우엔 심각한 문제가 발생할 수가 있다. 이런 경우라면, 환자나 노인이 일사병, 열사병의 증상이 있는지 면밀히 살펴보아야 한다. 미국의 경우, 저소득층의 가난한 노인을 위해서 정부에서 저렴한 가격으로 선풍기나 에어컨을 사용할 수 있도록 배려해주고 있다. 아주 더운 여름날에 시원한 환경을 유지하는 방법으로는 에어컨이 잘 작동되는 은행이나 백화점, 공공시설을 이용하는 것도 좋은 방법 중의 하나이다.

열사병, 일사병

열사병은 오랜 기간 동안 고온 다습한 곳에 노출되었을 때 발생한다. 열사병의 증상으로는 다음과 같다.

- 미열
- 과도한 땀
- 창백하고 끈적끈적한 피부
- 어지러움, 허약 혹은 졸도

- 두통
- 매스꺼움
- 근육통

이런 증상을 발견하면, 환자의 다리를 펴고 약간 위로 올려놓은 상태에서 시원하고 조용한 곳에 눕힌다. 꽉 조인 옷을 헐겁게 해준다. 물 1쿼터 당 1찻숟가락의 소금을 섞은 시원한 소금물을 공급한다. 술이나 카페인이 섞인 음료수를 제공해서는 안 된다. 환자가 토한다면 물을 주어서는 안 된다. 이마와 몸에 시원한 물로 적신 스펀지 수건으로 닦아 주어라. 선풍기로 시원하게 해주거나 에어컨이 있는 곳으로 환자를 옮겨준다. 증상이 계속되거나 악화 혹은 한 시간이상 지속된다면, 응급의학센터에 연락하거나 즉시 가까운 병원 응급실로 옮겨야 한다.

열사병의 증상을 가진 사람이 토하거나 의식이 혼미해지면, 119로 전화를 하거나 지역응급센터로 연락한다. 즉시 가장 가까운 병원의 응급실로 이송한다.

일사병은 오랫동안 고온에 노출된 후 자기 신체의 체온을 조절할 수 없는 상태로서 생명을 위독하게 하는 응급 상황이다. 일사병을 알려주는 증상들로는 다음과 같다.

- 40℃ 이상의 고열
- 붉고 뜨겁고 마른 피부
- 빠른 호흡
- 혼미
- 의식 소실

환자의 옷을 벗기고 차가운 물로 몸을 닦거나 알코올로 체온이 38℃ 정도가 될 때까지 닦는다. 너무 체온이 떨어지지 않도록 주의한다. 선풍기로 체온을 식혀주거나 에어컨이 있는 곳으로 옮긴다. 환자의 체온이 오른다면, 다시 차가운 물로 닦아준다. 응급의학구조센터에 연락하거나 가장 가까운 곳에 위치한 병원의 응급실로 옮긴다.

우울증

독거노인은 고독감이나 우울증을 느낄 수 있다. 우울증에 빠질 수 있는 노인들로는 몸이 아프거나 장애가 있는 노인, 혹은 적절한 사회적 관심이나 지지가 없는 분들이다. 우울증으로 인해 자살하는 노인들이 있기 때문에 우울증의 조기 진단과 치료는 매우 중요하다. 우울증의 증상들로는 죄의식, 무력감, 자신감의 소실, 집중력 감소, 식욕의 변화(감퇴 혹은 증가), 체중의 증가 혹은 감소, 수면장애, 좋아하던 놀이에 대한 흥미가 없어지거나 혹은 계속 슬픈 감정이 드는 등이 있다. 환자나 노인에게서 이런 증상을 발견하면, 그들이 담당 의사와 이야기 하도록 주선해 준다. 여러분 자신이 담당의사와 그런 문제에 대해 논의하기를 원할 수도 있다.

어떤 사람은 노인들의 이런 우울 증세를 노인들의 자연스러운 노화과정이라고 잘못알거나 혹은 이런 우울증을 알츠하이머 치매로 잘못 알기도 한다. 이런 이유 때문에, 담당의사가 이런 노인을 철저히 진찰하는 것이 중요하다. 알츠하이머 치매와 달라서 우울증은 약물치료, 심리치료 혹은 이들의 겸용 치료로 성공적으로 치료할 수 있다. 동시에, 환자나 노인의 고독감 혹은 사생활과 우울증을 혼동해서는 안 된다. 사람은 때때로 얼마간의 사생활을 갖기를 원하는 것은 정상이다. 여러분은 부모님이 이런 감정을 갖는 것을 이해하고 또 존중해 주어야 한다. 홀로 있다는 것은 사람에게 생각하고 반성할 시간을 주며, 또한 그들 자신의 삶에 대한 추억에 잠기게 한다.

8
약간의 도움만 필요한 노인 돌보기

미국에는 많은 독거노인들이 있으며, 그들은 가능하면 오랫동안 독립적으로 살아가기를 원한다. 간병인들은 이들의 독립성을 증진시켜 줄 수 있는 가능한 많은 것을 도와 주어야 한다. 그러나 홀로 살기를 원하는 노인들 중 일부는 다른 사람의 도움이 어느 정도 필요한 경우도 있다. 이번에는 이런 노인들에게 특히 필요한 것들과 환경에 대한 정보를 제공하고자 한다.

비록 노인에게 깊은 애정과 관심을 가지고 있을지라도, 여러분이 모든 것을 결정하려고 하면 큰 부작용이 생길 수 있다. 어떤 사람의 삶을 조정하려고 하는 것은 그 사람의 자존심을 상하게 할 수도 있고 혹은 독립심을 잃게 할 수도 있다. 그러므로 가능하면 그들로 하여금 가정 건강프로그램을 비롯한 크고 작은 일을 결정하는데 적극적으로 참여할 수 있도록 배려해 준다. 만약 환자 자신의 삶을 스스로 조정하기를 원한다면 적극적으로 도와주고 정보를 제공하도록 한다. 환자나 노인 스스로가 자신들의 목표를 성취할 수 있도록 돕고 있다면 이로써 매우 훌륭한 간병인으로서의 역할을 담당하고 있는 것이다.

노인요양(간병)관리사[30)]

나이 드신 부모의 집 근처에 자식들이 살고 있지 않은 경우에 부모에 대한 봉양 문제가 사회적인 이슈로 대두하고 있다. 이런 경우에, 노인들이 육체적으로나 정신적으로 병이 생기거나 나약해지면, 종종 사회복지사 등에게 맡겨져서 퇴원 후에 적절한 서비스와 지속적인 간병을 제공되도록 방문간호사협회나 이와 유사한 협회에 의뢰된다. 이렇게 연결된 이후에는 전문적인 건강관리 요원들이 숙련된 간호 간병, 물리치료, 직업치료, 언어치료, 그리고 다른 요구 사항들을

30) 노인요양(간병) 관리사: Geriatric Care Manager

제공한다. 만약 개인적으로 메디케어에서 제공하는 수준을 초과하는 간병(요양)을 요구한다면, 이에 필요한 경비는 개인적인 재원으로 지불해야 한다.

그러나 노인이나 그의 가족들이 모든 요양(간병)의 내용을 조정하는 것은 매우 어렵고 힘든 일이기 때문에 노인요양(간병)관리사에게 의뢰하는 것이 가장 좋은 방법이 되기도 한다. 노인요양(간병)관리사는 노인들의 요양(간병)을 조정하고 감독하는데 경험이 있는 사회복지사, 간호사, 임상심리사 등이 맡고 있다. 노인요양(간병)관리사가 제공하는 서비스로는 어렵고, 극한 상황에 빠질 수 있는 사항들을 잘 대처하고 안정화시켜주는 것이다.

노인요양(간병)관리사는 가족의 대리인 역할을 맡게 될 것이며 규칙적으로 자식들에게 전화로 보고하게 될 것이다. 그들은 정기적으로 집을 방문하여 노인의 능력을 극대화시킬 수 있도록 집안을 정돈하고, 평가하고 그리고 요양(간병)계획을 수립할 것이다. 요양(간병)계획에는 경비가 지급되는 직접적인 요양(간병)서비스, 즉 이동보조, 가사, 목욕 및 대소변처리, 음식준비, 물건 사오기, 그리고 그 밖의 요구사항 등이 포함된다. 요양(간병)관리사는 전화로 부르면 가정방문을 오기도 한다. 요양계획의 효율성은 요양(간병)을 받는 사람과 노인요양(간병)관리사, 그리고 전문적인 요양(간병)인과의 좋은 관계에 기초한다.

미국전문노인요양(간병)관리인협회는 전국적인 전문노인요양(간병)관리자 자원을 가지고 있다. 요양(간병)에 드는 경비는 나라마다 다르지만, 일반적으로 그들이 제공하는 모든 서비스(즉 방문, 전화, 다른 기관과의 상담, 보조 방문, 전문 요양(간병)제공자와의 상담 등)에 대해 경비를 지불해야 한다.

만약 노인요양(간병)관리사를 고용할 형편이 안되거나 해당 지역에서 그들을 찾을 수 없는 경우는 노인복지센터에 연락하면, 장기 요양(간병)업무와 유사한 일을 할 수 있는 협회를 소개해 줄 것이다.

---

* 한국에서도 2008년 7월 1일부터 발효되는 노인장기요양보행법에 따르면 장기요양급여 대상의 노인들에게 신체활동 또는 가사활동 지원을 위한 '장기요양요원' 제도가 도입될 것으로 기대된다.

올바른 방법으로 법률적, 재정적 자산 유지하기

사람은 나이가 들면 자신의 재정적 자산이나 중요한 서류들을 안전하게 보유하고 있는 것이 종종 어려워 질수 있다. 그들은 은행에 맡긴 예금을 잊기도 하고 수표의 입출금을 맞추는 것을 잊을 수도 있다. 재정적 혹은 기타 물건들은 가족, 간병인, 노인요양(간병)관리사, 사회복지사, 혹은 자신의 법률적 자산에 관해 특별히 위임을 받은 변호사에 의해 관리되어야 한다. 바람직하기로는, 가능하면 그들이 아직 건강한 때에, 올바른 방법으로 노인 자신의 자산을 보존하는 것이 중요하다. 이렇게 해야만 실제 건강이 악화된 이후에 중요한 서류를 미친 사람처럼 찾는 일을 피할 수 있을 것이다.

환자나 노인이 자신의 자산을 보존하는데 어려움이 있다면, 은행계좌번호, 안전예금계좌, 투자, 세금, 그리고 연금, 그리고 부채에 관한 정보를 모두 모으는 것이 필요하다. 노인의 사회보장카드와 메디케어 카드를 보관하고, 모든 은행들, 변호사들, 회계사들, 중개인들에 대한 이름과 전화번호를 모아둔다. 담당 의사들의 이름과 전화번호도 중요하다. 그리고 출생증명서, 생명보험약관, 증서들과 직위들, 국방의무에 관한 서류(제대 증명서등), 유언, 그리고 매장에 관한 서류 등을 모두 모은 후 이러한 모든 서류를 안전한 장소에 보관하도록 한다. 환자나 노인이 더 이상 스스로의 의견을 표현하는 능력을 잃기 전에 법률적인 대리인에게 의뢰하여 생전 유서를 준비하고 재산과 건강요양에 관해 대리인의 권한에 대해 서명하도록 한다. 또한 변호사를 통해 개인적인 유언, 위탁, 그리고 유산상속 등을 준비하고 검토하도록 한다.

노인센터

미국의 경우, 노인센터는 노인들을 위한 사회적인 업무의 일정 부분을 제공할 수 있으며, 필요한 여러 가지 서비스를 제공해 줄 수 있다. 일부 지역사회, 교회, 병원, 지역 센터, 그리고 시청 등이 이런 역할을 제공해 줄 수 있다. 노인센터는 활동적인 노인들이 이용하며, 광범위한 사회적, 레크리에이션 활동뿐만 아니라 건강을 증진시킬 수 있도록 프로그램을 제공한다. 일부 센터는 음식을 제공하기도 하며, 노인들을 위한 정보 및 구직 안내도 담당한다. 노인센터에 의해 제공되는 서비스는 종종 무료로 제공되거나 개인적인 지불능력에 따라 적절하게 사용료를 받는다.

성인 낮 요양(간병)센터

성인 낮 요양(간병)센터는 집에 사람이 아무도 없는 낮 시간동안 도움이나 관찰이 필요한 노인들을 위한 보편적인 대안이 되어 왔다. 나이가 더 드신 노인들은 낮 요양(간병)센터에서 제공하는 여러 가지 여가활동 프로그램을 이용할 수 있다. 낮 요양(간병)센터는 노인들을 위하여 잘 짜여진 식사 메뉴와 여가 선용 프로그램, 그리고 의약품을 적절히 먹을 수 있도록 보조해 준다. 주변 산책, 놀이, 그 밖의 활동들을 통해 사회생활을 활성화 시켜주며 또한 일반적인 노인들의 일상생활의 단조로움을 막아주기도 한다. 낮 요양(간병)센터의 직원들은 노인들의 욕구를 충분히 반영하며 또한 실금(소, 대변 가리기 문제)과 같이 노인들에게 잘 생기는 건강문제 등에 대해서도 훈련을 받은 사람들이다.

미국의 경우 성인 낮 요양(간병)센터는 연방정부에서 관리하지는 않지만 주정부에 의해 자격이 주어진다. 특별한 기준에 따른 자격증은 연방정부의 지원을 받는데 필수적이다. 낮 요양(간병) 프로그램은 메디케어, 메디케이드 혹은 보훈청과 같은 정부기관에 의해 보조를 받을 수 있다. 비용은 대개 이용자의 수입과 재정 상태에 따라 정해진다. 일부의 경우는 개인보험에 의해 지원된다. 낮 요양(간병)센터에 머무는 데 드는 비용은 집으로 방문하여 서비스하는 기관에 지불하는 비용보다 낮은 것이 보통이다. 지역사회에서 이용할 수 있는 낮 요양(간병)센터에 대해서는 담당 의사나 사회복지사에게 문의한다.

퇴직자 영구 요양(간병) 공동체

퇴직자 영구 요양(간병) 공동체란 독립적인 주거 공간, 보조 공간, 그리고 24시간 전문 간호 간병을 포함하는 주거와 요양(간병)을 동시에 완벽하게 제공하는 공동체를 말한다. 이런 공동체는 대개 상당히 비싼 입주비용과 매달 회비 및 의료비를 지불해야 한다. 이런 사용료는 매년 오르고 있다. 또한 매달 회비에 포함되어 있지 않은 요양이나 서비스 비용이 청구되기도 한다, 따라서 일반회비에 포함되는 서비스와 추가 비용이 요구되는 서비스에 대해 알아보아야 한다.

일반적으로 제공되는 서비스로는 정해진 날짜에 제공되는 식사, 개인적인 간병보조, 그리고 가사일 등이 포함된다. 이런 공동체는 대개 여가생활, 사회활동 등이 제공하며, 도서실이나 미장원과 같은 편의 시설 등을 공동체 안에 갖추고 있다. 주거공간은 거주자의 건강상태에 따라서 독립 주거 공간, 보조 공간, 그리고 간호시설을 옮기며 사용할 수도 있다. 퇴직자 영구 요양 공동체에 사는 것은 너무 비싸기 때문에 평범한 사람들의 수입이나 자산을 가지고 있는 노인들이 거주하기에는 너무 비쌀 수도 있다.

일상생활보조시설들

미국의 전역의 많은 지역사회에서 일상생활보조시설들이 생기고 있다. 생활보조기관의 도움을 받으며, 노인들은 자신의 개인 아파트에서 살 수 있다. 이런 일상생활보조의 내용들로는 단체 저녁식사, 가사보조, 쇼핑가기, 그리고 응급연락체계를 통한 일반적인 점검 등이다. 비록 일상생활보조시설을 사용하는 것은 퇴직자 영구 요양(간병) 공동체에 입주하는데 드는 비용은 들지 않지만, 매달 지급해야하는 사용료는 퇴직자 영구 요양(간병) 공동체보다 더 비쌀 수도 있다. 일상생활보조시설의 사용료 또한 매년 상승하고 있으며, 매월 회비에 포함되지 않는 내역이 있으므로 이런 내용에 대해서도 잘 알고 있어야 한다.

일상생활의 보조를 통해 기본적인 가사활동을 돕는 것은 노인들의 독립성을 향상시켜준다. 부가적인 서비스로는 침대에서 오르내리는 일, 목욕하기, 그리고 약 먹기 등의 가정건강보조 프로그램이 포함될 수 있으며, 이런 서비스는 매월 회비에 포함되어 있기도 하고 혹은 포함되어 있지 않기도 하다.

일상생활보조는 종종 나약한 노인들이 독립적으로 생활하는 것을 도울 수 있다. 일상생활보조시설은 자체 간호시설을 가지고 있기도 하며, 이용자들은 병에서 회복하는 동안 일시적으로 머무를 수 있다. 회복이 된 이후에는 이용자는 자신의 아파트로 다시 돌아갈 수 있다.

전화 통화 및 확인 제도

미국의 경우, 전화 통화 및 확인 제도는 독거노인의 건강과 안전을 점검하는 수단으로 이용되는 제도이다. 이런 서비스는 계약된 직원이나 교육을 받은 자원봉사자에 의해, 하루 중 미리 정해진 시간에 집에 있는 노인들에게 전화를 하는 것이다. 만약 무슨 문제가 있거나 전화를 받지 않는다면, 전화를 건 사람은 정해진 절차에 따라서 행동한다. 예를 들면 주치의, 친척, 혹은 응급구조사에게 연락을 하는 것이다. 이런 전화는 서로 노인들끼리 교제차원 혹은 서로 안전을 확인하기 위해 이루어지기도 한다. 해당 지역에서 사용할 수 있는 전화 통화 및 확인 제도를 알아보려면 담당 의사나 간호사, 사회복지사 혹은 지역 의원에 문의 하도록 한다.

노인을 위한 지역 공공기관들

미국의 노인법(1965)은 국가적 안전망으로서 연방정부 지원의 광범위한 노인서비스 제공을 책임지는 주정부청과 지역사회 프로그램을 제공하도록 규정하고 있다. 노인을 위한 지역 공공기관들은 의학적, 법률적 서비스, 건강보험, 심리상담, 퇴직계획, 음식제공, 영양교육프로그램, 교육 및 사회프로그램, 건강검진, 건강증진프로그램 등을 위한 정보와 추천과 같은 서비스를 제공한다. 지역사회의 노인을 위한 지역 공공기관에 대해 알아보려면 연방정부, 주정부 혹은 지역정부기관에서 발행하는 전화번호부를 참조한다.

9
장기 요양(간병)

오랜 기간 동안 환자나 노인들을 돌보는 과정에는 자식들에게 여러 가지 어려움이 닥칠 수 있다. 침대에서 누워만 있는 노인을 돌보는 동안 발생하는 여러 가지 공통적인 문제들에 대해 논의해보고 또 유용한 정보를 제공하고자 한다. 장시간 동안 움직이지 않으면 빠르게 육체적인 퇴화가 생긴다. 근력저하, 관절구축, 그리고 욕창, 변비, 그리고 배변, 배뇨문제 등이 발생할 수 있다. 활동량이 적은 노인은 혈전(혈관 안에 핏덩이가 생김)이 생길 위험이 높고, 색전증(혈관이 혈전에 의해 갑자기 막힘), 그리고 갑자기 폐렴과 같은 호흡기 감염이 발생할 수 있다. 침대에서 벗어나기 힘든 노인은 의식 혼돈도 역시 잘 발생할 수 있다. 노인들은 가능하면 자주 침대 밖으로 내려오도록 권하고 또 가능하면 많이 움직이시도록 권장한다.

침대 밖으로 내려오기

오랫동안 침대에 누워있던 노인들이 처음으로 침대에서 내려오면 허약함 혹은 어지러운 느낌을 갖게 된다. 낙상을 방지하기 위해, 환자에게 천천히 서도록 유도하고, 또 서기 전에 몇 분 동안 침대의 모서리에 앉아있게 한다. 침대 옆에는 튼튼한 의자를 갖다 놓고 환자가 편안함을 느끼게 되면, 환자가 여러분을 의지할 수 있도록 환자 앞에 서 있는다. 환자의 팔 아래를 살며시 지지하면서 천천히, 그리고 부드럽고 환자가 방향을 바꾸는 것을 도와주고, 조심스럽게 의자에 앉도록 도와준다. 환자가 보다 더 힘을 느끼게 되면, 여러분의 팔로 지지해 주면서 몇 발자국 걸

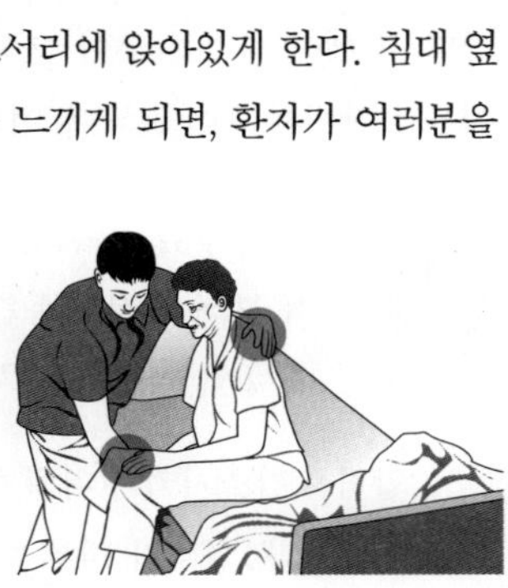

어보게 한다. 좀 더 자세한 내용은 104쪽을 참조하라.

욕창예방

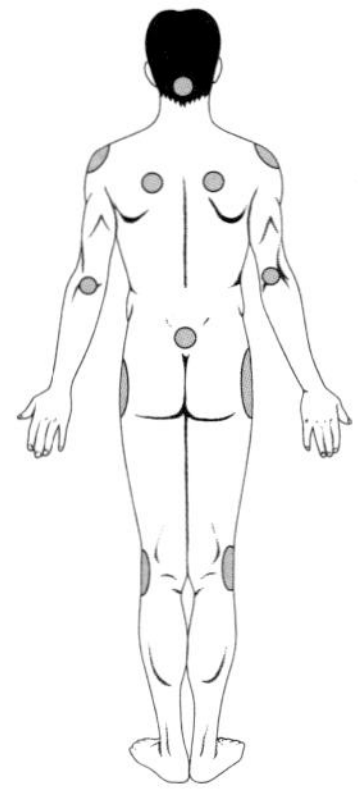

침대에 누워만 있는 사람, 특히 움직임이 제한되거나 감각이 손상된 환자는 욕창이 발생하기 쉽다. 욕창은 신체의 특정 부위에 대한 지속적인 압박에 의해 발생하며, 특히 혈액 순환이 좋지 않은 부위의 조직에서 빈발한다. 영양상태가 나쁘거나 실금이 있는 경우는 특히 더욱 욕창이 발생하는 것을 조장할 수 있다.

욕창은 처음에는 누르면 아프고, 붉고 염증 소견이 있는 피부질환으로 시작한다. 일반적으로 피부색은 퍼렇게 변화하고, 벌어지며, 다음에는 속살이 보이는 욕창으로 발전한다. 욕창은 점차 크고 깊어지며, 종종 균에 감염되기도 한다. 보통 욕창은 매우 치료하기 어려우며 아주 천천히 회복되며, 욕창이 발생한 부위의 압력이 상당히 제거되거나 아주 해결되지 않으면 완전히 치유되지 않을 수도 있다.

욕창이 발생하는 것을 막을 수 있도록 돕는 가장 좋은 방법은 환자가 의식이 있을 때 2시간 간격으로 환자의 자세를 바꾸어 주는 것이다. 환자나 노인을 한쪽 등 쪽에서 다른 등 쪽으로 돌아눕도록 돕는다. 하루 종일 이런 자세를 반복한다. 밤에는 환자를 돌아 눕히기 위해 잠을 깨울 필요는 없지만, 환자가 다른 이유로 잠에서 깨어났을 때, 여러분은 그들이 돌아눕도록 도움을 주도록 한다.

어떤 한 자세에서 다른 자세로 바꾸기 위해 환자를 침대에서 끌지않도록 한다. 이런 행동은 그들의 피부에 손상을 줄 수 있으며, 욕창이 발생할 위험을 증가시킨다.

압력을 감소시키기 위해 쿠션이나 베개를 환자의 무릎 사이에 끼우거나 어깨아래에 둔다. 환자의 피부 아래의 혈액순환을 돕기 위해 자동압력매트, 합성

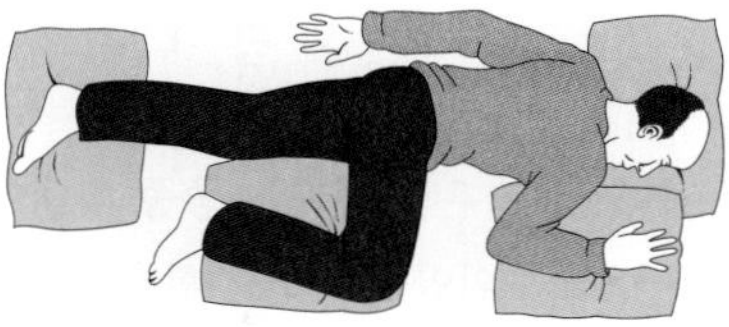

양가죽매트, 혹은 발뒤꿈치 패드를 사용하면 침대바닥으로부터의 압력이나 마찰을 줄일 수 있다. 침대나 혹은 침대 밑받침은 침구가 환자의 다리에 악영향을 주는 것을 막는데 도움이 된다. 이런 모든 것들을 약국이나 의료기 상사에서 구입할 수 있다. 대부분의 경우, 메디케어 혹은 개인보험으로 처리할 수 있다. 그러나 이런 것들을 사용한다고 하더라도, 환자의 욕창 발생을 방지하기 위해 자주 자세를 바꾸어 주어야 한다는 것을 기억해 둔다.

침대 시트를 깨끗하고, 젖지 않게 유지하고, 빵 부스러기 같은 것이 붙어 있거나 주름살이 없이 편평하게 유지시킨다. 그리고 환자는 자주 목욕을 시키고, 특히 욕창에 약한 있는 부위의 피부를 깨끗하고 젖지 않게 유지시킨다. 피부가 붉게 변하는 곳이 있는지 매일 점검하도록 한다. 만약 붉게 변한 부분이 있다면, 그 부분의 압력을 제거하고 욕창이 형성되고 있는 것을 담당의사에게 연락을 취한다.

가능하면 환자가 자주 침대에서 내려오도록 유도한다. 욕창의 발생위험을 줄이는 것과 동시에 폐렴이 발생하는 주된 원인인 폐에 가래가 고이지 않도록 적극적으로 대처한다. 환자가 침대에서 내려올 수 없다면, 자주 침대에서 움직이도록 격려해 준다. 일회용 귀저기를 포함하여 젖은 속옷은 즉시 제거하고, 따스한 물로 닦아준 후, 부드러운 수건으로 피부를 말려준다. 혈액순환을 도와주기 위해 알코올이 없는 피부 크림을 부드럽게 발라준다. 담당 의사나 간호사에게 권장할 만한 좋은 피부 크림에 대해 문의하도록 한다.

건강한 피부를 유지하기 위해서는 건강한 식단과 음료수를 많이 먹어야 한다. 고단백식단(얇은 고기, 생선, 완두콩, 그리고 곡식 등)과 영양제를 먹으면 욕창을 방지하는데 도움이 될 수 있다. 맛이 있으면서 영양분을 보충해주고 칼로리를 보충해줄 수 있는 영양제로는 유당이 없는 음료수가 널리 권장되고 있다. 영양제 보충이 노인에게 도움이 되는지 안 되는지에 대해서는 담당 의사와 상의해 본다.

팔, 다리의 굳음 막기

수술 후 혹은 중환자는 종종 침대에 오래 누워 있게 된다. 어떤 이유이건 침대에 오래 누워있어야 하는 환자는 가능하면 자주 자세를 바꾸도록 격려하여 관절이 굳고 오래 사용을 하지 않아서 생기는 근력 약화를 막도록 한다.

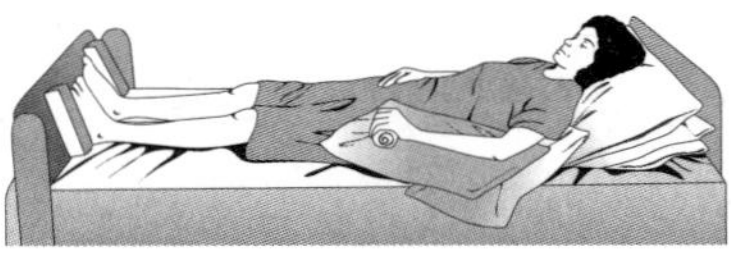

관절이 굳는 것을 막기 위해서는 환자의 팔과 다리를 편안하고, 자연스럽게, 그리고 긴장되지 않는 자세가 되도록 지지해주며, 또한 팔과 다리 밑에 베개나 쿠션 등을 넣어준다. 팔목 밑에 베개를 넣어주고 다리는 바깥쪽으로 돌아가지 않도록 베개 등으로 받쳐 준다. 환자의 발에는 발판을 대어 족하수(신경이나 근육이 손상되어 나타나는 변형)로 변형되는 것을 예방한다.

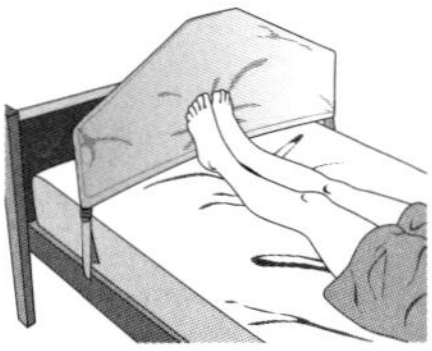

환자의 손에는 조그마하고 둥근 패드를 쥐어 준다. 관절운동을 지속적으로 실시하여 팔과 다리가 굳는 것을 예방할 수 있다. 환자는 팔과 다리를 가능하면 자신 스스로 몸통으로부터 위, 아래 혹은 옆으로 움직이려고 노력해야 한다. 환자가 스스로 사지를 움직일 수 없다면, 보호자가 수동적으로 운동을 시켜 줄 수 있다. 즉, 환자의 각 관절을 살며시 잡고 그 관절이 정상적으로 움직이던 모든 방향으로 움직여 준다. 이러한 운동들은 혈액순환을 촉진시켜주고 다리에서 형성될 수 있는 혈전의 형성을 막을 수 있다. 방문간호사를 통해 적절한 관절운동 방법을 배울 수도 있다. 하루에도 여러번씩 각각의 관절들을 전체 범위로 환자 스스로 운동을 하도록 권유한다.

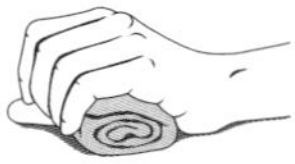

운동에 저항하는 어떤 관절도 강제로 움직이려고 하지 말라. 불편함이나 통증을 호소하는 관절 범위이상으로 운동해서는 안 된다. 어떤 관절이 쉽게 움직이지 않거나 통증을 호소하면, 가능하면 빨리 담당 의사와 논의하도록 한다.

침대에서 움직이지 못하는 환자 운동하기

침대에서 움직이지 못하는 환자를 운동시키는 것은 어려울 수도 있으며, 이런 운동이 어떤 경우에는 병증을 악화시킬 수도 있다. 요통 발생을 방지하기 위해 움직이지 못하는 환자는 난간이 설치된 침대에서 수면을 취해야 한다. 당신은 침대를 적절한 높이로 올림으로서, 간병인의 허리에 요통이 생기지 않게 하면서 환자를 목욕시키고 자세를 돌리고, 운동을 해 줄 수 있다. 또 의료용품상사 등에서 병원용 침대를 임대할 수도 있다. 담당의사가 처방을 하면, 메디케어 대상 환자의 경우 침대가격의 80%를 제공받을 수 있다; 환자가 침대에서 떨어지고 심하게 다치는 것을 예방하기 위해서, 환자의 운동을 마친 후에는 반드시 침대를 가장 낮은 위치로 내려놓도록 한다.

병원용 반 시트를 사용한다면, 근력이 매우 약하거나 움직이지 못하는 환자를 보다 쉽게 움직일 수 있다(26쪽을 보라). 환자 침대 양쪽에 손잡이가 없다면, 아래의 작업은 두 명의 간병인이 함께 수행해야 할지도 모른다.

- 1 단계: 환자를 침대의 한쪽으로 옮기고(혹은 환자를 한 쪽으로 돌아 눕게 함), 침대의 반대쪽에 병원용 반 시트의 끝 주름을 펴 놓는다.
- 2 단계: 환자를 옮기고 싶은 방향으로 환자를 다시 돌려놓는다.
- 3 단계: 환자 밑에 깔려 있는 병원용 반 시트를 환자의 엉덩이와 어깨 근처에서 손으로 잡아 살며시 당겨서 환자

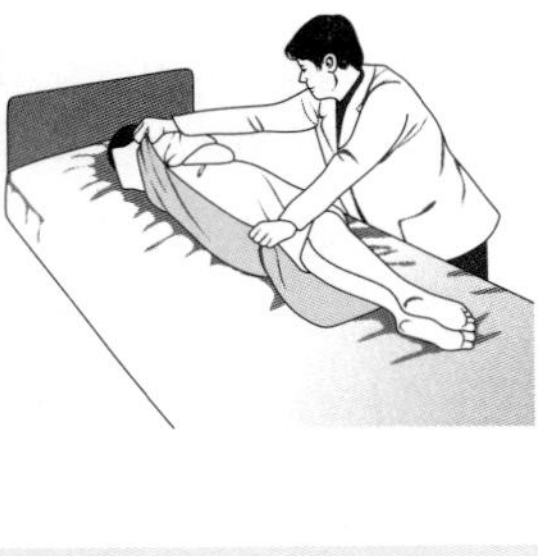

를 마주보는 쪽으로 돌린다.

- 4 단계: 부드럽게 병원용 반 시트를 접는다.

침대에서 움직이지 못하는 환자는 흔히 다리가 침대 밖으로 흘러 내려오곤 한다. 움직이지 못하는 환자를 침대 위쪽으로 옮기지 위해서는 환자가 앉아 있는 자세를 취하도록 도와주는 것이 제일 먼저 할 일이다.

- 1 단계: 환자를 침대에서 앉히기 위해서는 먼저 베개를 어깨가 위로 올라오도록 베개를 정리한다. 환자의 양손을 모아 가슴 위에 올려놓는다. 양손을 환자의 어깨에, 무릎은 환자의 고관절 근처의 침대위에 올려놓는다. 다른 쪽 다리의 발은 침대 근처에 단단히 위치하여 놓고, 무릎을 약간 앞쪽으로 구부려 환자의 가슴 높이 정도로 놓이게 한다.

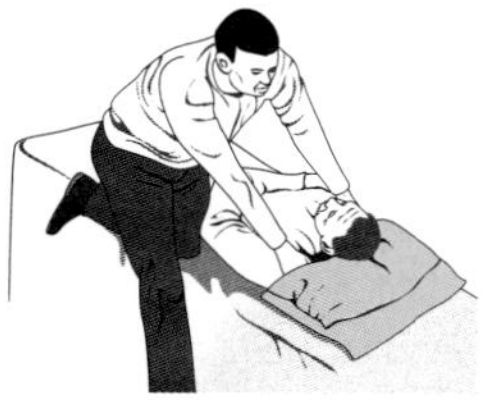

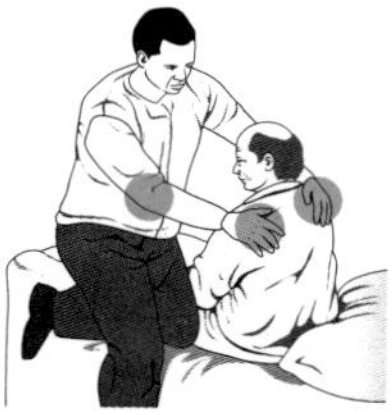

- 2 단계: 팔을 편 상태에서 환자의 어깨를 단단히 잡고 간병인의 몸을 뒤로 젖히면서(체중을 이용함) 천천히 앞으로 당기며 엉덩이를 위쪽으로 올린다.

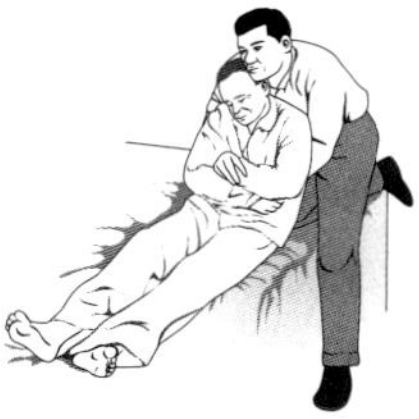

- 3 단계: 만약 환자를 침대의 위쪽으로 옮기려고 한다면, 간병인은 환자의 뒤쪽으로 가서, 환자를 당겨 어깨 가까이로 당긴 후 양 손으로 환자를 감싼다. 한 쪽 무릎은 환자의 뒤에 놓고 다른 쪽 다리는 바닥에 단단히 고정시킨다. 이때 환자의 팔은 자신의 가슴 위에 놓게 한 후 뒤에서 단단히 잡는다. 체중을 이용하여 환자를 앞으로 가까이 당기면서 천천히 뒤로 옮긴다.

이 때 병원용 반 시트를 사용할 수도 있고, 또는 보다 안전하게 이런 일을 수행하기 위해서는 다른 간병인의 도움이 필요할 수도 있다.

- 1 단계: 두 명의 간병인이 침대의 양쪽에 선다.
- 2 단계: 병원용 반 시트의 양쪽 끝을 편다(각 간병인이 한 쪽씩 편다).
- 3 단계: 병원용 반 시트의 양끝을 잡고(각 간병인이 한 쪽씩 잡는다) 조심스럽게 환자를 침대의 위쪽으로 들어 올린다.

침대에서 움직이지 못하는 환자 자세 잡기

몸을 스스로 움직이지 못하는 환자의 자세를 항상 바르게 잡아주는 것은 팔과 다리가 굳지 않게 하는데 도움이 된다. 이것은 베개나 덧베개를 사용하면 도움이 된다. 예를 들면, 환자가 누워있을 때, 침대를 올려주지 말고 대퇴부나 팔 밑에 베개를 넣어준다. 그리고 환자가 뒤쪽으로 밀리지 않도록 등 뒤에 베개나 덧베개를 넣어준다. 엉덩이에 작은 붉은 부분이 있다면 완전히 그 쪽으로 앉지 못하게 하고 대신 반대쪽으로 30도정도 기울여서 누워있게 한다. 이렇게 하면 엉덩이 부분에 압력을 낮추고 욕창이 발생하는 것을 막는데 도움이 된다.

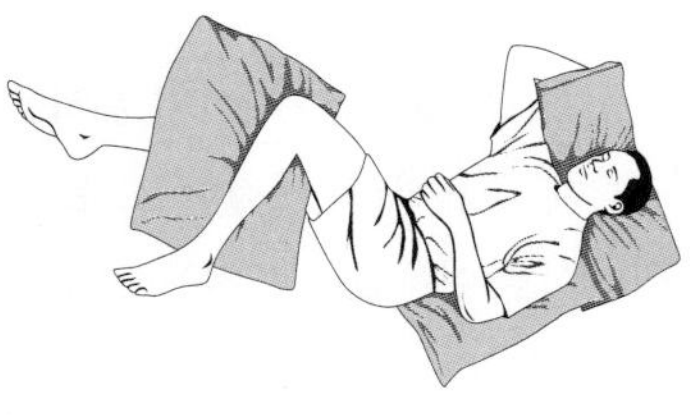

침대에만 누워있는 환자는 보호자가 옆에 있더라도 2시간 이상 같은 자세로 누어있어서는 안된다. 환자에게 2시간 간격으로 여러 자세로 움직이도록 권한다. 움직이지 못하는 환자가 등 쪽으로 누워있을 때는 양쪽 팔 아래와 대퇴부의 바깥쪽에 베개를 놓아서 다리가 바깥쪽으로 외회전하는 것을 방지하여야 한다. 그리고 무릎과 침대 끝 쪽 발 뒤꿈치 부분에 작은 베개를 놓아서 매트리스에

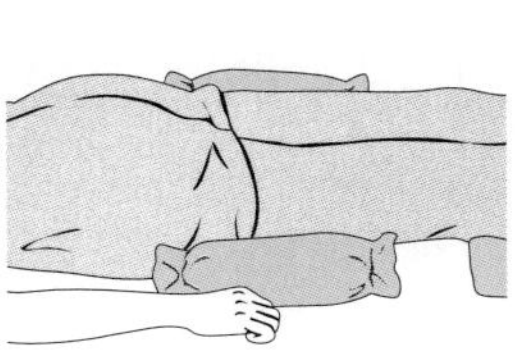

대하여 발이 직각으로 유지하도록 도와준다. 이것은 족하수(신경손상이나 근육 마비로 인한 변형)를 막아주고 환자가 침대에서 떨어지는 것을 막아준다. 침대 시트나 이불을 다리나 발 부분에서 너무 당겨두어서는 안 된다. 침대 혹은 발걸이(침대의 발부분에 놓는 텐트모양의 보조도구)를 사용하여 침상이 넉넉하게 유지하도록 유의한다. 바닥 시트는 주름이 없이 팽팽하게 펴 놓으면, 주름으로 인해 몸에 압력이 가해져서 생기는 욕창이 생기는 것을 막을 수 있다.

환자가 침대에서 식사를 하는 경우에는, 음식이 살에 걸리지 않도록 침대를 약 30도 정도 올려 준다. 그리고 식사 후에는 적어도 1시간은 침대를 올려놓는다. 이렇게 해주면 먹은 음식이 역류하여 발생하는 흡인 폐렴(음식이 폐에 들어가서 생기는 폐의 염증)을 예방할 수 있다.

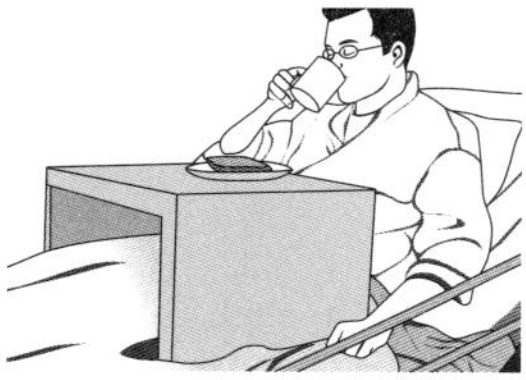

움직이지 못하는 환자의 이동하기

일반적으로 움직이지 못하는 환자를 이동하기 위해서는 육체적인 근력과 기술이 필요하다. 적절한 교육을 받지 않은 간병인이 환자를 침대에서 의자나 휠체어로 이동을 시도하는 경우에 흔히 자신의 허리를 다칠 수가 있다. 재활의학과 의사나 물리치료사가 당신에게 환자의 이동에 필요한 적절한 기술을 가르쳐 줄 수 있다. 움직이지 못하는 환자를 이동시킬 때에는 이를 시행하는 사람은 미끄러지지 않는 깔창이 있는 튼튼한 신발을 신어야하며, 환자 역시 이런 신발이나 슬리퍼를 신어야 한다. 낙상을 방지하는 것을 돕기 위해 맨발이나 양말만 신은 환자는 이동해서는 안 된다. 환자의 허리둘레에 채우는 이동벨트를 사용할 수 도 있다. 이런 벨트는 지지대 역학을 해주며 또한 환자를 앉히거나 세울 때 더 쉽고 단단하게 붙잡을 수 있게 해준다. 담당의사, 물리치료사, 간호사에게 이런 이동벨트를 어떻게 적절히 사용하는지에 대해 문의한다. 이것은 의료장비상사에서 구입할 수 있다.

움직이지 못하는 환자를 이동시킬때 이동벨트 대신 다른 일반 벨트를 절대 사용하지 마라; 환자에게 심각한 손상을 일으킬 수 있다.

이동을 시작하기 전에

- 환자를 침대에서 이동하기 전에, 침대의 바퀴를 먼저 고정하라.
- 환자를 침대에서 휠체어로 이동할 때엔, 휠체어의 바퀴를 먼저 고정하라.
- 필요한 경우에는 적절한 이동벨트를 사용하라.
- 각각의 동작을 취하기 전에, 환자에게 무엇을 할 것인가에 대해 먼저 설명하라.

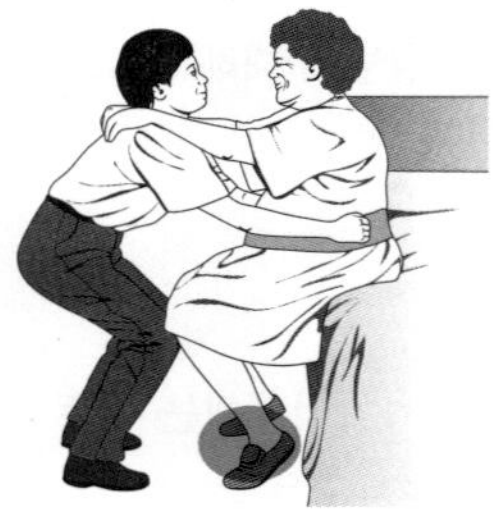

- 1 단계: 두 발을 바닥에 디딘 상태에서 침대의 모서리에 앉도록 조심스럽게 도와준다. 오랫동안 침대에 누워있던 환자라면, 환자가 안전하다고 느낄 때까지 침대에 앉아 있도록 기다린다. 그런 후에 환자의 바로 앞에 서서 무릎으로 환자의 무릎을 지지하면서 환자의 엉덩이를 가까운 쪽으로 서서히 당긴다.

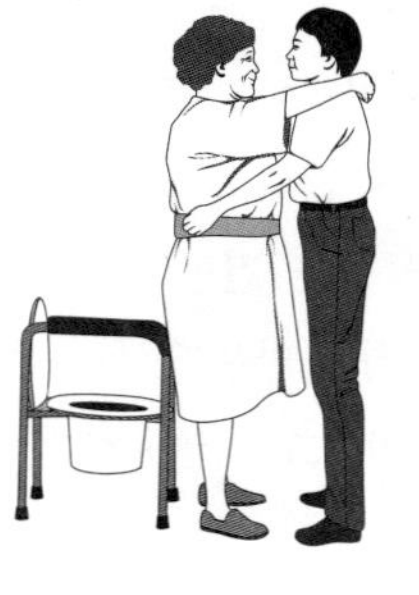

- 2 단계: 필요한 경우에는 이동벨트를 사용하면서 환자가 서는 동작을 도와준다. 이때 환자의 허리를 안정하게 잡아준다.
- 3 단계: 환자의 허리가 곧게 펴지면 의자, 휠체어 혹은 이동변기 앞으로 서서히 돌아선다. 앉기 전에 환자의 다리로 환자의 뒤에 의자나 이동변기가 있다는 것을 느끼게 해 주어야 한다.

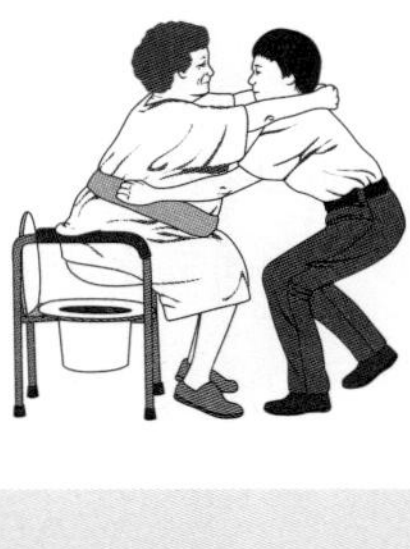

- 4 단계: 서서히 몸을 낮추며 앉는다. 환자가 안전하게 앉은 후에 이동 벨트를 제거한다.

환자를 다시 침대로 옮기려면, 위의 순서를 반대로 시행하라. 위의 동작을 시작하기 전에 반드시 침대나 휠체어의 바퀴를 고정하고 필요한 경우엔 이동벨트를 사용하도록 한다. 병원 침대를 사용하고 있다면, 환자를 침대로 옮긴 후에 침대의 높이를 적당한 높이로 다시 조절한다.

움직일 수 없는 환자를 더 쉽고 더 안전하게 이동하기 위해 사용하는 이동장비는 의료기기상사에서 구입할 수 있다. 유압의 원리를 이용한 이동장비는 한 명의 간병인이 약 200킬로그램의 몸무게를 가진 환자까지 안전하게 이동시킬 수 있다. 의료장비상사에서 이 장비의 사용 방법에 대해 가르쳐 줄 것이다.

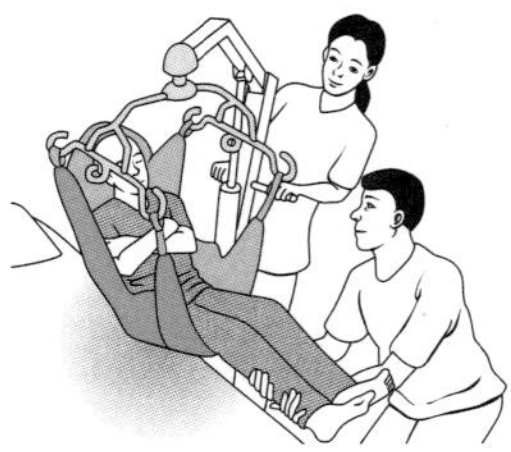

기억장애에 대처하기

기억장애는 종종 나이가 들면서 나타나는 자연스러운 현상이다. 정상적인 기억장애로는 가족의 생일에 전화 거는 것을 잊거나 자주하던 요리에서 일부 재료를 빼먹는 것 등과 같은 것이다. 모든 사람들은 이런 기억장애를 가지고 있으나 이것이 그들의 기능을 방해하지 않는다. 노인들은 자신들의 기억력이 예전과 같지 않다고 느끼게 되면, 그들은 걱정과 근심을 하고 그리고 화를 내기 시작하곤 한다. 건망증은 노인들로 하여금 자신이 알츠하이머 치매가 아닌가 하고 추측하게 만든다. 환자들에게 기억력을 더 좋게 하기 위한 다음과 같은 전략을 시작해보도록 권유한다.

- 약 먹는 것, 화롯불 끄는 것, 혹은 문을 잠그는 것 등을 기억하기 위해 메모를 하라. 이 메모들을 잘 볼 수 있는 곳에 두어라.
- 날짜가 가는 것을 잘 볼 수 있도록 큰 글씨로 쓰인 보다 더 큰 달력을 사용하도록 하라.

- 중요한 약속이나 날짜를 기억할 수 있도록 표시를 하라.
- 크고 쉽게 읽을 수 있는 숫자가 쓰인 큰 시계를 준비하라.
- 규칙적인 식사 시간을 지키라. 식사 시간을 종종 잊는 환자에게는 더욱 권장한다.
- 자신이 꼭 해야 할 일을 기억하기 위해서 냉장고 문에 매일 일정표를 붙여라.
- 이층 계단을 오르내리는 발판 근처의 표지판에 매일 일정표를 붙여라.
- 현관 근처의 표지판에 매일 일정표를 붙여라.
- 상자안의 내용물에 대해 쉽게 알 수 있도록 상자 뚜껑 위에 내용물에 대한 메모를 붙여라.
- 자신이 필요한 물건들을 쉽게 찾을 수 있도록 항상 동일한 장소에 열쇠, 안경, 약 등을 보관하라. 적절한 장소로 그것들을 옮겨 놓도록 권하라.
- 환자가 집을 잘 찾지 못한다면, 항상 명찰을 달고 다니도록 하라. 거기에는 이름, 주소, 전화번호, 그리고 연락받을 사람의 이름과 전화번호를 적어 놓으라. 이것은 노인이 길을 잘못 찾거나 집을 잃었을 경우에 도움이 될 것이다.

일부 노인센터에서는 노인들의 기억력을 증진시키는 것을 돕기 위한 기억력 증진교육을 제공하기도 한다. 환자나 노인의 기억력 장애가 일상생활에 영향을 미친다면, 그들이 알츠하이머 치매의 진단과 치료에 경험이 있는 전문의에 의해 정밀 검진을 받아야 한다. 알츠하이머 치매에 대한 보다 자세한 설명은 제11장을 참조하라.

10
간호시설

아무리 훌륭한 간병인일지라도, 결국에는 사랑하는 부모/나이든 형제를 간호시설[31] 혹은 장기요양시설로 옮기는 경우가 생긴다. 이런 결정은 결코 쉽지 않으며, 종종 감정적으로 슬프고, 또한 각각의 개인에 따라 모두 다른 사정을 가지고 있다. 어떤 가정의 경우, 그 결정은 점진적으로 이루어 진다. 왜냐하면, 노인의 상태가 점점 나빠지고 결국은 전문적인 처치가 필요하게 되거나 혹은 가족이 돌보는 것이 점차 어려워지기 때문이다. 그러나 또 다른 가정의 경우는, 매우 스트레스가 많은 상황이 발생하면서, 이런 결정을 빨리하게 된다.

사랑하는 부모/형제를 간호시설로 옮기게 될 때, 이런 일들이 노인들에게는 자신이 버려진다는 생각이나 격앙된 감정을 갖게 할 수 있다. 노인들은 독립심의 상실, 자신의 집과 재산으로부터 떠나야 한다는 생각, 자신의 존엄성과 같은 사생활의 상실감 등으로 인해 큰 슬픔을 느낄 수 있다. 노인들은 자신의 가족이나 친구와의 만남을 잃을까 두려워 할 수도 있다. 자식들 역시 이와 비슷한 감정과 두려움, 그리고 고독감, 자신이 아무것도 알 수 없는 것에 대한 자책감, 죄의식 등을 가질 수 있다. 또한 많은 사람은 경제적인 부담에 대해 걱정을 할지도 모른다. 얼마나 많은 요양비(간병비)가 들어갈까 혹은 얼마나 오랫동안 요양비(간병비)를 부담해야 할까?

다른 한편으로는 사랑하는 부모/나이든 형제를 위해 간호시설을 선택한 것이 많은 사람들에게 안도감을 줄 수도 있다. 보다 더 훌륭한 보살핌을 제공할 수도 있고, 그 곳은 새로운 친구들과 경험을 줄 수도 있다. 노인들은 자식에게 부담을 줄어 주었다는 안도감을 가질 수도 있고, 이런 관계들을 종합해 보면, 서로 서로에게 생각보다는 적은 부담을 줄 수도 있다.

---

[31] 간호시설 혹은 요양원 : Nursing Home

사랑하는 노인과 간병인을 위한 최선의 선택

이런 어려운 결정을 하기에 앞서서, 일부 중요한 질문에 대한 답변, 그리고 정직한 답변이 요구되는 사항들에 대해 심사숙고해야 한다. 현실적으로 생각하도록 한다. 자신을 속이지 말고, 죄의식으로 인해 선택해야 할 정직한 결정이 방해받아서는 안 된다. 환자나 노인을 집에 모실 것인지, 간호시설 혹은 다른 장기요양(간병)시설에 모실 것인지를 결정하게 될 때 갖게 되는 질문에는 다음과 같은 것들이 있다.

- 노인에게 24시간 요양(간병)이나 보호가 필요한가? 전문적인 요양(간병)이 필요한가? 요양(간병)의 종류와 중증도가 집에서 수행할 수 있는 것인가?
- 노인의 일상생활활동을 도와주는데 얼마나 많은 보조가 필요한가? 이러한 보살핌은 시간이 흐를수록 더 증가하는가? 이것들을 집에서 대처할 수 있는가?
- 당신은, 간병인으로서, 적절한 정도의 요양(간병) 기술과 종류, 그리고 집중적인 요양(간병)을 제공 할 수 있는가?

이러한 결정을 가볍게 혼자 해서는 안 된다. 사랑하는 사람, 가족, 그리고 간병에 참여하는 모든 사람들(담당 의사, 간호사, 사회복지사, 친한 친구들, 그리고 성직자)과 함께 하도록 한다. 결정이 어렵고 마음이 아플지라도, 이런 민감한 문제들을 직시하고 조기에 논의하는 것이 추후에 발생할 수 있는 다른 문제들을 예방하는데 도움이 될 수 있다. 여러분이 주된 간병인이라면, 그리고 가족들이 노인을 집에서 모시기를 원한다면, 가족들에게 시간과 경비를 포함하여 가족들이 참여할 수 있는 부분이 무엇인지에 대해 직접적이고 명확하게 질문하도록 한다.

간호시설의 선택

사랑하는 노인을 간호시설 혹은 장기요양(간병)편의시설에 모시기로 결정을 하였다면, 신중하게, 그리고 가장 좋은 곳을 선택해야 할 것이다. 적절한 시설을 선택한 후에는 계약서를 작성하기 전에 위임장과 모든 필요한 서류에 대해 설명을 들어야 하고, 또한 여러분의 권리와 법률에 따른 의무에 대해 알아야 한다. 이런 과정은 추후에 발생할지도 모르는 분쟁이나 오해를 방지하는 데 도움이 될 것이다.

모든 결정은 완전하고 확실한 정보를 바탕으로 이루어져야 한다. 아래에 노인을 위한 적절한 간호시설을 고를 때 고려하고 또는 질문해야 할 요소들을 열거하고자 한다.

- 가능하다면, 친구들, 친척들, 성직자, 혹은 담당 의사 혹은 전문 간병인들에게서 좋은 곳을 추천받아 보라.
- 규모, 위치, 경비, 그리고 종교적인 편향성등과 같은 요소들에 따라서 당신의 선택을 좁혀보라.
- 조건에 맞는 간호시설을 방문해 보라. 간호시설의 일반적인 분위기에 대한 느낌을 가질 수 있도록 충분히 머물러 보라 (그곳이 친근하고 편하게 느껴지는지 혹은 경직되고 긴장되는지), 그리고 그 주변에 사는 사람들, 관리직원들, 그리고 간병인들을 만나보라. 그 간호시설의 실제 작업 시간을 느껴보기 위해 식사 시간에도 방문해 보라.
- 간호시설은 어느 등급에 속하는지, 요금은 얼마로 신고되어 있는지 등을 알아보기 위해 해당 지역의 평가원(구청이나 시청 등)을 방문해 보라. 또한 어떤 민원이 발생한 것이 있는지, 있다면 그 내용은 무엇이었는지 등을 알아본다.
- 해당 간호시설의 주인은 누구이며, 그곳의 관장 또는 운영위원들은 누구인지 알아본다. 또한 간호시설이 특정 병원과 자매결연 등이 맺어져 있는지도 알아본다.
- 간호시설의 운영위원이 될 수 있는 사람들이 퇴임 전에 범죄에 연루된 경력이 있는지도 알아본다.
- 환자나 노인에게 필요할지도 모르는 기술을 가진 사람이 직원(상근

간호사, 간호조무사, 담당 의사- 24시간 전화 연락 가능여부 혹은 상주 여부)으로 근무하고 있는지, 그리고 직원의 교대시간은 얼마인지 알아본다.

- 사랑하는 노인이 자신의 담당 의사를 지속적으로 만날 수 있는지 혹은 시설과 연결되어 있는 의사를 만나고자 요구할 수 있는지 알아본다.
- 간호시설의 응급대처방법은 무엇인가? 응급상황이 발생했을 경우에 어떤 내용의 응급서비스와 어떤 응급 병원이 제공되는가? 응급상황이 발생했을 경우, 사랑하는 사람에 대한 소식을 자신들에게 제공하기 위한 간호시설의 방침은 무엇인가?
- 환자의 활동을 제한하기 위해 사용하는 수단에 관한 간호시설의 방침은 무엇인가? 연방법에 따르면 신체적인 제한으로는 벨트, 수갑 혹은 침대에 묶는 것 등이 있으며, 화학적인 구속으로는 진정제 혹은 안정제가 간호시설에서 사용할 수 있으며, 이것의 사용을 위해서는 반드시 분명한 의학적인 이유 또는 해당 시설에 있는 다른 사람을 보호하기 위해서만 사용하도록 허락되고 있다. 응급상황을 제외하고는 의사의 처방전이 없이는 절대로 사용할 수 없도록 규정되어 있다.
- 간호시설은 정신질환과 같은 만성병을 앓고 있는 젊은 환자도 수용하는가? 수용한다면, 그들은 별도의 구별된 시설에서 거주하는가?
- 직원과 환자의 비율, 24시간 제공되는 요양(간병)의 수준, 상주하는 환자들을 위한 전문 인력의 종류 - 물리치료사, 작업치료사, 놀이치료사, 영양사, 사회복지사, 성직자 - 등에 대해 알아본다.
- 음식은 맛있어 보이고 맛은 좋은가? 거실이 환자들에게 제공되는가? 음식을 스스로 먹지 못하는 환자들을 위해 적절한 보조가 제공되는가? 해당 간호시설은 각각의 환자들에게 필요한 식단, 예를 들면, 저염분식사, 혹은 종교적인 음식이 제공될 수 있는가?
- 간호시설의 겉보기는 어떠한가? 안락해 보이는가? 각 방, 계단, 복도는 좋아 보이는가? 모든 것들이 깨끗하고 잘 수리되어 있는가? 불쾌한 냄새나 소변 냄새는 나지 않는가?

- 화장실 관리는 어떠한가? 일정한 시간 간격으로 화장실에 화장지를 제공하는 직원은 있는가?
- 기타 서비스는 어떤 것들이 있는가? 예를 들면, 개인적인 화장 서비스, 세탁, 놀이시설, 도서관 등. 이런 서비스는 계약에 포함되어 있는 지, 그리고 어떤 서비스가 추가비용이 드는 사항인지. 약 처방비용, 의료장비 제공, 텔레비전, 전화, 혹은 외출 등에 대한 경비를 책임지는 사람은 누구인가?
- 각 환자의 사생활은 보장되는가? 각 방의 크기는 적당한가? 각 방에는 몇 명의 환자들이 거주하는가? 독방 사용이 가능한가? 방을 바꿀 수가 있는가?
- 각 방이나 목욕탕에는 안전시설(손잡이, 응급 벨 버튼)을 갖추고 있는가?
- 개인 재산의 분실에 대한 간호시설의 정책은 무엇인가? 입소해 있는 사람들의 개인적인 재산의 분실을 막기 위해 간호시설은 무엇을 하고 있는가? 분실에 대한 보험은 가입되어 있는가?
- 입소해 있는 노인들은 각자의 방이나 기타 시설을 쉽게 찾을 수 있는가? 간호사 실은 어디에 위치해 있는가?
- 어떤 종류의 놀이가 제공되며 얼마나 자주 제공되는가? 이러한 놀이에 치매 환자들도 참여할 수 있는가?
- 입소한 환자들의 외출은 가능한가? 운동장은 안전하고 보안은 어떠한가?
- 간호시설은 방문객의 방문을 적극적으로 권장하는가?
- 간호시설은 메디케어, 메디케이드 지급기준을 따르고 있는가? 메디케어, 메디케이드, 혹은 개인보험에 의해 보장되는 내용들은 무엇인가?
- 처음 간호시설에 들어올 때 계약금은 얼마이며, 퇴소할 때 돌려주는 대금은 얼마인지? 요양비(간병비)가 메디케어 혹은 메디케이드의 지급기준에 해당된다면, 간호시설은 여러분에게 요양비용을 청구할 수 없다. 연방법에 의하면 간호시설은 메디케어나 메디케이드 대상자에게는 요양비(간병비)를 선불로 받는 것을 금지하고 있다. 그러나 간호시설은 메디케어나 메디케이드에 의해 보장되지 않는 부분이 발생할 것을 대비하여 계약금을 요구 할 수 있다.

지역의 사회복지사 등 관련 공무원은 여러분이 그 지역에 있는 간호시설을 선택하는데 도움을 줄 수 있는 좋은 정보를 제공할 수 있다. 비록 지역 사회복지사들이 좋은 간호시설을 직접 안내할 수는 없을지라도 그들은 중요한 정보, 즉 각 간호시설이 제공하는 요양(간병)의 질, 삶의 질, 행정기관의 평가결과, 민원 여부 및 종류, 등등을 제공할 수 있다. 해당지역의 사회복지사 등 담당 지원을 만나기 위해서는 지역 공공기관 전화번호부나 인터넷에서 제공하는 그 지역의 노인회나 공공기관과 접촉해 보도록 한다.

사랑하는 노인의 요양(간병)에 대한 관찰

사랑하는 노인을 간호시설로 옮긴 후, 규칙적으로 간호시설을 방문하고 지속적으로 어르신의 생활이나 삶의 질을 관찰하는 것이 매우 중요하다. 다음과 같은 내용들이 중요하게 관찰해야 할 사항들이다.

- **개인적인 외모**: 노인들이 깨끗하고 예쁘게 화장하고 계시는가? 옷은 깨끗한가? 욕창이나 상처는 없는가? 젖거나 똥이 묻은 기저귀를 차고 있지는 않은가?
- **음식 제공**: 음식은 시간에 맞추어 제공되는가? 음식은 온도는 적절한가? 특별한 식사 규정이 있는가? 제공되는 양은 적당한가? 환자가 스스로 식사를 하지 못하는 경우에 적절한 도움이 제공되는가?
- **방 환경**: 침대 시트는 자주 갈아주는가? 방 청소는 규칙적으로 실시하는가?
- **직원**: 직원들은 친절하고 도움을 주려는 태도인가? 질문에 대답하고자 하는가? 여러분들이나 노인들의 요구에 반응을 보이는가? 시설 내 환자나 노인의 심각한 변화가 있을 때, 즉 의학적인 처치 혹은 다른 심각한 변화 등에 대해 당신과 연락하고 있는가? 그들은 여러분에게 부모님의 사생활을 존중해주는가?
- **다른 입소 노인들**: 그들은 정신이 맑고, 잘 보살펴지고 있는 것같이 보이는가? 시설 내 어르신은 다른 노인들과 잘 어울리며 생활하고 있는가?

관찰뿐만 아니라, 노인에게 제공되는 요양(간병)에 대해 물어본다. 여러분이 자주 노인들과 간호시설에 근무하는 사람들과 접촉할수록 노인들에게 제공되는 요양(간병)에 대해 더 좋은 정보를 얻을 수 있다. 간호시설에 입소해 있는 다른 노인에게 제공되는 요양(간병)의 내용과 그 내용에 대한 만족도에 대해서도 물어본다. 또한 간호시설 직원들에게도 문의한다. 그리고 밤이나 주말에 예정에 없이 간호시설을 방문해보는 것도 좋은 방법이다.

만약 노인들이 적절한 요양(간병)을 받지 못하고 있다고 생각된다면 혹은 어떤 면에서 방치되고 있다고 생각한다면, 조심스럽지만 단호하게 대처해야 한다. 여러분의 생각과 노인들의 의견을 기록해 둔다. 단순한 이해의 부족이나 단순한 문제라면, 간호시설 사회복지사나 관리자와 진지하게 상의하도록 한다. 혹은 직원에게 그런 문제들을 해결해 줄 것을 요구한다. 그런 문제가 어떻게 처리되는지에 대해서 여러분의 생각과 이해를 간략하게 기록해 놓는 것이 추후에 추적 관찰하는데 도움이 될 수 있다. 또한 간호시설내의 다른 사람의 경우에 그런 문제는 어떻게 처리했는지에 대한 정보가 유용하게 쓰일 수도 있다.

간호시설내의 일부 노인들은 문제가 있어도 이를 지적하려하지 않을 수도 있다. 왜냐하면 그들은 간호시설의 직원들이 자신들을 만성적인 불만자 혹은 문제의 노인들이라고 생각하는 것을 원하지 않기 때문이다. 그들은 또한 상상이건 진짜건 간에 처벌 받는 것을 두려워한다. 결과적으로 해결되어야 할 문제들이 들어나지 않고 마는 것이다. 한편, 일부 입소 노인들은 직원이나 같은 입소 노인들에 대해 불만을 가질 수도 있다. 왜냐하면 그들은 직원들로부터 충분한 관심을 받지 못하고 있다고 생각하거나 혹은 다른 이유가 있기 때문이다.

가끔은 간호시설에 입소해 있는 노인들도 입소자 회의를 구성하고 또 이 모임에 참석하여 그들에 관한 문제들을 해결하는데 노력하기도 한다. 그런 회의는 입소자들이 갖고 있는 여러 가지 문제와 관심사항들을 찾아내고 토의하며, 또한 해결 방법을 개발하고 논의하기 위해 규칙적으로 개최된다. 그런 모임이 당신의 사랑하는 사람이 계시는 간호시설에도 있다면, 그 시설에서 부모님이 거주하며 느끼는 여러 가지 문제점이나 이해가 부족한 부분을 해결하는 가장 좋은 방법이 될 수 있다. 이런 회의에 대한 참석은 필요한 부분에 대해서는 지지를 보낼 수 있고, 관심사를 표현하는 건설적인 방법이 되며, 불편함을 고발하지 않고 토론을 통해 문제점을 해결할 수 있는 좋은 방법이 된다.

해결되지 않는 심각한 문제가 남아있다면, 이에 대해서는 지역 혹은 중앙 정부기관, 요양(간병)기관의 관리 감독기관, 해당 지역 소비자 보호센터 등과의 논의가 필요할 수 있다. 그러나 입소자들을 방치하거나 무관심한 사례에 대해서는 경찰에 고발하여야 한다.

간호시설 요양(간병)비 지불하기

미국 내에서 간호시설의 요양(간병)비는 지역에 따라 차이가 있지만, 간호시설의 요양(간병)비는 대개 비싼 편이다. 간호시설에서 지내는 노인들의 절반은 저축해 놓은 돈을 사용하거나 다른 재산을 이용한다. 간호시설에 머무는 기간이 길어지고 그들의 자산을 다 사용한 후에는 그들은 결국 국가의 노인들을 위한 메디케이드제도에 의지하게 된다. 건강유지단체에서 취급하는 요양(간병) 보험은 이런 장기요양(간병)비를 해결해 주지 못한다.

메디케이드

메디케이드란 저 소득층을 위해 의료보험을 제공하기 위해 주정부 혹은 연방정부가 재원을 대는 주 정부 프로그램이다. 일반적으로, 이 프로그램은 메디케이드 취급 자격을 가지고 있는 간호사단체가 제공하는 요양에 대한 경비를 처리해 준다. 메디케이드 자격기준이나 혜택은 각 주에 따라 다르다. 더 자세한 정보를 얻기 위해서는 지역 메디케이드 센터에 문의하도록 한다.

메디케어

메디케어란 65세 이상의 노인, 장애인, 말기 만성신부전증 환자들에게 의료보험을 제공하기 위한 연방 프로그램이다. 메디케어는 특별한 조건을 충족하는 메디커어 취급 자격을 가지고 있는 간호사단체가 제공하는 요양에 대한 경비

일부를 처리해 준다. 메디케어 자격기준 및 혜택은 사회복지국이나 건강요양재정국에서 알아볼 수 있다.

메디케어 보조 보험

메디케어 보조 보험, 일명 메디캡 보험은, 해당 요양(간병)수준이 메디케어에 의해 해결될 수 있는 수준인 경우 간호시설 입원하여 요양(간병)을 받기 위한 사보험이다. 일반적으로 이 보험은 단기요양비를 제공하는 보험으로, 예를 들면 손상, 중증의 수술, 급성기 병증의 회복기등이 해당되며, 장기요양비는 제공하지 않는다. 더 자세한 정보는 보험회사를 통하거나 보험 약관을 다시 정리하도록 한다.

장기요양보험

장기요양보험[32)]은 간호시설의 요양(간병)비의 일부를 제공한다. 장기요양(간병)보험은 보통 이 보험을 처음 가입할 때는 건강하던 사람에게만 제공된다. 보험금 제공범위는 각 보험에 따라 다르다. 자격과 혜택에 대해서는 가입한 보험회사와 상의하도록 한다.

---

32) 장기요양보험: 한국의 경우는 2007년 4월 노인장기요양(간병)보험법이 제정되어 2008년 7월 1일부터 시행될 예정이며, 이 법안의 내용에 대해서는 별첨 자료를 참조하시오.

11 치매 노인 돌보기

알츠하이머 치매[33]는 원인을 알 수 없는 불치의 병으로서 뇌신경에 퇴행성 변화와 괴사가 일어나며, 그 결과로 점차로 기억력 손상, 혼돈, 육체적인 쇄약이 발병하며 결국은 사망에 이르는 병이다. 알츠하이머 병은 치료가 불가능한 가장 대표적인 치매(정신기능이 점차 쇄약해지는 병증)의 원인이며 65세 이상의 노인에서 매우 흔하게 발생한다. 이 병증이 진행하면, 점차 정신의 혼돈이 생기며 인격이나 행동의 변화를 경험하게 된다. 이들은 점차 타인의 도움이 더 필요하게 되고, 이런 도움의 내용은 간병인에게 점점 더 어렵고 힘든 작업으로 진행하여 간다. 이런 일들에 대해 긍정적으로 생각하고 유머는 갖는 것이 여러분이 부딪히게 될 어려운 일을 처리하는데 도움이 될 것이다.

현재 알츠하이머 치매는 치료할 수는 없지만, 이 병의 진행을 느리게 해주고 이 질병과 동반하는 여러 가지 행동장애를 조절할 수 있는 약들이 있다. 알츠하이머 치매를 치료하는 약으로 미국 식품의약품안전청 (FDA)[34]으로부터 승인을 받은 약이 두 가지가 있다. 이것은 도네제필 하이드로클로라이드와 타크린이며 이 약들은 일부 환자에서 알츠하이머 치매의 증상을 완화시켜주며, 밥 먹기, 목욕하기, 옷 입기, 그리고 화장실가기 등 일상생활동작을 수행하는 능력을 유지하는데 도움을 준다. 알츠하이머 치매를 치료하기 위한 다른 약제들이 최근에 연구되고 있다.

---

33) 알츠하이머 치매 : 치매는 그 질병의 원인에 따라 여러 가지 종류로 분류되며, 그 중 알츠하이머 병은 가장 대표적인 치매의 하나로 현대의학으로 치료가 매우 어려운 불치에 따라 알려져 있다. 그러나 뇌졸중등과 동반되는 혈관성 치매는 치료 효과가 비교적 좋아서 치매 발병시 이에 대한 감별진단이 중요하며, 이를 위해서는 신경과, 정신과, 재활의학과 전문의의 진료와 더불어 적절한 치료가 필요하다.

34) 미국 식품의약품안전청(FDA: Food & Drug Administration) : 한국에는 한국 식품의약품안전청(KFDA)에서 같은 업무를 수행하고 있음.

알츠하이머 치매에 대한 학습

간병인으로서 할 수 있는 최선의 행동은 여러분 스스로가 공부를 해서 자신이 바랄 수 있는 것이 무엇이고, 또 자신이 해야 할 일이 무엇인가를 아는 것이다. 알츠하이머 치매를 앓고 있는 여러분의 부모를 간병하는 것이 너무도 힘들고 스트레스가 될지라도, 이러한 어려운 상황을 현실적으로 잘 대처하기 위해서 스스로가 준비해야 할 많은 일들이 있다.

- 사랑하는 가족에게 알츠하이머병의 조기 증상(예를 들면, 건망증, 신경질, 그리고 일상생활에 대한 무관심)이 나타나는지 조심스럽게 살펴보라.
- 지역사회에 있는 알츠하이머 치매협회 지부에서 도움이 될 만한 정보를 모아라 - 예를 들면, 교육 자료나 도움을 받을 수 있는 곳들 등
- 사랑하는 가족에게 위험할지도 모르는 모든 것들(예를 들면, 불, 낙상, 독극물, 집에서 멀리 가기)을 안전하게 다룰 수 있도록 준비하라.
- 가능한 할 수 있는 모든 법적 그리고 재정적인 문제(예를 들면, 사전 지시[35], 건강관리비 지급문제) 등을 정리하라.
- 이 병의 불가역적인 결과를 현실적으로 이해하고 여러분 스스로 장기요양을 어떻게 준비할 것인지를 논의하라.
- 여러분 스스로를 돌보라.
- 현재의 상황을 이해하는 다른 사람들의 도움과 지원을 구하라.

알츠하이머 치매는 초기, 중기 그리고 말기, 세 단계로 나눌 수 있다. 이 병의 여러 단계중 어떤 단계에 이르렀는지 정확하게 알면, 간병(요양)하는 사람이 무엇을 기대할 수 있으며, 또 환자에게 특별하게 알맞도록 조정된 간병(요양)을 준비하는데 도움이 될 수 있다. 외국에는 간병하는 사람들을 위해 알츠하이머

[35] 사전 지시(Advance Directive): 나중에 질병이 악화되어 자신의 의지에 의한 판단이 불가능한 때를 대비하여 미리 자신의 의견을 기록해 두는 행위로 제 12장에 자세한 설명이 있다.

치매에 대한 전문가들이 집필한 좋은 책들이 많이 있으나, 국내에는 매우 드물다. 담당의사에게 좋은 책에 대해 추천을 받거나 혹은 도서관, 인터넷에서 찾아 볼 수 있다.

무엇이 알츠하이머 치매 증상인가? 열 가지 예비증상들

알츠하이머 치매의 조기증상을 알아보는 것을 돕기 위해, 미국 알츠하이머 치매협회에서는 흔한 증상들을 모아서 점검표를 만들었다(일부 증상들은 다른 종류의 치매에서도 찾아 볼 수 있다). 이 점검표를 살펴보고 노인들의 증상과 비교해 보도록 한다. 이 점검표의 내용 중 여러 가지를 노인에게서 발견할 수 있다면, 보다 완전한 진찰을 받기 위해 의사를 찾아야 한다.

1. 하던 일에 영향을 미칠 정도의 기억력 상실

때때로 약속이나 동창생 이름, 혹은 직장과 관련된 사람의 전화번호가 기억나지 않지 않다가 나중에 기억이 나는 것은 정상이다. 알츠하이머 치매를 앓는 사람은 보다 자주 이런 경험이 있으며, 나중에도 기억을 되찾지 못한다.

2. 잘 하던 일을 수행하지 못함

바쁜 사람은 당근을 난로에 올려놓고 다른 일에 신경을 쓰느라고 식사가 끝날 때까지 이 당근을 손님들에게 나누어 주는 것을 망각할 수가 있다. 알츠하이머 치매 환자는 음식을 준비하기는 하지만, 당근을 나누어 주는 것은 물론 이것을 준비하는 것도 잊는다.

3. 언어 문제

일반 사람들도 때론 정확한 단어를 찾는데 어려움을 경험하기도 한다. 그러나 알츠하이머 치매 환자는 간단한 단어도 잊어버리고 이해할 수 없는 다른 단어로 표현하기도 한다.

4. 시간이나 장소에 대한 지남력 상실

오늘이 일주일 중 무슨 요일인지 혹은 목적지가 어디인지 잠깐 잊는 것은 정상이다. 그러나 알츠하이머 환자는 그들 자신이 다니던 길을 모르고, 그들이 어디에 사는지도 모르고, 거기에 어떻게 가는지 혹은 집에 어떻게 돌아가는지를 모른다.

5. 판단력 저하

보통 사람들도 어떤 행위에 몰입하면 어떤 아이가 자신을 쳐다보고 있는 것을 모를 수 있다. 그러나 치매환자들은 자신이 돌보아야하는 아이에 대해 완전히 잊을 수 있다. 또한 그들은 더운 여름에 두꺼운 옷을 입거나 한꺼번에 여러 벌의 옷을 입는 등 옷을 잘못입고 있기도 한다.

6. 추상적인 사고에 대한 문제

보통 사람들도 평상시보다 작업이 어려운 경우에 이 일을 다른 일들과 균형 있게 수행하는 것이 어려울 수 있다. 치매환자들은 그 일이 몇 번째 일인지 그리고 그 일을 하기 위해 무엇이 필요한 가등에 대해 완전히 망각하기도 한다.

7. 물건 잘못두기

사람들은 가끔 지갑이나 열쇠를 어디에 놓아두었는지 잠시 잊을 수 있다. 알츠하이머 치매를 앓고 있는 사람들은 냉장고 속에 다리미를 넣어두거나 설탕 그릇에 손목시계는 넣는 행위 등의 행위를 한다.

8. 기분이나 행동의 변화

보통 사람들도 때때로 슬프거나 기분이 상할 수도 있다. 알츠하이머 치매 환자들은 아무런 이유도 없이 평온한 상태에서 갑자기 울거나 격앙되는 등 빠른 감정의 변화를 보인다.

9. 인격의 변화

사람들의 인격은 보통 나이가 들면서 바뀐다. 그러나 알츠하이머 치매 환자는 갑자기 당황해하거나 의심을 품거나 혹은 두려워하는 등 극단적으로 갑작스럽게 인격이 바뀔 수 있다.

10. 관심의 상실

보통 사람들도 때때로 매일 하는 집안일, 직업, 사회적 의무들에 대해 지루할 때가 있으나 곧 다시 그런 일들에 관심을 돌린다. 알츠하이머 치매를 앓고 있는 사람은 오랫동안 그런 일들에 관심을 보이지 않으며, 그런 일을 다시 하기 위해서는 어떤 환경이나 조건을 제시해 주어야 한다.

안전

간병인으로서 해야 할 다음 단계의 일은 어떠한 환경이 알츠하이머 치매를 앓고 있는 환자들이 안전하게 삶을 영유할 수 있는가 하는 것이다. 안전은 항상 중요한 이슈이다. 왜냐하면 알츠하이머 치매환자들은 종종 그들 자신이 가장 좋아하는 일들을 어떻게 수행해야하는 지를 판단하지 못하기 때문이다.

가정에서의 안전에 대하여

간병인으로써, 어떻게 하면 가장 안전하면서도 치매 환자가 보다 독립적으로 생활할 수 있는 공간을 제공하느냐하는 고민을 하게 된다. 그들을 과잉보호하지 않으면서 그들을 보호할 수 있는 모든 것을 해야 한다. 이렇게 균형을 맞추는 것은 매우 어려운 일이지만, 환자 자신에 대한 감정이나 자존심 등을 유지시키는 노력은 중요하다.

여기 여러분과 사랑하는 환자를 위해 조금 도움이 될 수 있는 것들이 있다.

- 방화기를 구입하고 집안에 있는 모든 사람들은 어떻게 이것을 사용하는가, 그리고 어떻게 유지하는가를 알도록 한다.

- 모든 위험한 물건과 물질들을 조심스럽게 보관하도록 한다(예를 들면 소화기, 칼, 페인트, 하수관 뚜껑, 표백제 등). 이러한 물건들은 사람들이 쉽게 만질 수 없는 곳에 안전하게 보관한다.
- 모든 의약품과 술은 꼭 잠궈서 손에 닿지 않는 곳에 보관하며, 유효기간이 지난 모든 약품은 폐기한다. 이렇게 하는 것이 약물사고나 과잉복용을 막는 방법이다.
- 모든 열전기 제품은 잠가두고, 성냥이나 라이터를 손이 닿지 않게 하고, 모든 물은 42-43℃ 이하로 유지하여 화상을 방지하라.
- 집안사람들이 난로를 사용할 때에는, 손잡이는 제거하였는지 그리고 안전한 곳에 놓여 있는지 주의 깊게 살펴야 한다.
- 실내에서 밖으로 나가기 위해서는 열쇠를 사용하는 장치를 설치하라. 이렇게 하면 환자가 집 밖으로 나가 길을 잃는 일을 방지할 수 있다. 그러나 불이 나거나 어떤 응급 상황이 발생하였을 때 열쇠를 쉽게 찾을 수 있도록 준비해 놓아야 한다. 또한 이런 잠금장치가 지역사회 법률에 어긋나지 않는지 사전에 알아보아야 한다. 창문이나 현관문들에도 특수 잠금장치를 설치하는 것에 대해서도 생각해보라. 문 밖에 경보장치를 설치하라. 가끔 창문 안쪽에 "멈추시오", "열지마시오" 등의 푯말을 붙여 놓이면 치매환자들이 창문을 여는 것을 막을 수 있다. 외출할 때 필요한 외투나 지갑 같은 것을 눈에 보이지 않는 곳에 치워두는 것도 중요하다.
- 연기탐지기와 일산화탄소 탐지기를 설치해야 한다. 그리고 이들 기기가 제대로 작동하고 있는가를 주기적으로 점검한다. 생일날 같은 기억하기 쉬운 날을 지정하여 일년에 한 번씩 배터리를 교환한다.
- 개인집이나 아파트에서 불빛이 충분하여 벽에 그늘이 생기지 않도록 하고, 거실 통로나 계단은 특히 빛이 밝아야 한다. 그리고 야간등불은 침실에서 화장실, 그리고 화장실 내부에는 필수적으로 설치하여야 한다.
- 모든 카펫은 편평하고 안전해야 하며, 특히 계단에 있는 카펫은 더욱 안전해야 한다. 모든 주름은 제거되어야 한다. 타일이나 마루는 왁스로 닦지 말아야 한다. 화장실이나 부엌에는 미끄러지지 않는 매트를 깔아 놓는다.

- 움직이는 가구나 바퀴가 달린 가구는 사용하지 말라. 마루나 계단은 깨끗하게 유지하라. 전선이나 전화줄은 벽에 바짝 붙여서 설치하라.
- 작은 방이나 집안의 다른 곳에서 갑자기 소변을 보는 않도록 도와주고 화장실로 가는 길을 분명하게 표시하여 둔다.
- 거울이 사람을 기분 나쁘게 비춘다면 거울에 덮개를 씌워두거나 치워둔다.

가정 상비 용품 품목들

다음과 같은 것들이 들어 잇는 가정 상비 용품을 준비하라.

- 일회용 테이프 및 반창고
- 탄력 붕대
- 일회용 고무장갑
- 가위
- 안전핀
- 일회용 냉찜질팩
- 항생제 연고
- 비누
- 구토제 (독극물을 먹은 경우 사용)
- 아스피린 혹은 타이레놀
- 응급처치 소책자
- 거즈
- 끈
- 솜
- 핀셋
- 온도계 (전자 귀 온도측정기)
- 소독 포
- 과산화수소
- 칼라민 로숀
- 활성 탄소 (독극물을 먹은 경우 사용)
- 손전등

찾기 쉬운 곳에 가정 상비 용품을 보관하고 사용 후에는 동일한 장소에 다시 돌려놓는다. 정기적으로 상비용품들의 내용물을 점검하고, 부족한 것은 채워넣고, 사용기간이 지난 것은 폐기 처분한다.

길을 잃은 치매환자 찾기

알츠하이머 치매를 앓고 있는 환자들 중에는 집으로 돌아가는 길을 잃은 사람이 있을 수 있다. 지속적으로 관심을 가지는 것이 이런 사건을 방지하는 첫 번째 방법이다. 문을 밖에서 잠글 수 있는 열쇠를 설치하는 것이 이런 노인들이 집밖으로 나가 길을 잃는 것을 방지하는 데 도움이 될 수 있다. 노인들이 홀로 밖에 나가는 것을 이웃이 발견한 경우에는 즉시 전화를 걸어주도록 부탁하는 것도 좋은 방법이다.

그러나 이런 사건이 발생하지 않도록 아무리 노력을 해도, 환자나 노인들은 계속 밖으로 나가려고 시도를 할 것이고, 급기야 길을 잃는 경우가 발생할 수 있다. 환자나 노인이 길을 잃었을 때, 그들이 어디에 살며, 이름이 무엇인지 식별할 수 있도록 여러 가지를 준비해 둘 수 있다. 첫째, 그들이 누구인지, 어떤 상태인지를 분명하게 식별할 수 있는 목걸이나 가슴에 명찰을 붙여 준다. 이것은 그들이 어떤 상태인지 쉽게 알아보게 해준다. 미국 알츠하이머 치매협회에서는 "안전하게 집에 귀환하기" 프로그램을 가지고 있으며, 이것은 기억력 장애가 있는 사람들에게 도움을 준다. 이런 프로그램의 내용으로는 목걸이, 가슴명찰, 옷에 이름 박아 놓기, 지갑용 신분증 등이 있다. 경찰이 이런 노인들을 찾기 쉽도록 최근 사진을 준비해 두는 것도 좋은 방법이다. 때로 특별히 훈련 받은 개를 이용하여 길을 잃은 치매 노인은 찾는 경우에는 그 노인의 냄새가 밴 옷들이 도움이 될 수 있다.

"안전하게 집에 귀환하기" 프로그램은 누군가가 길을 잃었거나 길을 잃은 사람을 보호하고 있는 경우에 전국적으로 전화요금 없이 24시간 무료로 서비스를 제공한다. 이러한 서비스는 특히 치매 환자와 함께 여행을 하던 경우 혹은 보호자가 멀리 외출했을 때 치매 부모님이 집을 나와 길을 잃었을 경우에 유용하게 이용할 수 있다. 이 프로그램은 미국 전체에 약 17,000개의 공식적인 연락처를 가지고 있다. 누군가를 잃어버렸다는 것을 "안전하게 집에 귀환하기" 프로그램에 신고하면, 그 해당 지역을 수색하고, 또한 길을 잃어버린 사람에 대한 정보를 경찰서에 연결해주는 방법 등을 안내 받게 될 것이다. 또한 이 프로그램에는 기억력에 문제가 있는 사람들을 어떻게 보살피고, 또한 그들의 신분을 식별하도록 하는 옷을 입는 방법에 대한 설명이 포함되어 있다. 미국의 "안전하게 집에 귀환하기" 프로그램에 대해 보다 자세한 정보를 얻기 위해서는 미국 알츠하이머 치매협회에서 알아볼 수 있다.

여가 활동

사랑하는 노인 환자들에게 삶의 질을 향상시켜 주려면 그들이 여가활동에 참여하도록 독려해야 한다. 이런 활동들에 참여하면 그들이 짜증을 내거나 그들의 행동장애를 줄이는데 도움이 될 것이다. 규칙적인 운동은 삶이 편안하지 않다는 느낌을 줄여주고 또한 방황하는 것을 막아주는데도 도움이 된다. 이러한 활동은 환자의 치매 정도에 따라서 잘 조절하는 것이 중요하다. 그들이 수행할 수 있는 능력과 만족도를 고려하여 여가활동 내용과 강도를 계획하도록 한다. 그들이 매우 피로해하거나 수행을 할 수 없는 내용을 계획해서는 안 된다. 그들이 충분히 휴식을 취하고 또 기꺼이 참여하고자 할 때 취미 활동을 시작하라.

모든 여가활동을 시작하기 전에 각각의 여가활동 사이사이에 휴식 시간을 만들어 앞으로 수행할 활동에 대한 기본적인 내용을 설명하도록 한다. 각각의 활동에 대해 노인들에게 조용하고, 정중한 목소리로 말하고, 또한 적절한 농담과 격려의 말씀을 아끼지 말아야 한다. 노인들이 화를 내거나 흥분된 상태라면, 활동을 계속하라고 강요해서는 안 된다. 노인들의 치매가 진행되고 증세가 악화되면서 여가활동도 끝까지 수행하지 못하는 경우가 늘어날 것이다. 예를 들면 당신은 노인들과 함께 그림 그리기, 연필로 그림그리기, 색칠하기, 점토로 형체 만들기 등을 시도할 수도 있다. 노인들과 쉬운 카드놀이, 지그재그퀴즈게임, 옛날 사진보기, 혹은 그냥 앉아서 조용한 음악듣기 등도 좋다. 가능하다면 야채 씻기, 냅킨 접기 등과 같은 식사 준비 작업에 노인들을 참여시키는 것도 좋다. 이러한 활동은 항상 어른으로서 참여하고 있다는 자존감을 가질 수 있는 분위기에서 실행하여야 한다.

그릇 닦기, 세탁하기, 침대정리하기, 수건 접기, 마루 닦기, 청소하기 등과 같은 활동은 그분들이 치매 병이 발생하기 전에 해보았던 일들이기 때문에 알츠하이머 치매 환자들도 보통 쉽게 수행한다. 그들이 이러한 일들을 해보도록 격려해드리고 또 이러한 유사한 작업들은 그들 자신도 쓸모 있는 사람이고 이런 일을 스스로 수행할 수 있다는 느낌을 가질 수 있도록 도와준다.

초기 알츠하이머 치매 병증

알츠하이머 치매의 초기에는, 그들의 행동이나 인격에 변화가 생길 수 있으며, 조금씩 건망증이 생기고, 그들이 매일 하던 일들을 어려워하는 것을 보게 된다. 가족이나 친구들이 그들이 조금 이상하다는 것을 느끼지만, 이러한 변화가 스트레스, 외로움, 우울증, 혹은 노화 때문이라고 생각한다. 많은 경우에, 가족들은 그들의 행동변화 때문에 더 이상 어찌할 수 없을 때에야 병원을 찾는 경우가 많다. 부모나 다른 노인들에게 위 증세 중 어떤 증세 하나라도 발견한다면, 빨리 담당 의사의 상담을 받도록 그 분들을 설득해야 한다. 치료가 가능한 다른 병인지 아닌지를 감별 진단하는 것은 매우 중요하다. 만약 담당 의사가 부모님이 경미한 치매일 뿐, 알츠하이머 치매가 아니라고 진단한다면, 이 책에 있는 정보들이 매우 유익할 것이다.

간병인으로서 여러분의 역할은 그 분들이 자존심을 유지하면서 가능할 때까지 스스로 독립적인 생활을 유지하도록 도와드리는 것이다. 그들이 할 수 없는 것이 아니라 그들이 할 수 있는 것에 초점을 맞추도록 한다. 그러나 그들의 사고능력과 판단능력이 점점 손상되어감에 따라서 당신은 그들의 안전과 주위 분들의 안전을 고려하여 목표를 수정하게 될 것이다.

운전하기

운전은 알츠하이머 치매환자들에게 종종 문제가 된다. 비록 알츠하이머 치매 진단을 받았지만, 많은 치매 환자들은 계속 운전하기를 원하며, 또한 갑자기 운전을 그만두어야 하는 이유에 대해 믿으려 하지 않는다. 많은 노인에게 있어서, 운전은 자존감과 독립감과 깊게 연결되어 있다. 알츠하이머 치매진단을 받으면 자동적으로 운전 능력을 잃는 다는 것은 아니다; 그러나, 안전이 가장 중요한 요건이기 때문에 보호자들은 그들이 운전을 안전하게 수행할 수 있는지 여부를 주의 깊게 살펴 보아야 한다.

치매 환자가 운전을 그만두도록 이해시키는 한 가지 방법은 그들이 계속 운전을 해도 좋다는 담당 의사의 소견서를 받아 오도록 권하는 것이다. 소견서를 받지 못했을 때 운전을 그만두도록 시킨다. 따로는 자동차 열쇄를 감추거나 차의 엔진이 작동하지 않도록 초치를 취하는 것도 효과적인 방법이 될 수 있다. 또한 당신이 담당 의사에게 해당 어르신이 운전을 할 수 없다고 소견서를 써 주도록 부탁을 하거나 자동차를 지역 자동차 정비 업소에 맡기는 것도 하나의 방법이다. 법적으로 치매환자는 운전을 할 수 없다는 것을 설명하는 것도 매우 좋은 방법이다.

약 먹기

알츠하이머 치매 환자가 약을 정확이 먹고 있는지는 확신할 수 없다. 투약을 실수 없이 수행하기 위해서는 처방받은 약이나 비처방약 모두를 환자의 손이 닿지 않는 곳으로 치워놓고 간병인만 그 약들을 다루게 해야 한다. 주사약(인슐린 같은 약)은 특히 간병인들에게 주의를 주어야 하는 약이다. 또한 환자가 표현을 못하는 경우, 특히 환자가 아프거나 약물의 부작용 같은 것이 발생했을 때 나타나는 급박한 증상을 표현하지 못할 때에 문제가 발생할 수 있다. 인슐린 주사를 맞는 환자가 음식을 충분히 먹지 않으면 인슐린 쇼크가 발생할 수 있다. 그러므로 당뇨병과 알츠하이머병을 함께 앓고 있는 환자에 대해서는 간병인이 특히 관심을 가져야하고, 적당한 식사를 하고 있는지 혹은 저혈당이나 고혈당이 발생하지 않는지 주의 깊게 관찰해야 한다. 약물 취급에 대한 일반적인 설명은 84, 85쪽을 참조하라.

경제적, 법적 문제들

초기 단계의 알츠하이머 치매를 갖고 있는 사람은 그들의 사생활(프라이버시)을 도와주는 데 있어 약간의 문제가 발생할 수 있다. 그들은 돈의 수입과 지출을 균형있게 조절하는데 어려움을 겪을 수 있으며, 카드 결제나 현금 지불 등을 잊을 지도 모른다. 환자나 노인의 세금 환급이나 은행 잔고 정리들을 잘 처리하지 못할 수도 있다. 그러나 알츠하이머 치매 환자가 정신적으로 안정된 상태에 있는 동안에는, 그들과 관계된 법률적, 경제적, 건강관리 등 모든 문제의 처리 과정에서 상의하도록 한다. 정신적으로 안정된 노인들은 자신의 입장을 어떻게 하였으면 좋겠다는 의견을 말할 수 있으며, 노인들은 이런 일을 판단할 수 있는 때에는 어떻게 하겠다는 의견을 미리 이야기해 놓을 수도 있다.

나중에 가서는, 노인들이 그들의 경제적, 건강관리에 대한 합리적인 의견을 갖지 못할 것이다. 이런 문제가 발행하면, 환자나 노인의 가족이나 친구, 간병인 혹은 그들을 가장 잘 대변할 수 있는 변호사 앞에서 서명한 약속에 따라서 법률적, 경제적, 의학적 문제를 처리해야 한다. 치매 환자를 위해 법률적, 경제적인 사업들과 의학적인 결정 등을 처리하는 방법들은 93쪽을 참조하라.

식사와 영양 관리

건강한 사람과 같은 식사를 하는 것은 알츠하이머 환자에게는 적절하지 않을 수도 있다. 기억력이나 판단력 손상과 동반한 육체적인 문제를 가지고 있다면, 특히 그들이 홀로 식사를 준비한다면, 심각한 건강의 위험 혹은 안전의 위험이 따를 수 있다. 이런 위험으로는 뜨거운 물이나 주전자, 팬, 그리고 난로에 의한 화상; 엎질러진 물이나 음식 위에 넘어지거나 머리 위의 선반에 오르다가 넘어지는 것, 부적절하게 준비된 음식에 의한 식중독 등이 있다. 노인은 식욕이 없거나 준비된 음식이 있는데도 식사를 하는 것을 쉽게 잊을 수도 있다. 어떤 경우에는 노인은 준비된 음식을 한꺼번에 모두 먹는 경우도 있고, 하루의 음식을 남기지 않고 모두 먹은 경우도 있다.

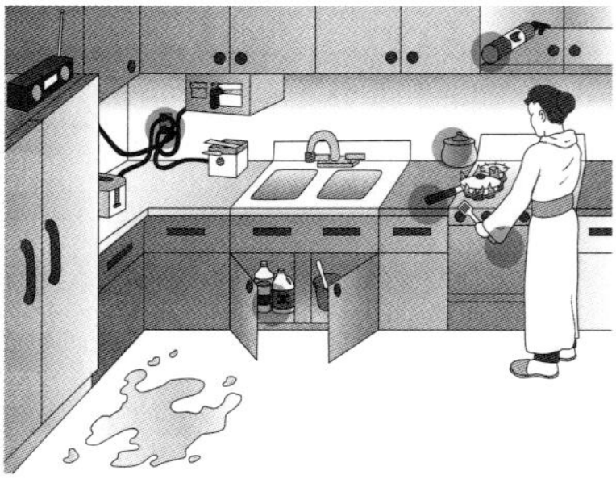

이러한 여러 가지 가능성이 있는 문제들에 관하여, 환자가 균형 있는 식사를 하도록 조절해야 하는 책임이 간병인에게 있다. 간병인은 자신이 환자의 식사를 준비할 수 있고, 식사를 준비하기 위해 다른 사람을 고용할 수도 있으며, 혹은 음식을 외부에서 주문하여 준비할 수도 있다. 어떤 경우이건간에, 간병인은 노인이 정확하게 식사를 하시도록 준비하여야 한다. 단순히 식사를 잘 하고 계시는지를 관찰할 수도 있고, 또는 체중 감소가 있는지 조사하기 위해 규칙적으로 체중을 측정해 볼 수도 있다. 알츠하이머 치매를 앓고 있는 노인은 이 시기에 쉽게 식사하는 것을 잊기 때문에 자주 체중 감소를 경험한다.

일반 건강관리

알츠하이머 치매 환자는 이 병의 초기 증세가 나타난 이후 약 20년 이상 생존하기도 한다. 이 질병의 진행과정이 길기 때문에 환자의 육체적 건강을 유지하기 위해 규칙적인 건강 검진을 포함한 적절한 건강 조절이 필수적이다. 당신의 사랑하는 사람이 이 병증을 진단받으면 처음에 먼저 기본 검사로서 시력을 측정해 두는 것이 중요하다. 만약 안경을 바꾸는 것이 필요하다면, 이때 교환하는 것이 좋다. 청력을 검사하는 것도 중요한다. 환자의 청력과 시력을 이때 검사해 두는 이유는 이 병이 진행한 다음에는 청력과 시력을 검사하기 위한 질문에 대해 적절한 대답을 못하는 경우가 있기 때문이다.

또한 이때 그들의 치아나 잇몸이 건강한지 혹은 즉시 치료를 해야 하는 상황인지를 알아보기 위해 치과 진료를 보는 것도 중요하다. 알츠하이머 치매 초기보다는 중기에 접어들면 치과 진료를 보는 것이 더욱 어려워 질 수 있기 때문이다. 예방적인 치과진료는 치매가 진행하면서 발생할 수 있는 문제를 줄일 수 있다.

사회적인 변화

일부 간병인들은 알츠하이머 치매환자들이 그들의 증상을 스스로 조절할 수 있다고 잘못 알고 있는 경우가 있다. 초기 알츠하이머 치매 환자는 사회적인 상황에 적절히 반응을 할 수 있다. 그러나 그들도 사회적 변화에 대해 당황하거나 두려워하거나 혹은 걱정하고 있을지도 모르며, 그리고 잘못을 숨기려고 하는지도 모른다. 그들은 결국 다른 사람들과 접촉하는 것을 거부하거나 숨어 버릴지도 모르며, 고립되고 우울증에 빠질 수 있다. 이런 사람들은 상담원의 도움을 받거나 그들과 비슷한 치매환자들의 감정과 경험을 나눌 수 있는 지지 모임을 통해 도움을 받을 수도 있다.

치매의 초기에, 여러분은 치매를 앓고 있는 환자에게 자신의 일상적인 활동을 즐기라고 격려하고자 할 것이다. 그러나 항상 안전을 먼저 생각하도록 한다. 예를 들면, 힘이 드는 연장이나 운전이 필요한 활동은 일정한 정도의 기술과 판단력이 필요하다. 따라서 이런 행동은 포기해야 하고 보행, 비디오 보기 혹은 카드놀이가 더 적합하다.

감정

알츠하이머 치매가 기억력을 감퇴시키고 결과적으로 혼란을 가중시키는 동안에도 간병인은 그들이 여전히 감정을 가지고 있다는 것을 알고 있어야 한다. 그들은 과거보다는 감정에 다소간 기복이 있을 수 있지만, 화를 내거나 사랑과 같은 감정에 반응을 보일 수 있으며, 또한 다른 사람들과 그런 감정을 나눌 수 있다. 간병인의 화를 내면 알츠하이머 치매 환자들은 초조해하며 공격성을 유발시킬 수도 있다.

중등도의 알츠하이머 치매

중등도의 알츠하이머 치매는 그들의 가족들과 간병인들에게 또 다른 어려움을 준다. 이 시기동안, 치매 환자는 사소한 사건에 대해서 초조, 공격성, 방황, 환각, 과다행동을 나타내며, 저녁에는 증상이 더 심해진다. 그들은 목욕하기, 식사하기가 어렵고 불면증을 호소하기도 한다. 또한 그들은 섬망 혹은 편집증 혹은 부적절한 성적인 행동을 보이기도 한다.

의사소통

치매 환자는 자신을 표현하기 위한 적절한 단어를 찾기 어려워하며, 어떤 경우엔 단어를 지어 내기도 한다. 그들은 또한 대화를 이해하기 어려워하며 또는 반응을 기피하려고 한다. 성공적인 의사소통의 지름길은 단순하고 직선적인 대화를 하는 것이다. 아래에 대화를 증진시킬 수 있는 여러 가지 실례를 들어본다.

- 치매 환자와 대화를 하는 동안에는 텔레비전이나 라디오 같은 방해물을 제거한다.
- 천천히 그리고 명료하게 말하라.
- 낮고 조용한 목소리로 말하라.
- 한 가지 의미 혹은 한 번에 한 가지 지시사항을 담은 짧은 문장을 사용하라.

- 하나의 주제와 동사를 갖는 짧은 문장을 사용하라.
- 긍정문을 사용하라.
- 그녀, 그, 그들, 그것과 같은 지시어(대명사)를 사용하지 마라. 대신 각 물건이나 사람의 이름을 사용하라.
- 여러분이 말하고 있는 것에 대해 듣고 생각할 수 있는 충분한 시간과 인내를 가지도록 한다.
- 필요하다면, 그들이 반응을 보일 때까지 여러 번 같은 내용을 반복하여 말하라.
- 그들이 이해하는 것을 돕기 위해 제스쳐나 그림을 사용하라.
- 어떠한 상황에서도 그들을 절대로 꾸짖거나 질책하지 마라.

건강한 식단 제공

중등도 알츠하이머 치매환자가 식사하는 동안 간병인은 지속적으로 관찰하고 도움을 제공해야 한다. 치매 환자가 잘 씹을 수 있도록 음식을 적당한 크기로 잘라주어야 하는 경우도 있다. 뜨거운 음식을 먹어야할 경우에 그들은 뜨거운 감각을 잘 알지 못하기 때문에 더욱 각별한 주의가 필요하다. 그래서 아주 뜨겁지 않은 음식만 제공하는 것이 더 적절할 경우가 많다. 치매환자는 음식을 입안에 물고만 있고 규칙적으로 삼키지 않는 경우도 있다. 이런 경우엔, 간병인이 환자가 삼키도록 주의를 주고 또 규칙적으로 입안을 검사하여야 한다. 입안에 음식이 남아 있다면, 부드럽게 입안의 음식을 씻어낸다. 어떤 경우엔, 음식을 입안에 숨기거나 음식을 흘리기도 하고, 혹은 음식이 아닌 것을 먹으려고도 한다. 만약에 치매환자가 음식을 흘린다면, 음식의 점도를 조절하여 반고형식 식단을 준비하라.

한 번에 한 가지 식단을 준비하는 것이 좋고, 식사할 때마다 새로운 식사 보조도구를 사용한다. 식탁이나 식탁보는 가능하면 무늬가 요란하지 않은 것을 사용하도록 한다. 이것이 환자가 식사에 집중하는데 도움이 된다. 또한 식사하는 동안 주위를 조용하게 하면 환자가 보다 많은 식사를 할 수 있도록 하는데 도움이 된다.

가능하면 치매환자 스스로가 식사를 하도록 해주고, 필요할 때에만 도움을 주라. 알츠하이머 치매환자는 이 질병이 중등도로 진행할 때까지는 스스로 식사를 할 수 있다는 것을 알아두는 것이 중요하다. 치매 환자가 식사하는 것을 도와주면, 그들의 식사하는 기술이 점차 퇴화하기 시작할 것이고, 이때부터 여러분은 그들에게 매번 식사를 도와주어야 할 것이다. 그러므로 반드시 필요할 때까지 치매 환자의 식사를 도와주는 것을 연기하는 것이 좋다.

치매환자가 많이 걷는다면, 그들은 보다 많은 열량이 필요할지도 모른다. 그들이 걷는 동안 손에 넣고 다니며 먹을 수 있는 음식을 준비하도록 한다. 예를 들면, 샌드위치, 프레첼, 당근, 사과조각, 바나나, 씨 없는 포도, 크랙커, 치즈조각 등이 좋다. 환자가 자신의 입안에 음식을 물고 있으며, 스스로 삼키도록 지속적으로 지시한다.

위생

환자나 노인 스스로 목욕을 수행할 수 있다면 혼자 하도록 격려한다. 한 번에 한 가지씩 간단한 지시를 하도록 한다. 앞서서 이야기한 것을 완전히 수행하기 전에는 새로운 지시를 또 내려서는 안 된다. 환자가 가능한 최대한 스트레스 받지 않도록 목욕시간을 충분히 주고 모든 것을 할 수 있도록 한다. 환자가 피곤하거나 배고파할 때엔 목욕을 시작해서는 안 된다. 목욕시간을 충분히 주고, 가능하면 스스로 목욕을 하도록 간병인에게 주의를 준다. 환자가 자신의 신체를 사용하는 시간이 길면 길수록 그들의 기능을 유지할 수 있는 기간도 길어진다는 것을 명심하도록 한다.

알츠하이머 치매 환자는 종종 목욕하는 것, 옷을 벗는 것, 그리고 다른 사람에게 자신의 알몸을 보이는 것을 두려워한다. 그래서 때로는 목욕이나 샤워하는 것을 싫어한다. 치매환자가 목욕하는 것을 싫어한다면, 일종의 요령 같은 것이 필요할 수도 있다. 예를 들면, 그들 중에 목욕을 하고 싶은 사람은 말하라고 한다. 지금 혹은 지금부터 30분후와 같은, 두 가지의 제안을 할 수 있다. 이때 당신이 환자를 욕조에 넣을 수 없을 때에는 목욕의자를 사용할 수도 있다. 한 번에 신체의 한 쪽 부분만 목욕함으로서 저항이나 놀라는 것을 막을 수 있다. 치매 환자를 욕조에 넣기 전에 목욕물을 가득 채우도록 한다. 물이 흐르는 소리는 사람을 들뜨게 만들 수 있다. 물과 방의 온도가 적당한가를 점검한다. 그들에게 목욕옷과 비누를 주고 간단한 목욕할 때 필요한 주의 사항을 이야기 한다. 얼굴과 머리는 가장 나중에 씻는다. 왜냐하면 얼굴이나 머리카락에 있는 물기가 환자들을 놀라게 할 수도 있기 때문이다. 머리 감기가 어려울 경우에는 건성 샴푸를 사용할 수도 있다.

옷 입기

알츠하이머 치매 환자가 자신이 입을 옷을 고르는 것이나 입는 것을 도와주어야 할지도 모른다. 가능하면, 두 가지의 옷 중에서 한 가지를 고르도록 내버려 둔다. 그들이 옷을 입는 동안 말로 지시하거나 약간의 도움을 주어야 하는 경우도 있다. 운동복 상의, 하의와 같은 느슨하고 평안한 옷은 모든 사람이 옷을 입히고 벗기는데 도움이 된다.

변기 사용하기

중등도의 알츠하이머 치매환자는 스스로 소변과 대변을 조절할 수 있으나, 다만 변기의 사용 방법은 가르쳐 주어야 하는 경우도 있다. 그들에게 화장실이 어디에 있는지 알려주어야 하며, 화장실 문이 완전히 닫은 후에 변기에 소변을 보도록 지시한다. 그들이 갑작스럽게 소, 대변을 보는 등의 사고에 대비하기 위해 일회용 흡인 팬티를 입힐 수도 있다. 그리고 그들에게 스스로 옷을 입고 벗기 쉬운 옷을 입히도록 한다. 그들의 침대 주변에 이동용 변기를 놓아두면 편리하다. 쓰레기통과 같이 변기와 혼동할 수 있는 물건을 주변에 두지 않는 것이 좋다.

행동문제

많은 행동문제들이 중등도의 알츠하이머 치매 환자들에서 발생한다. 걱정과 초조가 이들에게서 가장 흔하게 나타나는 행동문제이다. 아래의 기초적인 가이드가 이런 문제들에 대처하는데 도움을 줄 것이다.

- 폭력적인 상황을 만들지 마라.
- 논쟁을 하지 마라.
- 기억력 손실에 대해 따지지 마라.
- 자신을 더럽히는 것에 대해 핀잔 주지마라.
- 행동이 계획적이라고 가정하지 마라.
- 피곤하게 놓아두지 마라.
- 있을 때 다른 사람들과 그들에 대한 이야기하지 마라.
- 평화롭고, 안락한 환경을 유지하라.

알츠하이머 치매 환자를 돌본다는 것은 계속적인 도전이다. 이 시기에는 여러분 자신도 쉬고, 근력도 재충전하고, 객관성과 유머감각도 유지하기 위하여 전문 간병인의 도움을 얻도록 한다. 가정건강관리회사와 접촉하여 집안 꾸미기, 동료, 그리고 간병인 등 여러분을 도울 수 있는 사람을 만나보도록 한다. 제 13장에서 스스로를 돌보는 방법에 대해 읽어보고, 또한 제 4장에서 가정건강관리회사를 고르기 위한 정보도 얻도록 한다.

말기 알츠하이머 치매

말기 알츠하이머 치매환자는 전적으로 타인의 도움이 필요하다. 그들은 목욕하기, 옷 입고 벗기, 화장하기 등에 도움이 필요하고, 소변 또는 대변실금 때문에 항상 일회용 기저귀를 입어야 한다. 이 시기에는 환자는 다른 사람들과 거의 대화를 할 수 없으며, 그들이 할 수 있는 단어 개수는 겨우 몇 단어로 줄어든다. 그들은 친척들의 얼굴이나 심지어 거울에 비친 자신의 얼굴도 알아보지 못하는 경우도 있다. 말기 알츠하이머 치매 환자는 보행에 문제가 있을 수 있고, 그들은 순간적으로 넘어지려는 것처럼 보일 수도 있다. 그러나 필요하면 보조기에 의지하더라도 가능한 한 치매환자가 스스로 걷도록 배려하여 최대한 휠체어에 의지하여 살아가는 것을 늦추어 보는 것이 좋겠다.

먹기와 질식

말기 알츠하이머 치매환자는 음식을 삼키는데 문제가 있을 수 있으며, 실제로 음식에 의해 기도가 막힐 수도 있다. 환자가 음식을 먹을 때마다 기침을 하기 시작한다면, 그들의 삼킴과정에 문제가 있다는 것을 예측할 수 있다. 조그마한 조각의 반고형식이 질식을 막는데 도움이 된다. 항상 환자가 음식을 씹고, 삼킬 수 있도록 충분한 시간을 주도록 한다. 말기 알츠하이머 치매환자 중에는 일부는 음식을 먹여주어야 할 경우도 있는 반면, 일부 환자는 숟가락 보조도구의 도움이나 손가락을 사용하여 스스로 식사를 하는 경우도 있다. 어떤 경우에는 환자 스스로 먹을 수 있을 만큼 먹도록 시간을 준 후에, 혼자 먹지 못한 나머지 식사만 먹여주는 것도 좋은 방법 중 하나이다. 어떤 환자가 단 음식을 좋아한다면, 당신은 입맛 돋구는 전체 음식으로써 사과즙과 같은 약간 단 것을 엷게 바른 음식을 제공할 수도 있다.

질식을 치료하는 하임리히 처치법[36)]

모든 간병인은 그들이 돌보고 있는 환자에게 질식이 발생할 경우를 대비하여 하임리히 응급처치법을 숙지해야 한다. 하임리히 처치법은 보통 미국심장센터 혹은 미국적십자사지부에서 실시하는 심폐소생술 교육에서 배우게 된다. 간병인은 항상 심폐소생술을 시술할 수 있도록 배워야 한다. 지역사회의 심폐소생술 교육코스에 대한 정보는 지역병원에서 정보를 얻도록 하라.

환자가 말을 하고, 기침을 하고 혹은 호흡을 할 수 있다면, 그들은 숨길을 통해 호흡을 하고 있는 것이다. 이때는 기도로 들어간 이물질을 뱉어 내려는 그들의 노력을 방해해서는 안 된다.

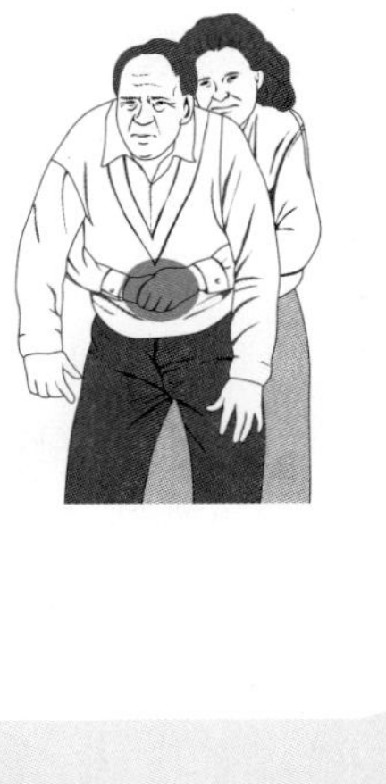

만약 환자가 숨을 쉴 수 없다면,

- 제 1단계: 환자를 선 자세로 들어올린다.
- 제 2단계: 환자의 뒤에 서서, 환자의 배꼽 바로

36) 하임리히 처치법: Heimlich Maneuver

위쪽, 그리고 갈비뼈와 가슴뼈 바로 밑쪽에 놓여있는 환자의 위에 처치자의 엄지손가락이 가도록 서로 맞잡는다. 가슴뼈가 닿지 않도록 주의한다.

- 제 3단계: 처치자 한 손으로 다른 손을 꽉 잡고, 여러 번 빠르고 세게 위쪽으로 누른다. 이것은 위속의 압력이 높아지고, 횡격막을 밑에서 위로 누르게 된다. 다시 말하면, 이것은 폐에 있는 공기압력을 증가시켜, 삼킴물질을 바깥쪽으로 나가도록 압력을 주게 된다. 처치가의 팔로 환자의 갈비뼈를 세게 누르지 마라 - 오직 처치자의 손힘으로 배만 누르라. 6-10회 정도 반복해야 하는 경우도 있다.

어떤 경우에는 환자를 기립자세로 세울 수 없는 경우도 있다. 예를 들면 환자가 휠체어를 타고 다니는 사람일 수도 있다. 만약 휠체어에서 생활하는 환자라면, 휠체어의 뒤에 서서 위의 제 2, 3 단계를 실시한다. 만약 환자가 침대에 누워 생활하는 사람이라면, 환자를 앉은 자세로 자세를 변경한 후, 환자의 뒤로 가서 제 2, 3 단계를 실시하다. 만약 환자를 누운 자세에서 앉은 자세로 체위를 변경시킬 수 없다면, 환자를 한 쪽으로 돌아 눕힌 후, 위에서 밑을 돌아가서 위에서 언급한 제 2, 3 단계를 반복한다. 만약 질식한 환자를 움직이기 어렵다면, 즉시 다른 간병인의 도움을 청한다. 환자가 누워있다면,

- 제 1단계: 환자의 등이 바닥이 되도록 눕힌다.
- 제 2단계: 환자의 다리를 벌리고, 환자의 배 위에 처치자의 한 손바닥을 배꼽 바로 위, 갈비뼈 밑에 놓는다. 당신의 다른 한 손을 밑에 있는 손위에 겹쳐 놓아 더 힘을 줄 수 있도록 한다. 이때 주관절은 신전 상태를 유지한다.

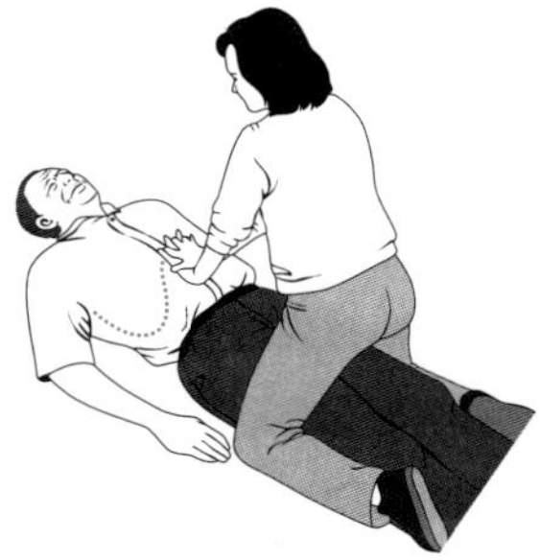

- 제 3단계: 환자의 머리 쪽을 향해 위, 아래 방향으로 여러 번 빠르고 힘있게 눌러서 삼킨 물질을 이동시킨다. 이렇게 하면, 배 속의 압력이 증가

하고, 이것이 폐의 압력을 증가시켜 폐기관지로부터 삼킨 물질이 입 쪽으로 가도록 도와준다. 이런 동작은 6-10회 정도 반복하는 것이 필요할 수도 있다.

치아 관리

말기 알츠하이머 치매환자의 치아와 잇몸 상태를 정기적으로 관찰하는 것은 매우 중요하다. 고르지 않은 치아나 썩은 치아는 심각한 감염을 일으킬 수 있으며, 이것은 치매를 돌보는 것을 더욱 어렵게 만들기도 한다. 잇몸이 붓거나 출혈은 잇몸에 병이 있다는 증거이다. 뜨거운 물이나 찬 물에 치아가 민감해지면 이것은 치아가 썩었다는 증상의 하나이다. 치매 환자가 음식을 먹을 때나 양치를 할 때 이런 문제들을 유심히 살펴보라. 치과 주치의에게 치매 환자의 집으로 방문 진료가 가능한지 물어보라. 치과 주치의가 중증의 치매 환자를 치료한 경험이 없거나 치과의사가 방문 나오는 것에 대해 탐탁하지 않게 생각한다면, 다른 병원으로 옮길 수 있도록 상의해 보라. 전화번호부 책이나 지역 치과의사회 등에서 알츠하이머 치매 환자의 치아를 치료해 본 경험이 있거나 집으로 왕진이 가능한 치과의사를 찾아 볼 수 있다.

의사소통 및 상호관계

비록 말기 알츠하이머 치매 환자는 하루의 대부분을 자신의 세계 속에서만 지내는 것 같지만, 말기 치매환자에게도 여러 가지 자극을 제공하는 것은 매우 중요하다. 이런 자극에는 그에게 말을 걸어주거나 책 읽어주기, 몸에 화장품을 발라주기, 허리에 베개 받쳐주기, 머리 빗겨주기, 부드러운 음악을 연주해주기 등이 있다. 치매 환자가 당신이 제공하는 말의 의미를 이해하지 못할지라도, 당신의 태도, 상냥한 목소리에 반응할 것이다. 이러한 자극들은 치매 환자들의 삶의 질을 증진시킬 것이다.

간병인을 위한 지지모임

알츠하이머 치매 환자를 보살핀다는 것은 육체적으로, 감정적으로 어려운 일이며, 돌보는 사람을 고통스럽게 할 수도 있다. 먼저 간병을 하는 여러분 자신을 돌보고, 또한 다른 사람의 도움을 받는 것을 수용하면 보다 더 좋은 보호자가 될 수 있을 것이다. 이 주제는 제 13장에서 더 자세히 다루게 되겠지만, 알츠하이머 치매 협회는 미국 전지역에 보호자와 그의 가족들을 위한 매우 많은 지지그룹을 가지고 있다는 것을 명심하도록 한다. 이 지지그룹들은 참여하고자 하는 그 누구에게나 개방되어 있으며, 보통은 한 달에 한 번 모임을 갖는다. 이런 지지 그룹들은 여러분이나 여러분 가족 누구에게나 편안한 마음으로 여러분의 감정을 자유롭게 표현하고 다른 가족의 경험을 공유하기도 한다. 이런 지지 그룹들은 매우 유용한 정보와 충고를 제공하기도 한다.

12
말기환자 간병하기

사랑하는 사람이 죽음에 임박하였을 때 곁에서 간병한다는 것은 감정적으로나 육체적으로나 어려운 일이지만, 자신이 어떻게 행동해야 하고 무엇을 기대할 수 있는지에 대해 알고 있다면 그러한 경험도 때로는 좋은 쪽으로 받아들여질 수 있을 것이다. 회복에 대한 희망이 없고 죽는 것이 이미 예정된 상황이라면 간병인의 목표는 환자가 존엄한 모습으로 가능한 한 고통 없이 운명하도록 돕는 것이 되어야 한다. 임종 과정은 각각의 사람마다 모두 다르지만, 그 과정은 암과 같이 상대적으로 짧은 경과 후에 운명하는 병과 알츠하이머 치매와 같은 상대적으로 긴 경과 후에 임종하는 병으로 나눌 수가 있다.

자신의 치료에 대한 사전지시

말기환자가 가지고 있는 질환이 진행하게 되면 자신의 치료방법에 대해 스스로 결정할 수 있는 능력이 없어지는 순간이 오게 될 수 있다. 이런 상황이 일어났을 때 치료에 대한 결정은 가까운 가족 혹은 의료진들이 내리게 된다. 사전지시[36]는 스스로가 원하는 바에 따라서 치료방식에 대한 결정을 보다 더 확실하게 하는 합법적인 방법이다. 사전 지시는 생명이 위태로운 상황이 오거나 죽음에 임박하게 되었을 때 자신이 원하는 혹은 자신이 원하지 않는 치료 방법에 대해 의사표현을 할 수 없을 때를 대비하여 자신의 뜻을 확실하게 전할 수 있는 수단이 된다. 유언장을 남겨놓거나 영구적인 대리위임장을 쓰는 것은 사전지시의 대표적인 예다.

사전지시는 그것이 필요한 시점이 되기 훨씬 전에 만들어 놓는 것이 이상적이다. 사전 지시는 본인이 결정할 수 있는 능력이 있는 한 변경하거나 취소할 수 있으며, 변경되거나 취소할 능력이 더 이상 없을 때 효력을 발휘하기 시작한

[36] 사전지시, 혹은 사전의사결정 : Advance Directive

다. 사전지시에 대한 결정을 내릴 때에는 의료진, 가족, 친구, 성직자 등과 상의를 해서 결정할 수도 있다. 이것은 사전지시에 대한 결정을 내리는 데에 있어서 자신의 감정을 주위 사람들이 이해하는데 도움을 줄 수 있으며, 그 내용 자체를 알리는 효과도 있다.

사전 지시에 대한 법률적인 형식은 주로 의료기관내의 사회복지과나 지역 의사회나 변호사회 등을 통해 이루어진다. 미국에서는 의학협회, 변호사협회, 퇴역자협회 등이 공동으로 만들어 놓은 공식적인 문서 양식을 구할 수 있다. 또한, 유언장이나 위임장을 쓰는데 있어서는 변호사에게 도움을 받을 수 있다. 반드시 필요한 것은 아닐지라도 유언장이나 위임장을 쓸 때 변호사와 상의를 하는 것은 법률의 관점에서 볼 때 유용하며 각의 주마다 법이 상이하기 때문에 생기는 혼란을 줄여줄 수 있다.

환자의 담당 의사와 가까운 가족, 친구는 이러한 사전지시에 대해서 알고 있어야 한다. 의료진과 가족 등은 이러한 사전지시의 복사본을 가지고 있어야 하며, 사전지시가 의료기관과 관련이 있을 때에는 그 의료기관에도 복사본이 있어야 한다. 복사본은 찾기 쉬운 곳에 보관되어야 하며 정기적으로 확인되어야 한다.

위임장의 효력

위임장[37]의 영구적인 영향력은 한 사람이 다른 사람(대리인)에게 자신을 대신하여 법률적이며, 재정적인 결정을 내릴 수 있는 권한을 주는 합법적인 문서이다. 이 대리인은 친척, 친구, 변호사 혹은 보호자일 수도 있다. 또한 위임장을 쓰는 사람은 제2, 제3의 대리인을 지정할 수도 있다. 위임장은 서명을 함과 동시에 효력을 발휘하는데, 서명을 한 사람이 살아있을 동안에만 유효하며 유언장을 대신 할 수 없다. 대리인은 위임장을 쓴 사람이 죽은 후에는 법률적이나 재정적인 결정을 내릴 수 있는 권한이 없어지며 위임장을 쓴 사람이 위임장의 내용을 취소할 때에도 그 효력이 정지된다.

[37] 위임장: Attorney

건강관리에 대한 위임장의 효력

건강관리에 대한 위임장은 위에 기술한 바와 유사하지만 건강관리 서비스와 관련된 것에만 국한된다는 점이 다르다. 건강관리에 대한 위임장은 자신이 받게 될 건강관리 서비스에 대한 결정을 내릴 수 있는 능력이 없어지게 되었을 때에만 효력을 발휘한다. 대리인은 가까운 가족, 친구 또는 변호사일 수도 있고 보호자가 될 수도 있다. 건강관리 서비스에 대한 대리인도 제2, 제3의 대리인을 지정할 수 있으며 이렇게 지정된 대리인은 의무기록에 대한 열람권, 치료에 대한 거부권, 삶을 유지시키는 치료에 대한 거부권을 가진다. 대리인은 장기기증에 대한 권리도 갖게 되며, 대리인은 위임한 자의 뜻에 따라 올바른 결정을 내려야 한다. 건강관리에 대한 위임장도 역시 위임장을 쓴 당사자가 그 내용을 취소하였을 시에는 효력이 정지된다.

임종선택유언

임종선택유언[38]은 의학적 치료에 대한 자신의 의견에 대해 의료진과 가족들에게 문서로 기록하는 합법적인 문서이다. 미국의 경우, 임종선택유언은 일반적인 서식 혹은 특별히 갖추어진 형식에 따라 작성되기도 한다. 예를 들면 '말기환자가 되었을 때 삶을 연장 시킬 수 있는 특별한 치료방법에 대해 거부한다.' 라고 쓰는 방법이 있을 수 있고, 또한 자신이 받고 싶지 않은 치료방법에 대해서 구체적으로 기술할 수도 있다. 이런 치료법으로는 심폐소생술, 인공호흡기 사용, 튜브를 통한 식사, 수혈, 항암제 치료 등이 포함된다.

임종선택유언은 건강관리에 대해 자신이 올바른 결정을 내릴 수 있을 때 작성되어야 하며, 더 이상 그것에 대해 결정을 내릴 수 있는 능력이 없고, 의료진으로부터 말기상태라는 것이 확인되었을 때 효력을 발휘한다. 임종선택유언은 본인의 의사대로 수정되거나 취소될 수 있으며, 임종선택유언이 법률적인 효력을 가지는 것은 각의 주마다 서로 다르므로 사전에 변호사와 상의를 하는 것이 현명하다.

[38] 임종선택유언 혹은 생전유언: Living wills

심폐소생술거부권

심폐소생술거부권[39]은 환자의 심장이 멎었을 때 심폐소생술을 비롯한 기타 여러 가지 소생술을 받지 않겠다는 법률적인 선언이다. 미국의 경우, 심폐소생술거부권은 의료진이 환자 자신이나 그의 가족(혹은 대리인)과 상의한 후에 작성한다. 만약 사전지시가 있을 경우에는 그 문서에 환자와 의료진이 서명을 해야 하며 환자가 그럴 능력이 없는 상태일 경우에는 가족이나 대리인이 서명을 대신 할 수 있다. 병원인 경우에는, 담당 의사의 서명이 꼭 있어야 한다. 심폐소생술거부권은 언제든지 취소할 수 있다.

담당 의사에 의해 작성된 심폐소생술거부권의 사본은 그 환자의 의무기록으로 보관되어야 하며, 그것은 병원기록, 간호기록, 혹은 가정건강관리회사의 기록으로 보관되기도 한다. 의사의 서명이 있는 심폐소생술 거부 증서를 가지고 있지 않다면, 환자의 심장이 정지되었을 때 의료진은 반드시 심폐소생술을 시행하여야만 한다. 병원에서 심장마비가 일어났을 때에는 보통 인공호흡을 위해 인공호흡기를 사용하여야 한다. 하지만 환자를 소생시키기 위한 이런 처치들이 환자와 그 보호자들의 원하는 바와 배치될 수 있기 때문에, 심장마비가 발생하기 전에 미리 이러한 점들을 확실히 해두는 것이 중요하다.

호스피스

호스피스는 삶이 6개월 혹은 그 보다 적은 기간 남아있다고 의사에 의해 확인된 말기환자에게 제공되는 특수한 형태의 요양(간병)이다. 호스피스의 목적은 고통을 최소화하고 가까운 가족, 친구와 함께 인간으로서의 존엄성을 가진 채로 임종하게 하는 것이다. 호스피스는 가정에서 행해질 수도 있지만 일반적으로 병원이나 호스피스 전문기관 등에서 이루어지는 것이 보통이다. 호스피스 팀은 의사, 간호사, 가정건강도우미, 성직자, 자원봉사자 그리고 가족 등으로 이루어진다. 환자의 가족이라고 여겨지는 모든 사람들(가까운 친구와 동성연애자를

---

[39] 심폐소생술 거부권[Do-Not-Resuscitate Orders (DNR)] : 한국에서는 아직 환자의 심폐소생술 거부권에 대한 법률적인 뒷받침이 없어 이 권리를 적극적으로 주장하기 어려운 실정이다. 그러나 말기 암 환자 등에게 필요한 연명치료 및 존엄사 등에 대한 논의가 필요가 필요하다.

포함)은 그 팀의 구성원에 포함된다. 일차적인 간병인으로는 배우자, 가족, 친구들이다. 다른 호스피스 팀의 구성원은 규칙적으로 찾아와서 요양(간병)을 제공하고 친구로서 이야기를 나누며 심리적으로 지지해준다.

호스피스의 철학은 임종을 정상적인 삶의 일부라고 본다. 호스피스의 요양(간병)은 죽음의 자연스러운 과정을 방해하는 것이 아니다. 오히려, 호스피스는 죽어가는 환자의 삶의 질을 향상시키고자 하고 사랑하는 사람들을 돕는 것이 중요하다고 강조한다. 호스피스 요양(간병)팀 구성원은 함께 매일 매일 증상을 조절하고 통증을 완화시키며 심리적으로 환자를 지지해 준다. 가정간호가 24시간 내내 시행되는 서비스는 아니지만, 호스피스 담당자는 매일 같이 24시간 대기 중이며, 어떤 문제가 생기든지 바로 호스피스 팀이 방문한다는 것을 이해해야 한다. 또한 환자가 임종한 후에도 가족과 가까운 친구에게 사별의 아픔에 대해 사후 1년간은 같이 상담을 해 주곤 한다.

호스피스 프로그램은 의사의 의료서비스, 간호서비스(가정건강 도우미 포함), 약물 치료(통증 경감과 증상 조절), 호흡 치료, 의료장비의 지원 그리고 단기 입원까지를 포함한다. 어떤 프로그램은 가사 서비스를 포함하기도 하며 사회 서비스, 상담을 포함한 프로그램도 있다. 호스피스 요양(간병)은 '그 사람이 비용을 지불할 수 있는 능력이 있느냐' 보다는 '얼마나 호스피스 프로그램을 필요로 하는가' 를 더욱 중요하게 생각한다. 일부 호스피스 프로그램의 경우는 기부금을 통해 유지되기도 하며 메디케어와 개인보험도 호스피스 요양(간병)비용을 처리해 주고 있으며, 일부 건강유지기구(HMO)와 건강부조단체도 호스피스 간병비용을 지원하고 있다. 물론 호스피스 요양(간병)비용을 자신이 부담하기도 한다. 특정 호스피스 프로그램에 관심이 있다면 이 프로그램이 보험에 의해 지원이 가능한지 알아 보아야 하며, 그 후에 보험회사와 상의하는 과정이 있어야 할 것이다. 메디케어에 해당이 되는 환자에게 호스피스 프로그램을 선택해 줄 때에도, 그 프로그램이 메디케어에 의해 지원받을 수 있는지 확인을 해야 한다.

만약 가능하다면, 그런 호스피스 요양(간병)이 필요한 시점이 되기 전에 호스피스 요양(간병)의 가능성에 대해 미리 상의해 두는 것이 좋다. 담당 의사나 병원 사회복지사에게 환자와 여러분 스스로에게 적절한 호스피스 요양(간병)을 추천 받아보는 것도 좋다.

증상 완화

말기 환자에게 발생하는 대부분의 증상은 완화, 조절되거나 혹은 완전히 제거할 수도 있다. 아래에 나오게 될 내용은 환자에게 편안함을 주는데 도움이 될 것이다.

변비

변비는 말기환자의 가장 흔한 증상이다. 섬유질이 많은 자두 쥬스나 겨로 된 시리얼, 충분한 양의 음료는 환자의 증상을 좋게 하는데 도움을 준다. 의사가 처방한 설사약을 주는 것도 역시 도움이 된다. 변비는 진통제의 부작용으로 나타나게 될 수도 있는데 이때도 역시 설사약을 주는 것이 도움이 될 수 있다. 일부 심각한 변비에서는 더 강한 설사약을 쓸 수도 있다. 일반적으로 3일에 한 번은 대변을 보아야 하며, 3일 이상 대변을 보지 못할 때에는 담당 의사나 호스피스 간호사에게 최대한 빨리 증상에 대해 이야기 하는 것이 좋다.

먹는 것과 마시는 문제

말기환자에게는 먹고 마시는 데에도 문제가 흔히 발생한다. 적은 양으로 여러 번 주거나 먹기 좋은 크기로 작게 잘라서 주는 방법 등으로 이런 문제를 줄여줄 수 있다. 환자의 상태가 가능하다면 걷거나 움직일 수 있을 때까지는 반드시 운동을 하도록 하는 것도 식욕을 돋우고 소화를 도와줄 수 있다. 액체 상태로 영양 보충이 필요하다면 담당 의사와 상의해야 한다. 탈수는 충분한 양의 수분 공급이 되지 않았을 때 생길 수 있다. 탈수를 방지하기 위해서는 빨대와 같은 것으로 수분을 공급하는 방법이 있으며 얼음 조각을 빨게 하는 방법도 있다. 수분 공급이 필요 이상으로는 되지 않게 끔 해야 하며 정맥으로 수분을 공급할 때는 호흡곤란에도 신경을 써야 한다. 음식과 수분을 공급할 때는 담당 의사와 상의

해서 주의 깊게 시행해야 할 것이다.

호흡 문제

호흡 문제는 말기 환자에게는 누구에게나 일어 날 수 있다. 당연한 것이지만, 담배를 피우는 사람이 집에 없도록 해야 한다. 침대에서 앉게 하거나 뒤로 기댈 수 있는 기구를 사용하는 것도 호흡곤란을 해결하는데 도움을 준다. 적은 양의 액체 모르핀이나 기관지 확장제도 도움이 될 수 있다. 환풍기를 사용하는 것도 공기 순환에 도움을 준다.

구토와 오심

구토와 오심은 말기 상태에서 흔히 나타나며 약의 부작용으로 나타날 수도 있고, 병 자체의 경과에 의해서도 나타날 수 있다. 환자가 오심을 호소할 때는 환자에게 강제로 무언가를 먹여서는 안 된다. 구토 방지제가 도움이 될 수 있으며 만약 구토가 너무 심해서 약을 먹일 조건이 안 된다면 좌약을 쓰는 것도 고려해 볼 수 있다.

딸꾹질

딸꾹질은 성대가 빠르게 닫히면서 횡격막이 갑작스럽고 불수의적인 수축하여 일어나는 현상이다. 빨대로 물을 조금씩 마시는 것도 도움이 될 수 있으며 일부 지속적인 딸꾹질에 대해서는 약을 사용할 수도 있다.

구갈

입이 마르는 것도 역시 약에 의해 나타나는 것일 수도 병 자체의 경과로 생겨난 것일 수도 있다. 사탕이나 얼음물을 조금 넣어주는 것으로 문제를 약간 해결할 수 있으며 레몬 글리세린으로 입과 치아를 문질러 줌으로서 입이 마르는 것을 막을 수 있다. 인공 침도 마른 입의 문제를 해결하는데 도움을 준다. 처방은 의사에게 문의하여야 한다.

간지러움

간지러움은 마른 피부, 거친 비누, 세탁 물질 등 여러 가지 이유가 있다. 간지러움을 줄여주기 위해서는 알코올이 들어있지 않은 피부 완화제나 칼라민 로션을 간지러운 곳에 발라주면 좋으며 녹말이나 베이킹 소다, 소아용 분말 등을 피부에 부드럽게 발라주어도 효과가 있다. 알코올이 들어 있는 로션을 쓰는 것은 피부를 더욱 건조하게 만들기 때문에 사용해서는 안 된다. 가을과 겨울에 가습기를 사용하는 것은 피부가 마르는 것을 방지하는 효과가 있어 간지러움을 느끼는 환자에게 도움을 준다.

통증 조절

통증은 말기환자의 매우 흔한 문제이다. 통증 조절은 담당 의사와 보호자의 책임이기도 하다. 통증 조절은 말기 환자의 삶의 질을 향상시켜 준다. 과거에는 일부 담당 의사와 환자의 가족들이 진통제에 중독이 되는 것에 대해서 우려하여 사용을 주저했었다. 하지만 현재는 대부분의 사람들은 진통제 중독이 말기 환자의 통증을 생각해 볼 때 현실적인 문제라고 보기 힘들다는 것에 대해 동의하고 있고, 일단 통증을 최대한 줄이는 것을 목표로 삼고 치료를 하고 있다.

의사들은 보통 오래 작용하는 모르핀을 암과 같은 말기 환자의 통증 조절을 위해 사용하지만, 만약 통증이 이런 약물 투여 도중에 다시 발생한다면 의사들은 짧은 간격 동안 작용하는 진통제를 추가한다. 진통제를 투약할 때는 통증이 애초에 생기지 않게 하는 것이 중요한데 이는 일단 통증이 악화되기 시작하면 조절하기가 더욱 어려워지기 때문이다. 전문가들은 통증을 지속적으로 조절하기 위해서 환자가 통증을 호소하기 이전에 진통제를 쓰는 것을 추천한다. 만약 필요(환자가 호소하는 통증)에 의해서 진통제를 처방하게 된다면 환자가 불편한 느낌을 가지고 난 뒤에야 투약을 할 수 있게 되어, 환자들에게 필요 없는 통증을 느끼게 하기 때문이다. 진통제를 투여 받고 있음에도 통증이 지속된다면 담당 의사나 방문 간호사에게 이야기하여 사용법을 조절하는 것이 필요하다.

진통제를 투여하는 방법에 부가하여 통증 완화 방법을 같이 시행할 수 있다. 통증 완화 방법은 깊은 숨을 쉬는 것, 명상, 상상, 마사지 등이 있으며, 일반적으로 완화 요법이나 마사지 등을 이른 시기에 사용할수록 보다 더 효과적으로 작용한다고 알려져 있다.

이완기술

이완 기술은 통증을 줄여줄 뿐만 아니라 근심이나 분노, 우울감 같은 느낌을 줄여주는데도 효과적이다. 그러나 이완기술이 진통제 치료를 대신할 수 있는 것은 아니라는 것을 확실히 염두해 두어야 한다. 죽어가는 환자가 통증을 참고 견디게 해서는 안 되며, 진통제 치료와 이완 요법을 병행하도록 해야 한다.

깊은 숨을 쉬는 것과 명상, 상상 등은 긴장을 풀고 편안한 상태로 만들어 주는데 도움을 주게 되는데 같은 방법으로 시행한다.

- 앉거나 누워서 눈을 감고 편안한 자세를 취한다.
- 온 몸의 근육의 긴장을 푼다.
- 천천히 그리고 깊게 숨을 들이 마신다.
- 천천히 그리고 전부 숨을 내뱉는다.
- 숨소리를 들으며 호흡의 리듬에 집중한다.
- 숨을 쉬고 긴장을 푸는 것과 동시에 몸의 특정 부위에 집중한다. 환자의 곁에서 얼굴, 목, 어깨, 오른 팔, 왼 팔, 오른 손목, 왼 손목, 오른 다리, 왼 다리, 오른 발, 왼 발 등의 신체 부위의 긴장을 풀어보라고 이야기 해주는 것이 도움이 된다.
- 집중이 제대로 되지 않으면 다른 부분에 집중을 해보도록 한다.
- 깊게 숨을 쉬며 온 몸에 힘을 빼고 서서히 끝낸다.
- 몇 분간 정숙을 유지하며 천천히 눈을 뜬다.

부드럽고 평온한 목소리로 말을 해주고 운동을 통해 환자를 북돋아 주는 것은 완전하게 긴장이 해소된 상태로 도달하게 하는데 도움을 준다. 신체의 일부에 집중하는 것 대신 조용한 장소나 특별한 의미가 있는 곳을 생각하고 자세히 묘사하게 하는 것도 방법이 될 수 있다. 숨을 들이쉬고 또 내쉬면서 사랑이나 평화와 같은 한 마디의 단어를 계속해서 되뇌는 것도 효과적이다. 가장 좋은 것은 환자가 매일 적어도 10분 정도 이러한 이완요법을 시행하는 것이고 하루에 두 번 할 수 있다면 더욱 좋을 것이다.

긴장을 풀어주는 음악을 듣거나 좋아하는 영화를 보는 것도 통증이 있다는 사실을 잊게 하여 통증을 줄여줄 수 있다. 옆에서 책을 읽어주는 것도 통증 이외에 다른 것에 집중하게 하여 도움을 준다. 또한, 일부 말기환자들은 기도를 하는 것이 통증을 이겨내고 편안함을 주는 방법이라고 믿는다.

신체적 접촉

간병인으로서 당신은 신체적 접촉의 효과에 대해서 알아야 한다. 말기환자들을 포함한 대부분의 사람은 신체적 접촉에 대한 필요와 욕구가 있다. 신체적 접촉은 인간의 본능이고, 기본적인 요소이다. 접촉을 경험하지 않는 사람은 쉽게 외로움을 느끼게 된다. 간병인은 편안함을 주고 통증을 줄이며 같이 의사소통하기 위해 신체적 접촉을 이용할 수 있다. 신체적 접촉에는 손을 잡거나 포옹하거나 마사지를 하는 등이 포함된다.

하지만 환자가 놀라거나 공격적으로 받아들일 수 있는 신체적 접촉은 하지 말아야 한다. 만약 환자가 포옹하거나 마사지를 받기를 원하지 않는다면 시행하여서는 안 된다. 모든 환자는 신체적 접촉을 거부할 권리도 있기 때문이다. (간병에 필요한 불가피한 접촉은 제외) 또한 환자가 신체적 접촉에 거부감을 느끼거나 불편해 할 때에는 상의가 필요하다. 신체적 접촉을 할 때 느낌이 어떠한지 그것을 좋아하는지 안 좋아하는지를 확인해야 하고, 다른 간병인들도 모두 환자가 좋아하는 것이 어떤 것인지를 인지하고 있어야 한다.

마사지는 혈액순환을 좋게 하고 통증을 줄이며 긴장을 풀어주고 움직이기 용이하게 해준다. 간호사나 물리치료사와 같은 잘 훈련된 전문가에게 마사지하는 방법을 배울 수도 있다. 마사지하는 방법을 배워서 그것을 실행하는 모습을 그들에게 보여주고 조언을 구하게 된다면 적어도 등 마사지 정도는 해줄 수 있을 것이다.

등 마사지를 하는 방법은 환자의 얼굴을 침대 쪽으로 두고 등에 옷을 걸치지 않게 한 후 부드러운 손길로 문지르고 주물러 주는 것이다. 더욱 부드러운 마사지를 원한다면 소아용 기름이나 로션을 사용할 수도 있다. 끝내고 난 후에는 오일이나 로션을 부드러운 수건으로 닦아주면 된다. 이후 옷을 다시 입혀주고 편안한 자세로 다시 돌려준다.

발을 닦아주는 것도 환자의 기분을 좋게 해주는 방법이다. 편안한 의자에 환자를 앉히고 따뜻한 물이 담긴 대야 같은 것에 발을 담그고 적신다. 물이 차가워지기 전에 부드러운 비누와 수건으로 발을 닦아준다. 발 마사지는 적은 양의 바셀린이나 어린이용 기름, 알코올이 들어있지 않은 크림이나 로션을 이용한다. 면양말을 신는 것도 보온, 보습 효과가 있어 도움을 준다. 양피 발꿈치 보호대는 욕창을 생기는 것을 방지해 준다.

침대에 계속적으로 누워있는 환자에게 종아리를 비롯한 다리의 마사지는 해서는 안 된다. 다리 마사지가 다리에 생긴 혈전을 이동시키게 할 수 있기 때문이다. 혈전은 혈류를 따라 폐로 이동하여 폐색전증을 일으킬 수 있는데, 폐색전증이 생기게 되면 호흡곤란, 흉통, 빈맥, 발한, 미열, 기침, 객혈 등의 증상이 일어난다. 폐색전증은 응급상황으로서 이런 증상이 있을 시에는 119나 지역응급의료센터에 전화하여 가까운 응급실로 바로 이송해야 한다.

통증 조절의 효과 측정

환자의 통증을 적절하게 조절하기 위해서는 진통제의 효과가 얼마나 있는지 알아야 한다. 진통제의 효율성을 결정하는 가장 좋은 방법은 통증의 심한 정도를 전혀 안 아픈 상태인 0에서 가장 극심한 통증인 10까지 숫자로 환자 스스로가 표현 하는 것이다. 방법은 환자에게 투약을 받기 전과 투약 받은 후 1시간을 비교하여 통증의 정도를 설명하게 하면 된다. 환자가 특별히 증상 변화가 없다면 의사나 방문 간호사에게 상태를 가능한 빨리 알려야 한다. 의사가 용량을 조절하거나 추가 약물을 투여할 것이다.

환자의 의식 수준의 정도와 관계없이 통증의 정도는 계속적으로 확인해야 한다. 의식소실(코마)인 환자라면 통증에 대해 이야기를 할 수는 없겠지만, 그렇지 않다면 통증은 의식 수준과 관계없이 계속 느끼기 때문이다. 환자가 경구로 진통제를 투약할 수 없을 경우에는 다른 방법으로 약을 주입해야 한다. 예를 들어 일부 진통제는 특수 펌프를 통하여 정맥을 통해 주어지며 피부 패치를 통해 효과를 내는 진통제도 있다.

좌약 형태의 진통제도 경구로 약을 먹지 못하는 사람들에게 사용할 수 있다. 환자를 옆으로 눕히고 다리를 구부려 배 쪽으로 굽히게 만들고 장갑을 끼고 세 번째 손가락으로 좌약을 밀어 좌약을 직장에 넣어주면 된다. 대부분의 좌약은 자가윤활효과가 있으며 바셀린을 사용할 경우 보다 더 손쉽게 좌약을 넣어줄 수 있다.

진통제의 부작용

코데인과 모르핀과 같은 마약성 진통제의 용량을 계속 늘려서 사용하게 되면 진정효과가 나타나게 된다. 용량을 높임으로서 생기게 되는 진정효과[40]는 하루나 이틀 정도까지만 지속되어야 하며 그것보다 더 오래 지속된다면 투약을 몇 회 중지하거나 용량을 줄여야 한다. 환자가 진정된 상태를 보이면 담당 의사나 간호사에게 즉시 알려야 한다. 소변이 배출되지 않고 축적되는 것도 남자에게 나타나는 마약성 진통제의 부작용이므로 8시간 이상 환자가 소변을 보지 못하면 의사나 간호사에게 즉시 알려야 한다.

변비 또한 진통제의 부작용으로 수반되는 증상인데 고섬유질 식사나 충분한 수분 을 보충하거나 설사약 등을 사용해 볼 수 있다. 때때로 변비는 관장이 필요할 수도 있으며, 오심과 구토와 같은 부작용은 구토 방지제를 사용해 볼 수 있다.

마약성 진통제의 초기 부작용은 무기력증과 호흡 곤란(점점 더 느려지다가 멈춰버릴 수도 있는) 등으로 이어질 수도 있다. 이것은 응급상황으로 그와 같

[40] 진정효과: Sedative Effect

은 증세를 보일 때에는 119나 지역응급의료 센터에 전화를 걸어서 가까운 병원으로 즉시 옮겨야 한다.

불안과 초조

불안과 초조는 죽음이 가까워지면서 생겨난다. 환자는 불안해하고 불면증을 호소하고 신음하며 안절부절 못하는 모습을 보일 수 있다. 이 시기에 환자에게 안도감을 심어주는 것은 좋은 방법이지만 안도감으로 해결이 안 되는 신체적인 증상이 문제가 된다. 이런 경우에 불안과 초조를 줄이기 위해 의사들은 항불안제를 처방하기도 한다. 불안의 원인이 해결되지 않는 개인적인 문제에서 기인한다면 주위의 성직자에게 영적인 측면에서의 조언을 구하는 것도 좋은 방법이다.

죽어감과 임종

"임종"이라는 용어는 인체의 시스템이 종료되고 죽음을 준비한다는 의미이다. 이 시기에는 빠른 호흡(1분에 30회 이상)과 무호흡(15초까지) 등이 교대로 일어날 수 있다. 환자의 팔과 다리는 차가워지고 푸르게 변색되기도 한다. 몸의 아래쪽 부분은 색이 더 어두워지는데 이것은 피가 아래쪽으로 고이기 때문이다. 환자는 하루 중 누워있는 시간이 점점 더 길어지고 일어나기 힘든 상태가 될지도 모른다. 환자의 목에서 그르렁거리는 소리가 날 수도 있으며 분비물의 양이 많아지거나 더 진득한 형태를 띠게 될 수도 있다. 이것은 수분 섭취의 부족에 의해서 생길 수도 있고 침을 기침으로서 내보내는 능력이 떨어져서 생기는 것일 수도 있다. 삼키는 것이 어려워지면서 환자는 먹거나 마시는 것을 거부할 수도 있으며, 숨 쉬는 것이 점점 얕아지고 맥박도 작아지고 소변의 양도 줄어들게 된다.

환자가 '본격적으로 죽어가는' 과정에서는 보호자나 가족, 방문객들이 옆에 앉아서 손을 잡고 부드럽게 이야기하는 것이 도움이 된다. 주의해야 할 점은 방문객들이 환자의 앞에서 그의 이야기를 하지 못하게 하여야 한다는 것이다. 환자가 비록 반응이 없다고 하더라도 무슨 말을 하는지 듣고 이해할 수 있기 때문이다. 이러한 죽음의 과정이 얼마나 오랜 시간 지속될지는 가늠하기가 힘들다.

만약 환자가 한기를 느낀다면 담요로 덮어주어야 한다(전기담요는 화상의 위험이 있어 금한다.). 방을 편안한 온도로 맞추고 자동온도조절장치의 온도를 올리지 말아야 한다. 가습기를 이용하는 것은 도움이 된다. 숨 쉬는 것이 곤란하다면 머리를 올려주거나 베개를 머리 뒤에 받쳐주는 것이 좋고, 병원에 있다면 침대의 머리 부분을 올려주는 것도 좋다. 자세를 다시 잡아주는 것도 호흡 문제 해결에 도움이 된다. 환자가 먹을 수 있는 상태라면 부드러운 음식만을 주어 질식을 방지해야 한다. 이 시기에는 음식이나 음료를 강요해서는 안 된다. 기저귀를 환자 항문 밑에 두어 마른 상태로 피부를 유지하는 것이 좋다. 젖어 있는 상태의 피부는 잠깐 사이에도 손상 받을 수 있기 때문에 기저귀가 젖을 때마다 속히 갈아주어야 한다.

환자가 더 이상 말을 할 수 없게 되면 만지는 감각을 통해 의사소통을 해야 한다. 만지는 감각은 늦은 시기에도 유지되는 경우가 많고 감정을 전달하는데 효율적인 수단이 된다. 이야기를 하며 부드럽게 환자를 두드려주거나 만져줌으로 환자에 대한 애정과 사랑을 전할 수 있다.

간병인으로서 죽어가는 환자에게 안심을 시켜주어야 하겠지만, 보호자 스스로는 그 슬픔을 견뎌내는 것 자체가 큰 스트레스가 된다. 하지만 환자가 오랜 기간 투병 생활을 한다면 죽음이 임박한 상황에서도 다소 편안함을 느낄 수 있을 것이다. 이것은 자연적인 것이며 죽음으로 가는 과정의 일부이기 때문이다.

환자가 호스피스 프로그램에 속해 있다면 이 시점에서 호스피스 팀을 부르면 된다. 어려운 시기에 간호사가 도움을 주고 지원해 줄 것이다. 호스피스 팀이 도착하기 전에 환자가 임종한다면 119를 부를 필요는 없다. 만약 호스피스 프로그램에 속해 있지 않다면 그 시점 이후의 관리를 위해서 담당 의사를 부를 필요가 있다.

다음과 같은 과정에 의해 임종에 이르게 된다는 것을 알고 있을 것이다. 호흡과 심장이 멎고 장과 방광의 조절이 멈춰서 배설을 하게 되며 이후 무반응 상태가 된다. 턱은 긴장이 풀려서 입이 약간 열리는 상태가 될 것이며, 눈을 살며시 뜬 상태로 한 곳을 응시하고 있는 모습을 보일 것이다. 의사는 119를 부르도록 권할 수도 있으며, 사망을 선고하기 위해 병원으로 시신을 옮길 것을 권할 수도 있다. 대부분의 장의사들은 의사의 지시에 의해 고인을 영안실로 이송할 것이다.

13
보호자(간병인) 자신의 건강 돌보기

자기 자신을 잘 돌보는 것은 다른 사람을 간병하기 위한 핵심적인 요소이다. 성공적인 간병을 하기 위해서는 많은 시간과 에너지가 필요하기 때문에, 간병인은 육체적으로 정신적으로 건강해야 한다. 만약 여러분이 아프고 나이 들거나 장애를 가진 누군가를 돌보고 있다면, 모든 것을 혼자서 다 하려고 해서는 안 된다. 간병의 모든 책임이 한사람에게만 국한되어서는 안 된다. 24시간 항시 대기 상태로 간병을 한다면 누구든 쉽게 지치게 될 것이다.

가족 모두가 간병에 어떤 식으로든 동참해야 한다. 가족들 중 일부는 자신들이 너무 예민하고 까다롭기 때문에 환자를 직접적으로 돌보는 것이 힘들다고 할 수 있다. 그런 경우에는 잡일을 하거나 심부름을 하고 음식을 준비하거나 전화를 하는 등 간병에 간접적으로 참여할 수 있는 방법이 있다. 여러분의 간병 계획에 규칙적으로 휴식시간을 갖는 것을 준수하여야만 지치거나 예민해지는 것을 피할 수 있다. 재미있는 시간을 가지거나 여러분 자신의 시간을 갖는 것에 대하여 누군가의 허락을 받을 필요는 없다. 그리고 만약 여러분이 비정규적으로 휴식을 가질 필요가 생기면, 다른 사람의 도움을 받는데 망설이지 말아야 한다. 여러분을 대신 할 수 있는 친척이나 친구에게 때때로 대신 간병해 달라고 부탁할 수 있을 것이다.

간병하는 사람이 자기 자신을 위해 해야 하는 가장 중요한 일 중에 하나는 자신을 대신 할 수 있는 많은 수의 사람을 확보하는 것이다. 친척과 친구들 중에서 먼저 찾아보는 것이 좋다. 만약 그들이 도울 수 없다면, 지역사회와 자원봉사 모임 뿐만 아니라 담당 의사와 지역 사회내 병원과 건강단체들에게 도움을 구해 볼 수 있다. 허가받은 대리업체를 통해 전문 간병인을 고용하는 것도 고려해 보아야 한다. 이런 단체의 목적은 여러분이 사랑하는 사람을 가장 잘 간병하는데 필요한 도움과 안내를 제공하는데 있다.

스스로를 돌보는 것

자기 자신을 잘 돌봐야 여러분의 사랑하는 환자를 간호하는데 질 높은 간병을 지속할 수 있을 것이다. 다음은 효율적인 간병을 위한 지침들이다.

- 현실적인 목표와 한계를 정하라. 환자의 상태를 잘 파악하고 현재와 미래에 닥칠 일을 잘 알고 있어야 한다. 그래야 상황에 따라서 간병시간을 조정할 수 있고 절망과 실망에 빠지는 것을 피할 수 있을 것이다. 환자가 어떤 상태가 되면 더 이상 집에서 간병할 수 없게 되는지 알고 있어야 한다. 예를 들어, 환자가 초기 알츠하이머 치매라면 지역사회 요양소에 대한 정보가 필요하겠고, 환자가 말기 상태라면 호스피스에 대한 정보가 필요할 것이다.
- 간병하는데 필요한 모든 것을 배우고, 지속해서 배우도록 하라. 도서관이나 병원, 대리업체, 단체들을 통해 얻을 수 있는 정보가 많이 있다. 이 책의 부록에 도움이 될 만한 자료들이 있다.
- 간병을 하는데 혼동하지 말아야 할 것이 있다. 환자는 가능하면 오래 독립적인 생활을 하고 싶어 할 것이다. 환자를 위해 모든 것을 해주려하지 말고, 그들로 하여금 자신의 일을 스스로 할 수 있도록 격려하라.
- 매일 충분한 휴식을 취하라. 모든 간병인은 방해받지 않는 충분한 잠을 잘 필요가 있다. 모든 사람들은 하루에 7시간에서 8시간 정도 잠을 자야 한다. 가능하다면 환자가 자거나 다른 간병인이 있을 때 자는 것이 좋다. 잠시 낮잠을 자거나 앉아서 쉬는 것이 활력을 얻는데 도움이 될 것이다. 그러나 낮잠을 자는 것이 밤에 충분이 자는 것을 대체할 수는 없다.
- 여러분 자신이 병원에 가거나 치과에 가는 것을 소홀히 해서는 안 된다. 자신이 건강한 상태로 있는 것이 중요하다. 자신이 병원에 가거나 치과에 가는 동안 친척이나 친구 등으로 간병을 대신하도록 하라.
- 적절한 음식을 먹어서 여러분이 하는 일에 충분한 힘과 에너지를 얻도록 하라. 많은 과일과 채소 곡물과 매일 적당한 칼슘을 섭취하도록 하라.

몸이 필요로 하는 영양소를 골고루 얻기 위해 매일 멀티 비타민을 먹는 것도 좋은 방법이 된다.

- 즐길 수 있는 운동을 선택하여 매일 운동하도록 하라. 예를 들어, 매일 30분 정도 걷는 것은 근육에 힘을 주고 심장을 튼튼히 해줄 것이다(또한 운동을 위해 밖에 나와 볼 수 있다.).
- 자신의 삶을 가지도록 하라. 규칙적으로 간병에서 벗어나 자신의 삶을 돌아보고 개인적인 사무에 충실해라. 자신의 삶을 무시하지 마라. 자신이 즐겁게 하였던 활동들을 지속하도록 하며 비록 짧더라도 그것을 통해 간병으로부터 마음을 잠시 돌려 몰두할 수 있는 일을 지속하도록 하라.
- 휴식을 얻을 필요가 있을 때는 간병에서 잠시 벗어나도록 하라. 가족이나 친구가 당신의 역할을 매주 몇 시간 정도는 해 줄 수 있을 것이다. 어른을 위한 낮 간병 프로그램을 노인센터나 지역 서비스 단체를 통해 공짜나 약간의 돈을 지불하고 이용할 수 있다.
  또한, 일부 병원과 요양소는 장기간 간병을 담당해 줄 수 있다. 담당의사가 지역사회에서 이런 서비스를 이용하라고 권고할 것이다.
- 여러분이 간병하는 동안 일기를 쓰도록 하라. 하루를 마치며 그 날 있었던 일을 적는 것은 생각을 정리하고 감정을 표현하며 문제에 해결책을 찾는 것을 도와 줄 것이다.
- 자신의 감정을 잘 알도록 하며 그것들을 처리할 긍정적인 방법을 찾도록 하라. 보호자(간병인)들에게 죄의식이나 분노 후회와 우울한 감정이 생기는 경우가 흔하다. 이런 감정들을 무시하지 마라. 이런 감정들을 무시한다면 간병 자체가 방해를 받을 수 있고 건강에도 좋지 않다. 자신의 감정을 가족, 친구, 다른 간병하는 사람들과 나누도록 하라.

보호자(간병인)들 모임에 참석하여 고립감을 덜고 자신의 감정을 다스리는 것을 배우고, 간병의 여러 문제들에 해결책을 찾아보는 것도 좋은 방법이 될 수 있다. 우울증의 증상이 나타나는지 주의 깊게 살펴보고 만약 나타난다면 전문가의 도움을 받도록 해야 한다.

다른 사람들로부터 도움 청하기와 도움을 받아들이기

일부 보호자(간병인)들은 자신이 절망하고 지쳤을 때도 다른 사람들에게 도움을 구하는데 어려움을 느낄 수 있다. 일부는 도움의 손길이 주어졌을 때 거부하기도 한다. 이런 것은 여러 가지 이유에서 비롯된다. 예를 들어, 도움을 구하는 것이 부담스럽게 하는 것이라고 생각하거나 자신이 능력이 없거나 실패한

충분한 숙면을 취하는 법

수면이 부족하면 당신의 건강을 해치며 간병에 방해를 줄 수 있다. 당신이 밤에 잠드는 것에 어려움을 느끼거나, 충분한 잠을 잘 수가 없다면 다음의 방법들이 도움이 될 것이다.

- 매일 같은 시간에 침대에 가고 같은 시간에 일어나도록 하라; 규칙적인 습관이 여러분의 생체시간을 맞춰줄 것이다.
- 낮잠 자는 것을 피하라. 너무 많이 낮잠을 자는 것은 수면시간에 깨어있게 할 것이다.
- 낮 동안에 규칙적으로 운동하라; 이것은 여러분이 밤에 숙면을 취하는 것을 도울 것이다. 그러나 지나친 운동은 잠이 드는 것을 방해하므로 피해라.
- 수면 직전에 바로 격렬한 운동을 하는 것을 피해라. 자극이 여러분을 깨울 수 있다.
- 수면 시간 전에 따뜻한 물로 목욕을 하는 것은 긴장을 푸는데 도움이 된다.
- 숨을 깊게 쉬는 것 같은 이완 기술(147페이지)을 수면 시간에 수행하라.
- 의자나 소파가 아닌 침대에서 자라. 편안함이 좋은 수면 취하는데 중요한 부분이다.
- 배고픈 상태나 식사 직후에 침대에 가지마라. 수면시간에 따뜻한 우유 한 잔이 수면에 도움이 된다.
- 카페인이나 니코틴 같은 음료는 수면 전에는 먹지 말라. 그것들로 인해 잠을 못이룰 수도 있다.
- 늦은 시간에 음주를 피하라. 수면을 방해할 수 있다.
- 만약 잠에 들지 못한다면 졸린다고 느낄 때까지 침대 밖에서 가벼운 독서를 하거나 이완하는 음악을 들어라. 텔레비전은 잠을 깨우는 자극이므로 시청을 피하라.

것이라고 생각하는 사람들이 있다. 어떤 경우에서는, 자신들 이외에는 이 일을 할 수 있는 사람이 없다거나 반드시 자신이 이 일을 수행해야 한다고 믿는 사람들도 있다. 일부에서는 환자가 보호자(간병인)이 자신 곁에서 떠나지 못하도록 하며 떠날 경우 죄의식을 갖도록 하는 경우도 있다. 대부분의 보호자(간병인)는 여자이며, 가족들이 그녀로 하여금 전통적으로 해왔듯이 간병을 당연히 해야만 하는 것으로 압력을 가할 수 있다.

자신이 할 수 있는 것과 할 수 없는 것에 대해 정직해질 필요가 있다. 만약 책임이 너무 과하다고 생각한다면, 여러분은 남들이 도움을 주려고 할 때조차 그 일을 어떻게 수행하라고 할 지 모를 수 있다. 도움을 받기 위해서는, 해야 할 일의 목록을 만들어 보는 것도 좋은 방법이다. 예를 들어, 가족이나 친구에게 여러분이 외출해야 하는 날 와 달라고 하거나 대신 쇼핑을 해달라고 부탁할 수 있다. 그들에게 환자와 같이 병원에 갈 때 또는 여러분을 위해 병원에 갈 때 동행해 달라고 부탁할 수 있다.

스스로 모든 것을 하려고하는 것은 역효과적일 수 있고 심지어 위험할 수도 있다. 여러분의 간병 책임을 다른 사람과 공유하는 것은 간병의 질, 연속성, 환자의 건강과 복지, 그리고 여러분의 건강과 행복을 보장하는 것을 돕는다. 필요할 때마다 도움을 요청하는 습관을 갖도록 한다. 상황이 제어하기 힘들어질 때까지 기다리지 말아야 한다. 도움을 받는 것 또한 주저하지 마라.

여러분이 친구, 이웃 또는 가족 구성원에 의존할 수 없다면 담당의사에게 요청하여 가정방문 간호사 같은 제도에 의지하는 것도 좋은 방법이다. 일상적인 집안일을 도와줄 사람들을 고용하는 것 역시 고려해보는 것이 좋다. 가족들이 환자를 돌보는데 직접적으로 도움을 줄 수 없다면, 그들은 적어도 돈을 지불하는 것으로 도움에 기여할 수 있다. 병원이나 요양원에서 대신 환자를 돌봐 줄 수 있을 것이다. 정부도움을 요청하는 것을 고려하라. 급식 차나 가정도우미, 요양원, 쇼핑대행, 문제 해결사, 차대행, 택시 서비스 등이 이런 도움의 예이다.

병원 방문 진료 프로그램에 참여하고 있다면, 그들 중 자원봉사자에게 여러분이 집을 떠나 있는 동안 잠시 와서 환자를 돌봐달라고 부탁할 수 있다.

환자가 가지고 있는 병에 따라, 지역사회 내에 지지그룹에 참여할 수 있다.

인터넷에서 전국적인 정보를 얻을 수 있다. 대부분의 단체에서 여러분이 필요한 신문을 발행하고 있다. 다양한 단체를 통해 특정 질환에 맞는 정보와 도움방법을 모색할 수 있을 것이다. 인터넷을 사용하여 비슷한 질병을 가진 사람들과 대화하며 더욱 많은 정보를 얻을 수 있다. 이것은 특히 집에만 있고 밖에 잘 다닐 수 없는 사람들에게는 매우 귀중한 정보의 원천이다. 하지만 인터넷의 모든 정보를 맹신하지 마라. 믿을만한 단체에 의해 만들어진 정보가 아니라면, 과학적 신빙성을 입증할 수 없는 경우가 많다. 만약 인터넷을 이용할 수 없다면, 도서관 사서에게 도움이 될 만한 정보를 물어보는 것도 좋다.

당신의 허리를 보호하라

환자를 옮기고 들고 이동시킬 때 허리를 다치기 쉽다. 훈련되지 않은 사람은 특히 더 허리통증과 만성 통증에 노출된 위험이 있을 뿐만 아니라 옮기던 환자마저 떨어뜨릴 수 있다. 장기간 환자를 돌 볼 상황이라면 집에서도 병원침대를 사용하는 것이 좋다. 허리근처까지 오는 침대를 사용하는 것이 허리를 숙이다가 다치는 것을 예방할 수 있다. 침대 근처에 밧줄을 설치해 보자. 환자는 밧줄을 잡음으로 자신의 몸을 들어올려, 여러분이 기저귀를 갈아주거나 침대를 정리할 때 도움을 줄 수 있다. 가능하다면, 침대시트를 정리하기 전에 환자를 침대 밖으로 이동시킨다. 침대 안에 환자를 둔 채 침대를 정리하는 것이 훨씬 더 어려운 일이다.

만약 환자를 침대에 둔 채 정리를 해야 한다면, 정리 후 침대를 최대한 낮추는 것을 잊지 말아야 한다. 이것에 관련된 정보는 24, 25쪽에 자세히 나와 있다.

환자를 목욕시킬 때는 목욕난간이나 손잡이를 이용하라. 환자를 욕조에서 옮길 때, 이것을 통해 도움을 받을 수 있고 환자도 욕조에서 나올 때 붙잡고 있을 것을 얻게 된다. 재택요양(간병) 전문가를 통해 도움을 받음으로 환자를 안전하게 이동시키고 들어 올리는 방법을 배울 수 있다.

보호자(간병인)를 위한 스트레스 풀기

집에서 환자를 돌보는 것은 집안 식구 전체에게 스트레스를 주는 원인이 될 수 있지만, 특히 직접적으로 간병을 하는 사람에게는 더 큰 문제가 된다. 환자가 혼란스러워하거나 화를 내거나, 우울하거나 요구가 많아져서 돌보는 사람으로 하여금 자격부족이라는 생각이 들게 하거나, 좌절하거나 덫에 걸린 느낌을 가지게 할 수 있다.

녹초가 되지 않기

녹초가 된다는 것은, 환자를 돌보다가 육체적으로 감정적으로 완전히 기진맥진해지는 것을 의미한다. 많은 보호자(간병인)가 간병하는 동안 자제심이 강해지거나 자아를 잊어가거나 끊임없이 환자에게 신경을 쓰게 되는 것은 자연스런 경향이다. 그러나 자신을 희생하는 것의 대가는 크다. 녹초가 되는 것은 당신의 건강과 감정을 쇠약하게 할 수 있다. 이것은 또한 환자를 돌보는 것을 방해한다.

이런 현상은 서서히 일어난다. 환자를 돌보는 것을 일상으로 받아들인 한참 후에야 녹초가 되는 기미가 서서히 나타나기 시작한다. 각각의 사람들은 각기 다른 수행능력을 가지고 있기 때문에, 녹초가 되는 정도도 사람마다 다를 수 있다. 다음은 지쳐가고 있는 것을 나타내는 증후들이다.

- 화를 냄
- 짜증을 냄
- 좌절감을 느끼거나 압도당하는 느낌을 가짐
- 기운이 없음 : 쉽게 피로해짐
- 고립감
- 주기적으로 울기
- 작은 일들 처리하거나 작은 결정 내리기가 어려워짐
- 환자를 비난함
- 사소한 문제에 심하게 반응함

- 잦은 두통과 감기
- 식욕의 변화
- 수면 문제
- 피부병 (여드름이나 발진)
- 집중하기가 힘듦
- 걱정하거나 우울하거나 분노하기
- 불안 습관 (손톱 물어뜯기, 줄담배, 과도하게 반응하기)
- 고갈

녹초가 되지 않기 위해 여러분의 감정과 문제들을 정기적으로 상담할 수 있는 기댈만한 지지그룹을 찾아야 한다. 많은 사람들은 이야기를 할 수 있는 사람이 있다는 것만으로도 다행스러움을 갖게 된다. 만약 아무런 조치도 취해지지 않는다면, 녹초가 되어 버리는 것은 곧 우울증으로 연결될 수 있다. 그러므로 위의 증상들이 있다면 사회복지사나 의사, 간호사 정신과의사, 또는 전문 상담원을 가능한 빨리 찾아가야 한다. 성직자를 찾아가는 것도 도움이 된다.

일부 사람들은 간병을 철학적이고 영적인 측면에서 바라봄으로 일상생활에서 좀 더 깊은 의미를 찾는다. 여러분이 하는 일을 단순한 일이나 의무가 아닌 의미가 있고 보상이 있는 경험이라고 생각하도록 한다. 다른 사람을 간병하는 것을 통해 얻는 기쁨과 만족은 여러분에게 동기를 부여하고 활기가 넘치게 해 줄 것이다. 간병이 항상 개인적인 선택은 아니지만 선을 베푸는 행위이다.

여러분 스스로의 필요를 돌아보기

여러분이 보호자(간병인)라면 휴식은 여러 가지 형태로 이루어질 수 있다. 뜨거운 물로 목욕을 하거나 재미있는 TV 쇼를 보는 것처럼 간단한 어떤 것일 수도 있다. 성인 보호 센터나 휴식 프로그램과 같은 좀 더 조직화된 프로그램일 수도 있다. 휴식 프로그램에서는 여러분이 돌보는 환자는 병원이나 다른 요양(간병)시설로 보호와 치료를 위해 가게 된다. 또는 그 기관에서 자원 봉사자를 환자와 함께 지내도록 보내줌으로 여러분이 휴식 시간을 가질 수 있게 된다.

또한 가능한 여러 활동에 참여해야 한다. 예를 들어 직업이 있다면 직업을 계속 유지하도록 한다. 동시에 스포츠나 취미 생활을 영위하도록 한다. 규칙적으로 운동을 하는 것 또한 스트레스를 해소하는 가장 효과적인 방법이다. 여기에 스트레스를 푸는 간단한 방법들을 소개한다.

- 이완 음악 듣기
- 조용한 산책
- 친구와 함께 저녁 식사
- 수영
- 영화감상
- 좋아하는 잡지나 책 독서
- 헬스클럽에서 운동
- 마사지 받기
- 가능한 자주 웃기

때때로 이런 활동에 참여하는 것이 어려울 수 있다. 그렇지 않다면 사랑하는 환자를 내버려두고 혼자서 즐기러 가는 것에 죄책감을 느낄 수 있다. 그렇지만 환자를 돌보는 모든 책임을 혼자서 지려고 해서는 안 된다. 가족, 친구, 자원봉사자 같은 다른 사람들로부터 도움을 받아 들이도록 한다.

여러분을 진심으로 걱정하고 이해하며 동정하는 사람들과의 관계를 계속 유지하라. 아무도 여러분이 겪고 있는 일을 완전히 이해할 수 없지만 좋은 친구들은 여러분이 하는 말을 경청하고 걱정해주고 다른 시야를 제공해 준다. 그들은 사랑하는 가족의 병으로 인해 완전히 바뀐 세상에서 균형을 잡는 법을 알려준다.

많은 사람들은 지지 그룹에서 경험을 나눔으로서 위안을 얻는다. 그런 그룹에서 사람들은 당뇨, 암, 치매 같은 만성병이나 특정 질병에 대한 그들의 걱정을 토로한다. 지역사회지역의 이런 모임에 대한 정보를 알기 위해 전화번호부나 병원에 문의하라. 의사나 다른 의료팀들 또한 이런 그룹을 추천해 줄 수 있다. 인터넷 또한 도움이 된다. 만약 이런 모임을 지역 내에서 찾을 수 없다면 직접 이런 모임을 시작하라.

간병인을 돕기 위해 여러분이 할 수 있는 것

간병인의 친구나 친척으로써 여러분은 그들의 일을 돕기 위해 할 수 있는 일들이 많이 있다. 이런 일들은 간단하지만 간병인의 삶에 의미 있고 긍정적인 효과를 나타낸다.

- 연락을 취하라. 가능한 자주 방문하거나 전화하라. 간병인들은 자주 고립감을 느끼므로 친구나 친척과 이야기하는 것은 그들에게 도움이 된다. 간병인들이 집밖에서 하는 활동을 할 수 있도록 격려하라. 그를 저녁식사나 영화에 초대하라. 웃음을 제공하는 것을 잊지 말아야 한다.
- 도움을 자청하라. 간병인에게 도와줄 일이 무엇인지 물어보라. 많은 간병인들이 도움을 구하는 것을 꺼리기 때문에 지속적으로 물어보아야 한다. 도움을 줄만한 시간이 많지 않을 수 있지만 여러분의 모든 손길이 간병인에게는 큰 도움이 될 것이다. 여러분은 심부름, 전화, 쇼핑, 간병인이 집을 비운 시간에 환자를 돌보는 일을 할 수 있다.

- 좋은 경청인이 되라. 간병인들이 자신의 감정과 걱정을 같이 의논할 누군가를 갖는 것은 매우 중요하다. 원한다면 그들의 소리를 들을 준비가 되어 있다는 것을 알려 주어라. 많은 격려와 지지도 잊지 말아라. 그리고 따뜻하게 안아주는 것이 모든 사람에게 도움이 된다는 것을 기억하라.

부록

1. 노인장기요양제도 이용하기
2. 대통령령에 의한 노인성 질환
3. 복지카드 발급순서
4. 장애인 보장구 지급절차 및 사용법
5. 보건복지부에서 제공하는 국민기초생활보장법 활용 안내
6. 국내 호스피스제도 및 2008년도 보건복지가족부 호스피스 지원기관 목록
7. 국내 가정간호사제도 및 가정간호사 제도 운영의료기관 목록
8. 노인관련 법규들
    - 노인장기요양보험법 및 시행규칙
    - 노인복지법
    - 장애인복지법 및 장애인 판정기준
    - 국민기초생활보장법

1
노인장기요양제도 이용하기

노인장기요양보험법을 2008년 7월 1일부터 적용될 예정이다.

노인장기요양급여 대상자 및 노인장기요양급여의 내용

1. 노인장기요양급여 대상자

65세 이상의 노인 또는 65세 미만의 자로서 치매 · 뇌혈관성질환 등 대통령령으로 정하는 노인성 질병을 가진 자

2. 요양급여 내용

6개월 이상 동안 혼자서 일상생활을 수행하기 어렵다고 인정되는 자에게 신체활동 · 가사활동의 지원 또는 간병 등의 서비스나 이에 갈음하여 지급하는 현금

3. 장기요양급여 제공의 기본원칙

① 노인등의 심신상태 · 생활환경과 노인 등 및 그 가족의 욕구 · 선택을 종합적으로 고려하여 필요한 범위 안에서 이를 적정하게 제공

② 노인등이 가족과 함께 생활하면서 가정에서 장기요양을 받는 재가급여를 우선적으로 제공

③ 노인등의 심신상태나 건강 등이 악화되지 아니하도록 의료서비스와 연계하여 이를 제공

4. 장기요양급여의 내용

1) 재가급여

방문요양	장기요양요원이 수급자의 가정 등을 방문하여 신체활동 및 가사활동 등을 지원하는 장기요양급여
방문목욕	장기요양요원이 목욕설비를 갖춘 장비를 이용하여 수급자의 가정 등을 방문하여 목욕을 제공하는 장기요양급여
방문간호	장기요양요원인 간호사 등이 의사, 한의사 또는 치과의사의 지시서(이하 "방문간호지시서" 라 한다)에 따라 수급자의 가정 등을 방문하여 간호, 진료의 보조, 요양에 관한 상담 또는 구강위생 등을 제공하는 장기요양급여
주 · 야간보호	수급자를 하루 중 일정한 시간 동안 장기요양기관에 보호하여 신체활동 지원 및 심신기능의 유지 · 향상을 위한 교육 · 훈련 등을 제공하는 장기요양급여
단기보호	수급자를 보건복지부령으로 정하는 범위 안에서 일정 기간 동안 장기요양기관에 보호하여 신체활동 지원 및 심신기능의 유지 · 향상을 위한 교육 · 훈련 등을 제공하는 장기요양급여
기타재가급여	수급자의 일상생활 · 신체활동 지원에 필요한 용구를 제공하거나 가정을 방문하여 재활에 관한 지원 등을 제공하는 장기요양급여로서 대통령령으로 정하는 것

2) 시설급여

장기요양기관이 운영하는 「노인복지법」 제34조에 따른 노인의료복지시설(노인전문병원은 제외한다) 등에 장기간 동안 입소하여 신체활동 지원 및 심신기능의 유지 · 향상을 위한 교육 · 훈련 등을 제공하는 장기요양급여

3) 특별현금급여

가족요양비	장기요양기관을 이용할 수 없는 경우에 지급하는 가족장기요양급여
특례요양비	재가급여 또는 시설급여에 상당한 장기요양급여를 받은 경우 장기요양급여비용의 일부 지급하는 특례장기요양급여
요양병원간병비	노인전문병원, 요양병원 입원한 노인에게 지급하는 요양병원 장기요양급여

노인장기요양급여 신청 자격 및 신청 방법

1. 장기요양인정의 신청자격

① 장기요양보험가입자 또는 그 피부양자

② 「국민기초생활 보장법」에 따른 의료급여수급권자

2. 장기요양인정 신청서류를 공단에 제출

① 장기요양인정신청서

② 의사 또는 한의사의 소견서

* 거동이 현저하게 불편하거나 도서 · 벽지 지역에 거주하여 의료기관을 방문하기 어려운 자 등 대통령령으로 정하는 자는 의사소견서를 제출하지 아니할 수 있다.

3. 장기요양인정 신청에 대한 공단 혹은 지자체의 조사

① 공단 소속 직원 혹은 공단에서 의뢰받은 시, 군, 구의 직원이 조사

1. 신청인의 심신상태
2. 신청인에게 필요한 장기요양급여의 종류 및 내용
3. 그 밖에 장기요양에 관하여 필요한 사항으로서 보건복지부령으로 정하는 사항

② 조사를 하는 자는 조사일시, 장소 및 조사를 담당하는 자의 인적사항 등을 미리 신청인에게 통보 한다

③ 공단 또는 조사를 의뢰받은 시 · 군 · 구는 조사를 완료한 때 조사결과서를 작성한다.

4. 등급판정 : 장기요양등급판정위원회

① 공단은 조사가 완료된 때 조사결과서, 신청서, 의사소견서, 그 밖에 심의에 필요한 자료를 장기요양등급판정위원회에 제출하여야 한다.

② 등급판정위원회는 신청인이 신청자격요건을 충족하고 6개월 이상 동안

혼자서 일상생활을 수행하기 어렵다고 인정하는 경우 심신상태 및 장기요양이 필요한 정도 등 등급판정기준에 따라 장기요양급여를 받을 자로 판정한다.

③ 등급판정위원회는 신청인이 신청서를 제출한 날부터 30일 이내에 장기요양등급판정을 완료하여야 한다. 다만, 신청인에 대한 정밀조사가 필요한 경우 등 기간 이내에 등급판정을 완료할 수 없는 부득이한 사유가 있는 경우 30일 이내의 범위에서 이를 연장할 수 있다.

5. 장기요양인정서 발급 및 송부

① 공단은 등급판정위원회가 장기요양인정 및 등급판정의 심의를 완료후 장기요양인정서를 작성하여 수급자에게 송부

1. 장기요양등급
2. 장기요양급여의 종류 및 내용
3. 그 밖에 장기요양급여에 관한 사항으로서 보건복지부령으로 정하는 사항

② 수급자로 판정받지 못한 신청인에게 그 내용 및 사유를 통보하여야 한다. 이 경우 시장 · 군수 · 구청장(자치구의 구청장을 말한다. 이하 같다)은 공단에 대하여 이를 통보하도록 요청할 수 있고, 요청을 받은 공단은 이에 응하여야 한다.

③ 장기요양인정서를 송부하는 때 장기요양급여를 원활히 이용할 수 있도록 월 한도액 범위 안에서 표준장기요양이용계획서를 작성하여 이를 함께 송부하여야 한다.

6. 장기요양인정의 유효기간

① 장기요양인정의 유효기간은 최소 1년이상

7. 장기요양인정의 갱신

① 장기요양인정의 갱신 신청은 유효기간이 만료되기 전 30일에 실시

8. 장기요양등급 등의 변경

① 장기요양급여를 받고 있는 수급자는 장기요양등급, 장기요양급여의 종류 또는 내용을 변경하여 장기요양급여를 받고자 하는 경우 공단에 변경신청을 하여야 한다.

2
대통령령에 의한 노인성 질환

〈별표 1〉 노인성 질병의 종류(제2조 관련)

구분	질병명	질병코드
1. 한국표준질병 · 사인분류	가. 알쯔하이머병에서의 치매	F00
	나. 혈관성 치매	F01
	다. 달리 분류된 기타 질환에서의 치매	F02
	라. 상세불명의 치매	F03
	마. 알쯔하이머병	G30
	바. 거미막밑 출혈	I60
	사. 뇌내출혈	I61
	아. 기타 비외상성 머리내 출혈	I62
	자. 뇌경색증	I63
	차. 출혈 또는 경색증으로 명시되지 않은 뇌중풍	I64
	카. 대뇌경색증을 유발하지 않은 뇌전동맥의 폐색 및 협착	I65
	타. 대뇌경색증을 유발하지 않은 대뇌동맥의 폐색 및 협착	I66
	파. 기타 뇌혈관 질환	I67
	하. 달리 분류된 질환에서의 뇌혈관 장애	I68
	거. 뇌혈관 질환의 후유증	I69
	너. 파킨슨병	G20
	더. 속발성 파킨슨증	G21
	러. 달리 분류된 질환에서의 파킨슨증	G22
	머. 기저핵의 기타 퇴행성 질환	G23
2. 한국표준질병 · 사인분류 (한의)	버. 매병, 노망	자01
	서. 졸중풍	다04
	어. 중풍후유증	다06
	저. 진전(振顫)1	다05
	처. 진전(振顫)2	차02.2

비고

1. 질병명 및 질병코드는 「통계법」 제22조에 따라 고시된 한국표준질병 · 사인분류에 따른다.
2. 진전은 보건복지부장관이 정하여 고시하는 범위로 한다.

3
복지카드 발급순서

장애인복지법 제29조 제1항의 규정에 의하여 장애인의 등록을 신청하고자 하는 자는 별지 제1호 서식에 의한 신청서에 사진(2.5센티미터 3센티미터) 2매를 첨부하여 관할 읍 · 면 · 동장에서 장애인등록 신청서, 장애진단 의뢰서, 장애진단서 양식을 교부 받아 장애진단기관(병원)을 방문하여 장애진단을 받은 후 시장 · 군수 · 구청장(자치구의 구청장에 한한다. 이하 같다)에게 제출하여야 한다.

(뒤 쪽)

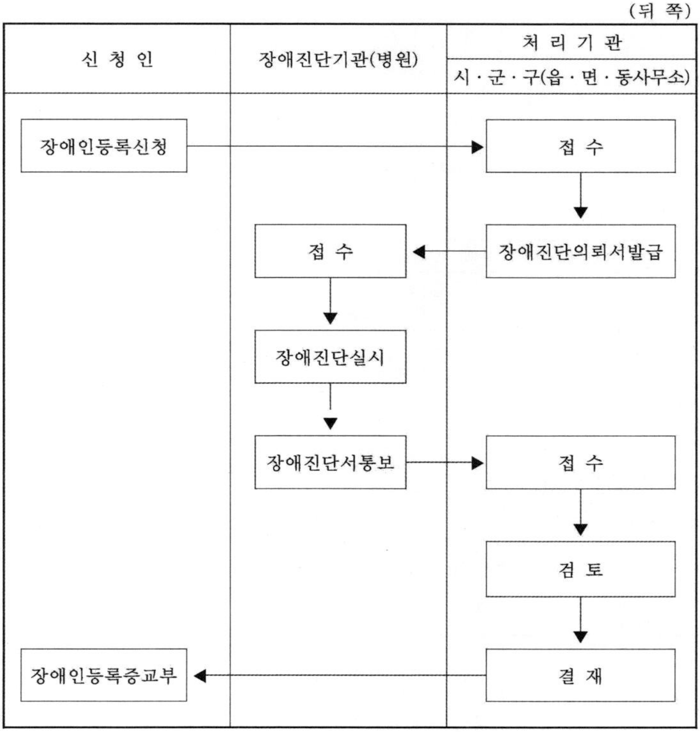

[별지 제1호서식] 〈개정 2001.6.30〉 (앞 쪽)

<table>
<tr><td colspan="9">장 애 인 등 록 신 청 서</td></tr>
<tr><td rowspan="3">장애인</td><td>한글성명</td><td></td><td colspan="2">영문성명
※ 신용카드등과 통합된 장애인등록증을 신청하는 경우에만 기재</td><td></td><td>주민등록번호</td><td colspan="2"></td></tr>
<tr><td>주소</td><td colspan="4"></td><td>전화번호</td><td colspan="3"></td></tr>
<tr><td>장애부위및 상태</td><td colspan="4"></td><td>입 소 시 설 명</td><td colspan="3"></td></tr>
<tr><td rowspan="2">세대주
(보호자)</td><td>성명</td><td></td><td>주민등록번호</td><td colspan="2"></td><td>관계</td><td colspan="2"></td></tr>
<tr><td>주소</td><td colspan="3"></td><td>전화번호</td><td colspan="4"></td></tr>
<tr><td>상담소견</td><td colspan="8">장애부위 및 상태 : (해당란에 ☑표시)
□ 장애인복지법시행규칙 별표 1의 규정에 의한 장애에 해당하는 것으로 판단되므로 진단기관에 장애진단을 의뢰
□ 장애인복지법시행규칙 별표 1의 규정에 의한 장애에 해당하지 아니하는 것으로 판단됨</td></tr>
<tr><td>복지요구</td><td colspan="8">□ 재활보조기구 지원 □ 학비 □ 직업훈련
□ 장애수당등 □ 취업알선 □ 시설입소
□ 특수교육 □ 자금대여 □ 기타</td></tr>
<tr><td colspan="9">신용카드 또는 직불카드와 통합된 장애인등록증을 교부받고자 하는 분은 아래의 사항을 기재하십시요.</td></tr>
<tr><td colspan="9">□ 신용 □ 직불 □ 기타 ※ 공무원이 기재합니다.</td></tr>
<tr><td rowspan="2">장애인</td><td>직장명</td><td></td><td>부서/직위</td><td>/</td><td>휴대폰</td><td colspan="3">☎)</td></tr>
<tr><td>직장주소</td><td colspan="2"></td><td>직 장
전화번호</td><td colspan="4">☎)</td></tr>
<tr><td rowspan="4">보호자</td><td>성명 한글</td><td></td><td rowspan="2">주민등록
번 호</td><td rowspan="2"></td><td rowspan="2">장애인과의
관계</td><td colspan="3" rowspan="2"></td></tr>
<tr><td>성명 영문</td><td></td></tr>
<tr><td>직장명</td><td></td><td>부서/직위</td><td>/</td><td>휴대폰</td><td colspan="3">☎)</td></tr>
<tr><td>직장주소</td><td colspan="3"></td><td>직장전화
번호</td><td colspan="3">☎)</td></tr>
<tr><td rowspan="2">대금결제</td><td>대금청구지</td><td colspan="4">①자택 ②직장</td><td colspan="3" rowspan="2">비밀번호
□□□□</td></tr>
<tr><td>대금결제일</td><td colspan="4">①1일 ②5일 ③11일 ④17일</td></tr>
<tr><td>자동이체신청</td><td>금융기관명</td><td></td><td>계좌번호</td><td colspan="2"></td><td>예금주성명</td><td colspan="2"></td></tr>
<tr><td>소유차량</td><td colspan="2">장애인용 LPG자동차</td><td>□ 있음
□ 없음</td><td colspan="2">차량명의</td><td colspan="3">□ 본인
□ 보호자
□ 공동명의</td></tr>
<tr><td colspan="9">장애인복지법 제29조 및 동법시행규칙 제3조의 규정에 의하여 장애인으로 등록하고자 신청합니다.
년 월 일
신청인 (서명 또는 인)
시장 · 군수 · 구청장 귀하</td></tr>
<tr><td colspan="9">구비서류 : 사진(2.5cm×3cm)2매
주민등록증 발급을 위한 사진자료를 활용하는 것에 동의합니다.
(서명 또는 인)</td></tr>
<tr><td colspan="9">※ 자동이체를 신청하는 경우에는 자동이체 금융기관의 계좌번호가 표시된 통장의 사본을 제시하기 바랍니다.
※ 장애인용 LPG자동차 : 장애인자동차표지 발급대상인 LPG자동차(택시등 영업용 제외)를 말합니다.</td></tr>
</table>

210㎜×297㎜
(일반용지 60g/㎡(재활용품))

[별지 제2호서식]

제 호

장 애 진 단 의 뢰 서

성 명 : (주민등록번호 :)

주 소 :

장애유형 :

위 사람의 장애진단을 의뢰하오니 장애인복지법시행규칙 별표 1 장애인의 장애등급표상의 기준 및 동법시행규칙 제2조제2항의 규정에 의한 장애등급 판정기준에 의하여 진단하여 주시기 바랍니다.

. . .

(시장 · 군수 · 구청장) [인]

(의료기관장) 귀하

※ 첨부 : 장애진단서 서식 2부

210㎜×297㎜

(일반용지 60g/㎡(재활용품))

[별지 제3호서식]

<table>
<tr><td colspan="6">장 애 진 단 서</td></tr>
<tr><td rowspan="3">진 단
대 상 자</td><td>성 명</td><td></td><td>성 별</td><td></td><td rowspan="3">사 진
2.5cm×3cm</td></tr>
<tr><td>주민등록번호</td><td></td><td colspan="2"></td></tr>
<tr><td>주 소</td><td colspan="3">(전화번호:)</td></tr>
<tr><td rowspan="5">장애상태</td><td>장 애 명</td><td></td><td colspan="2"></td><td></td></tr>
<tr><td>장 애 부 위
또는 질 환 명</td><td></td><td colspan="2"></td><td></td></tr>
<tr><td>장 애 정 도</td><td></td><td colspan="2"></td><td></td></tr>
<tr><td>장 애 원 인</td><td></td><td colspan="2"></td><td></td></tr>
<tr><td>장애발생시기</td><td></td><td colspan="2"></td><td></td></tr>
<tr><td>진 단 의
사 소 견</td><td colspan="5"></td></tr>
<tr><td>장애등급</td><td colspan="5">( )장애인 급 호</td></tr>
<tr><td>재 판 정</td><td>필요사유</td><td></td><td>재판정할 시기</td><td colspan="2"></td></tr>
<tr><td colspan="6">장애인복지법 제29조 및 동법시행규칙 제3조제3항의 규정에 의하여 장애진단 결과를 통보합니다.

. . .

진단의사명 (서명 또는 인)
(의사면허번호)
진단기관명 [인]
(시청 · 군수 · 구청장) 귀하</td></tr>
<tr><td colspan="6">※ 비 고
1. 장애진단 및 진단서 발행시 진단받는 자가 본인임을 확인하여야 하며, 진단서는 진단을 의뢰한 시장 · 군수 또는 구청장에게 우송하여야 합니다.
2. 장애등급란은 장애복지법시행규칙 제2조의 규정에 의한 등급을 기재합니다.</td></tr>
</table>

210㎜×297㎜

(보존용지(1종) 70g/㎡)

4 장애인 보장구 지급 절차 및 사용법

장애인 보장구 의료급여 지원절차

1. 개 요

- 목 적
  - 장애인보장구 지급목적은 장애인의 손상된 신체부위를 보완해 주고 일상생활에 편리함을 더해주기 위한 목적으로 운영
- 지원대상
  - 장애인복지법에 따라 등록한 장애인
- 관련법령 : 의료급여법 제13조, 동법 시행규칙 제25조

2. 장애인보장구 지급기준

1) 장애인보장구 지급시 보장기관 자체 계획수립

- 추진배경
  - '05.6월부터 장애인의 이동권보장을 강화하기 위해 의료급여 항목에 전동휠체어, 전동스쿠터 등 고가 장비를 새롭게 추가
  - 운영과정에서 동 보장구에 대한 수요 편중 현상이 심각하고, 상대적으로 타 보장구 수요자의 불이익이 발생하며, 예산부족으로 지급지연 등 민원 발생
- 장애인보장구 지급계획 수립 및 지급시기 조정
  - 보장기관은 고가보장구에 지나치게 편중되지 않도록 자체 운영계획을 세워 타 보장구 수요자가 불이익을 받지 않도록 운영
  - 현재 장애인보장구 지급시 선착순 방식으로 운영하고 있으나, 예산사정에 따라 보장구 지급계획을 자체적으로 수립

2) 지원절차

【장애인 보장구 지급절차】

① 장애인보장구 처방	● 장애인진단서를 처방할 수 있는 의사에 한함 - 장애인복지법 시행규칙 제3조제2항의 규정에 의한 장애유형별 판정기준에 의한 장애진단이 가능한 의사가 발행한 장애인보장구 처방전만을 인정
② 신 청	● 수급권자 본인, 그 가족 및 법정대리인(수급자격 결정신청, 보장구처방전사본제출) - 판매업자 대행 불가
③ 보장기관의 수급 자격 여부 판단	● 시 · 군 · 구에서 수급적격여부 판단기준에 의한 적격 · 부적격여부를 신청자에게 서면 통보 - 수급적격여부 판단을 위해 필요시 읍 · 면 · 동에 의뢰하여 실태조사 등을 실시할 수 있음
④ 보장구 구입	● 보장구 판매 · 제조업체에서 보장구 구입 - 보장구처방전 및 적격통지공문을 업체에 제출
⑤ 보장구 검수	● 장애인보장구 처방전을 발급할 수 있는 의사에 한하며, 검수확인서 발급 - 판매업자 대행 불가
⑥ 구입비용지급청구	● 수급권자 본인, 그 가족 및 법정대리인이 시장 · 군수 · 구청장에게 보장구 급여비에 대한 지급청구
⑦ 구입비용지급	● 보장구 급여비의 지급청구를 받은 시장 · 군수 · 구청장은 그 지급여부를 결정한 후 지체없이 지급 ● 수급권자 본인 및 그 가족, 법정대리인에게 지급하되, 수급권자가 판매 · 제조업체에게 지급을 요청시 판매 · 제조업체에 지급 가능
⑧ 사후점검	● 급여지급 후 1월이내

① 보장구 처방

- 장애인복지법 시행규칙 제3조제2항에 의한 장애인진단서를 발급할 수 있는 의사의 처방전만을 인정

〈붙임〉 장애유형별 장애진단기관 및 전문의(근거 : 장애등급판정기준(보건복지부고시 제2003-37호))

② 신청

- 보장구 신청은 의료급여법 시행규칙 제25조에서 "장애인 보장구에 대하여 급여를 받고자 하는 자" 라고 규정하고 있어, 수급권자 본인, 그 가족 및 법정 대리인에 한해 신청이 가능

- 장애인 보장구 판매업체가 신청을 대행할 수 없음에 유의

- 시설에 거주하는 수급자의 경우에 집단적으로 전동휠체어 또는 전동스쿠터 등 고가 보장구를 신청하는 경우에는 관리문제 등을 고려하여 해당 시설에 전동휠체어 또는 전동스쿠터 지급요건에 맞는 시설의 수급자의 규모를 고려하여 지급할 것

- 지급상한 : 전동휠체어 또는 전동스쿠터 지급요건에 맞는 의료급여 수급자 5명당 1대

③ 보장기관의 수급자격 여부 판단

- 수급 적격여부 판단 기준
  - 보장기관에서는 당해 의료급여 수급권자가 의료급여법 시행규칙 별표2에 규정한 품목의 용도에 적합한 장애유형을 가지고 있는지를 가구방문 등을 통해 확인한 후 지원여부를 결정
  - 당해 보장구를 활용할 수 있는 물리적 환경이 되는지, 보조인이 존재하는지, 보장구 조작이 가능한 신체의 활동성 및 연령 등을 고려하여 결정

  ◇ 필요시 실태조사는 읍 · 면 · 동에 의뢰 · 실시 가능

  - 보장기관은 보건복지행정시스템을 활용하여 보장구를 신청한 의료급여 수급권자의 이력정보 조회를 통해 기존에 유사 품목을 지원받은 사례가

있는지를 확인하여 중복지원을 방지

◇전동스쿠터와 전동휠체어는 중복지급 불가

◇보장기관은 기존 국민건강보험 가입자였다가 의료급여 수급자로 전환된 경우에는 국민건강보험공단에 보장구 구입사실을 확인한 후 이중지급 방지

- 부적격한 것으로 판단되는 경우
  - 보장기관에서는 해당 의료급여 수급권자에게 의사의 보장구 처방이 부적합하다고 판단되는 경우에는 처방전을 발행한 의료기관에 1차 확인을 하고, 필요시에 관내에 있는 재활의학과 전문의 등에 대하여 재판정을 의뢰할 수 있음
  - 보장기관은 의사의 처방전 발급과정에서 허위 진단 등으로 드러날 경우에는 관련서류 등 증빙자료를 확보하여 의료급여법 제35조제1항제2호의 규정에 의해 고발조치
- 장애인보장구 정보제공
  - 보장기관은 장애인이 보장구를 구입하기 전에 보장구 판매업체 및 보장구에 대한 제품정보 등을 제공하여 장애인에게 선택의 폭을 넓히도록 할 것

④ 보장구 구입(판매 · 제조업소)

- 보장구 판매 · 제조업체는 의사의 처방전에 적합한 보장구 및 제조번호 또는 제조업자(또는 수입자), 연락처 등이 표기된 보장구 판매

⑤ 장애인보장구 검수확인서 발급

- 의료급여 수급권자가 보장구를 받은 경우에 장애인진단서를 발급할 수 있는 의료기관의 의사에게 검수확인서를 발급받아 보장기관에 제출하여야 함
- 보장기관은 보장구 판매업체의 검수확인서 대행 및 의사의 검수확인서 부실 발행행위를 확인한 경우 의료급여법 제35조제1항제2호의 규정에 의해 고발 조치

⑥ 보장구 구입비용 지급청구

- 보장구 급여비의 지급청구를 받은 시장 · 군수 · 구청장은 그 지급여부를 결정한 후 지체없이 지급
- 의료급여법 시행규칙 제25조의 "장애인 보장구에 대하여 급여를 받고자 하는 자" 의 범위는 수급권자 본인 및 그 가족, 법정대리인에 한함

⑦ 보장구 구입비용 지급

- 보장구 구입비용은 원칙적으로 수급권자 본인 및 그 가족, 법정대리인에게 지급
- 다만, 수급권자가 판매 · 제조업체에게 지급할 것을 요청시에는 판매 · 제조업체에 지급 가능(의료급여법 시행규칙 제25조제3항)

⑧ 사후 점검

- 보장기관은 의료급여 수급권자에게 보장구 구입비용을 지급한 후 1개월 이내에 가구방문을 실시하여 당해 보장구가 취지에 맞게 활용되고 있는지를 확인할 것
- 장애인 보장구 지급후 내구연한 내에 의료급여 수급권자가 사망 및 기타 사유로 당해 보장구를 사용할 수 없는 경우에는 자진 반납 또는 기부 유도 등을 통해 시설에 제공하는 등 재활용이 가능토록 할 것

3) 장애인 보장구 부적정 수급자에 대한 조치

- 부당이득 징수 절차에 의해 장애인 보장구 또는 보장구 비용에 상당하는 금액의 전부 또는 일부를 징수함(의료급여법 제23조)
- 장애인 보장구를 속임수 또는 부정한 방법으로 의료급여를 받은 자 또는 제3자로 하여금 장애인 보장구를 받게 한 자를 대상으로 고발 조치(의료급여법 제35조)

3. 시행일 : 2006년 9월 15일부터

〈붙임1〉 장애유형별 장애진단기관 및 전문의

구분	장애유형(15종)	장애진단기관 및 전문의
신체적 장애	지체장애	(1) 절단장애 : X-Ray 촬영시설이 있는 의료기관의 의사 (2) 척추장애 : X-Ray 촬영시설 및 근전도검사장비와 기타검사장비가 있는 의료기관의 재활의학과 · 정형외과 · 신경외과 · 신경과 전문의 (3) 기타 지체장애 : X-Ray 촬영시설 등 검사장비가 있는 의료기관의 재활의학과 · 정형외과 · 신경외과 · 신경과 전문의
	뇌병변장애	의료기관의 재활의학과 · 신경외과 · 신경과 전문의
	시각장애	시력 또는 시야결손정도의 측정이 가능한 의료기관의 안과 전문의
	청각장애	청력검사실과 청력검사기(오디오미터)가 있는 의료기관의 이비인후과 전문의
	언어장애	의료기관의 재활의학과 전문의 또는 언어치료사가 배치되어 있는 의료기관의 이비인후과 · 정신과 · 신경과 전문의
	신장장애	장애인등록 직전 1개월이상 투석치료를 하고 있는 의료기관의 의사 또는 의료기관의 신장이식을 시술한 전문의
	심장장애	(1) 장애인등록 직전 1년이상 지속적으로 진료한 의료기관의 내과(순환기분과) 전문의 (2) (1)에 해당하는 전문의가 없는 경우 의료기관과 내과(순환기분과)전문의가 진단할 수 있으나 장애인등록 직전 1년이상의 내과(순환기분과) 진료기록 등을 확인하여야 함
	호흡기장애	장애인등록 직전 2개월이상 진료한 의료기관의 내과(호흡기분과) · 흉부외과 · 소아과 · 결핵과 전문의
	간장애	장애인등록 직전 2개월이상 진료를 한 의사로서 의료기관의 내과(소화기분과) · 외과 · 소아과 전문의
	안면장애	의료기관의 성형외과 또는 피부과 전문의
	장루 · 요루장애	의료기관의 외과 전문의(단, 요루는 비뇨기과 전문의 포함)
	간질장애	장애인등록 직전 6개월이상 진료한 의료기관에서 근무하는 신경과 · 신경외과 · 정신과 · 소아과(소아의 경우만) 전문의
정신적 장애	지적장애	의료기관의 정신과 또는 재활의학과 전문의
	정신장애	장애인등록 직전 1년이상 지속적으로 진료한 의료기관의 정신과 전문의
	자폐성장애	의료기관의 정신과(소아정신과) 전문의

〈붙임2〉 전동휠체어, 전동스쿠터 및 휠체어 지급 기준

구분	전동 휠체어	전동 스쿠터	휠체어
지급기준	휠체어 지급대상에 해당되는 자 중 보행이 불가능하고 팔 기능이 약화 또는 전폐되어 수동휠체어를 혼자서 조작할 수 없는 자로, 다른 사람의 도움 없이 전동휠체어를 안전하게 작동할 수 있는 경우 사용	휠체어 지급대상에 해당하는 자 중 상지기능에 이상이 있거나, 이상이 없는 경우에도 수동휠체어를 완전하게 조작이 어렵거나 불가능한 자로, 다른 사람의 도움 없이 전동스쿠터를 안전하게 작동할 수 있는 경우 사용	지체장애 및 뇌병변장애에 대한 보행보조를 위한 보조기구
기준금액	209만원	167만원	48만원
내구연한	6년	6년	5년
하지기능	보행불가	보조기 등 이용시 실내 등 단거리 보행가능	보행불가 또는 보조기 이용시 실내 등 단거리 보행가능
상지기능	한쪽의 기능이 최소한 전폐되어야 하며, 다른 한쪽의 기능이 약하게 남아있는 경우	약화 또는 일부 사용가능	양팔사용가능 또는 전폐(보조자 필요)
보장구로 이동시 보조자 필요여부	불필요	불필요	불필요 또는 필요(상지기능전폐시)
사용장소	실내외	실외	실내외
보조자 없이 수동휠체어 사용가능 여부	불가능	불가능	가능 또는 상지기능전폐시 불가능

보장구 사용법

지팡이 사용하기

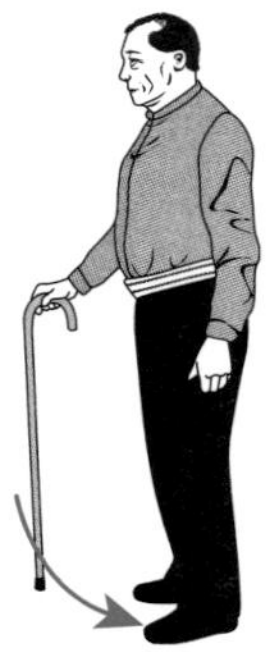

지팡이는 균형을 잡는데 도움이 되며 단발 지팡이에는 체중을 싣기 어려우며, 체중을 싣기 위해서는 네발 지팡이를 사용하는 것이 좋다. 편마비 환자의 경우, 지팡이는 건강한 쪽 손을 사용하여 지팡이의 길이는 사용하는 환자의 발바닥에서 대퇴골(greater trochanter)까지의 길이로 하며, 지팡이를 잡고 바로 섰을 때 팔목관절이 20도 정도 굴전 되는 길이의 지팡이를 고르면 된다. 의료용 지팡이는 재활의학과 전문의의 처방을 받아 구입하고, 사용하기 전에는 물리치료사나 작업치료사의 도움을 받도록 한다.

보행기(워커) 사용하기

보행기는 양쪽 다리에 어느 정도 몸을 지탱할 수 있는 환자에게 사용하며 균형 감각이 부족한 사람에게 안정감을 제공할 수 있다. 보행기의 높이는 사용할 환자의 앞 12인치 전방에 놓고 양손으로 보행기를 잡았을 때 양쪽 팔목관절이 20도 정도 굴전 되는 높이로 조정하여 사용한다. 보행기는 재활의학과 전문의의 처방을 받아 구입하고, 사용하기 전에는 물리치료사나 작업치료사의 도움을 받도록 한다.

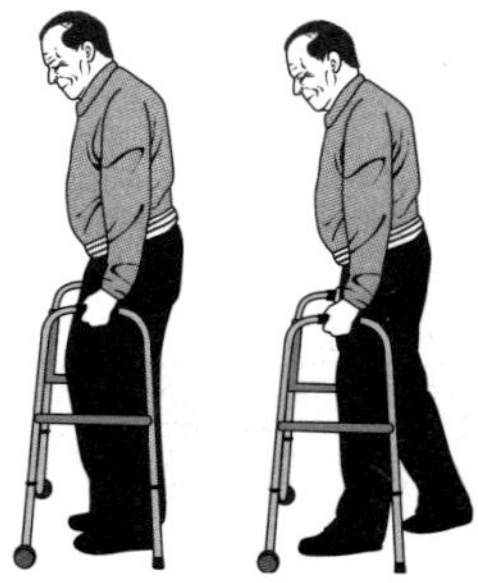

목발 사용하기(그림: 별책 158쪽 10-11)

목발은 한 쪽 다리에 체중을 싣지 못하거나. 일부의 체중만 싣는 경우에 사용한다. 목발의 길이는 환자가 선 자세에서 겨드랑이 앞쪽에서부터 발끝에서 바깥쪽으로 3인치 정도 가도록 하는 길이가 적당하다. 또한 목발을 잡았고 섰을 때 팔목관절이 30도 굴전되도록 손잡이 높이를 조절하여 사용한다. 목발은 재활의학과 전문의의 처방을 받아 구입하고, 사용하기 전에는 물리치료사나 작업치료사의 도움을 받도록 한다.

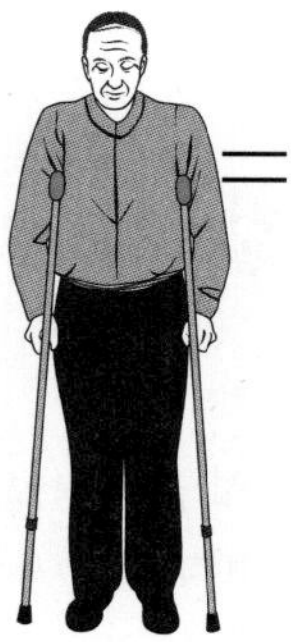

휠체어 사용하기

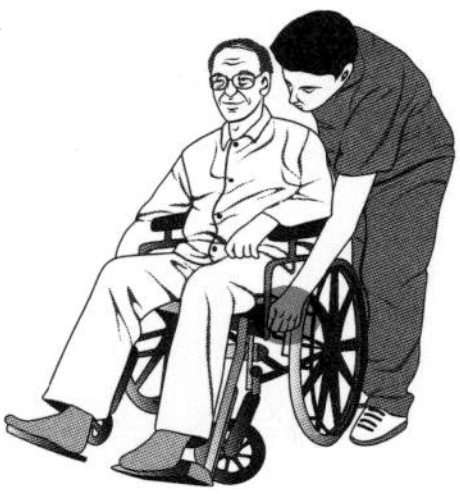

휠체어는 위에 열거한 보장구를 사용하여도 서거나 걷지 못하는 경우에 사용한다. 휠체어 역시 사용하게 될 환자의 상태에 따라서 여러 가지 형태의 휠체어가 있으며, 이는 휠체어의 등받이 높이, 목받침의 필요성, 발판과 손지지대의 분리 여부, 바닥의 깊이 및 폭, 그리고 휠체어를 뒤로 눕힐 수 있는지 여부 등이 달리 처방되어야 한다. 또한 수동 혹은 전동 휠체어 사용 여부 등에 대해 재활의학과 전문의의 처방을 받아 구입하고, 사용하기 전에는 물리치료사나 작업치료사의 도움을 받도록 한다.

보장구 구입 절차

- 생략 (장애인, 보장구, 의료급여 개정지침에 들어 있음)

5
보건복지부에서 제공하는 국민기초생활보장법 활용 안내

집필자 보건복지부 - mohwpr (2007-04-30 15:55)
http://kin.naver.com/userinfo/open100_list.php?member_id=mohwpr&state=&page=3

(1) 국민기초생활 보장제도

Q. 국민기초생활보장제도란?

A. 국민기초생활보장제도란 최저생계비 이하의 생활을 하는 저소득층에게 필요한 각종급여(생계급여, 주거급여, 교육급여, 장제급여, 해산급여, 의료급여, 자활급여 등)를 지급하여 최저생활을 보장하고 자활을 할 수 있도록 지원하는 제도입니다

Q. 긴급지원.. 어디로 ... 어떻게 신청하나?

A. "희망의 전화129" 또는 해당 거주지 시, 군, 구청 사회 복지과로 신청하시면 됩니다

Q. 국민기초생활보장수급자의 선정기준은 어떻게 되나요?

A. 국민기초생활보장수급자 선정은 소득인정액(소득평가액+재산의 소득환산액)이 보건복지부 장관이 매년 공표하는 최저생계비 이하('06년 4인가구기준 1,170,422원)이고, 부양의무자가 없거나 부양의무자가 있어도 부양을 받을 수 없는 상황으로 기본적인 생계유지를 위해 국가의 보호가 필요하다고 시 · 군 · 구청장이 인정할 때 가능합니다.

● 가구별 최저생계비(현금급여기준)
- 1인가구 418,309원 (357,909원) 2인가구 700,849원(599,653원)
- 3인가구 939,849원 (804,143원) 4인가구 1,170,422원(1,001,424원)
- 5인가구 1,353,242원(1,157,846원) 6인가구 1,542,382원(1,319,677원)

Q. 부양의무자는 어디까지 입니까? 일반적으로 같이살 경우에만 부양의무 적용이 성립되는 것 아닙니까?

A. 국민기초생활보장법에 의한 부양의무자란 아래와 같은 경우에 해당되며, 부양의무관계에 있는 경우에는 같이 사느냐 안 사느냐, 또는 친권이 누구에게 있느냐 상관없이 부양의무자에 해당됩니다.

● 국민기초생활보장법 제2조에 의한 부양의무자
- 수급권자의 배우자
- 수급권자의 1촌의 직계혈족 및 배우자(부모,아들,딸,며느리,사위)
- 수급권자와 생계를 같이하는 2촌이내의 혈족((외)조부모,(외)손자녀, 형제, 자매)

Q. 부양능력이 있는 부양의무자가 있어 보호가 부적합하나 실직적으로 부양의무자로부터 부양을 받지 못하고 있는 경우에는 어떻게 해야 하나요?

A. - 부양의무자가 부양능력이 있으나, 수급권자는 사실상 부양을 받지 못하고 있다고 인정되는 경우에는 우선 수급자로 선정하고, 부양의무자의 경제능력, 부양거부 · 기피 사유 등을 감안하여 보장비용을 징수할 수 있습니다.

- 다만 실질적인 가족관계 단절로 인하여 부양받지 못하는 경우에는 예외적으로 보장비용을 징수하지 않을 수도 있습니다.(부모가 재혼하여 자녀를 부양하지 않고 있는 경우, 학대 · 외도 등 과거 가족간의 부양기피 사유를 이유로 부양의무자가 부양을 기피하는 경우 등)

- 부양의무자의 부양거부 · 기피등에 대한 조사는 사회복지담당자가 수급권자 및 부양의무자에 대하여 부양거부 · 기피의 주관적 의사 및 객관적 사유, 가족구성, 성장과정등 여러 가지 사실확인 및 부양을 거부 · 기피할 만한 사유가 있는지, 실질적으로 가족관계가 단절되어 있는지 등을 파악하여 결정하게 됩니다.

집필자 보건복지부 - mohwpr (2007-04-30 16:31)

Q. 국민기초생활보장 수급자 신청은 어떤 절차에 의해서 신청하나요?

A. - 국민기초생활보장 수급자 가구의 거주지를 관할하는 읍 · 면 · 동사무소 사회복지담당자와 상담등을 통하여 신청하시면 됩니다.(복지대상자 보장/급여(변경) 신청서(서식 1호))

- 급여신청을 한 경우에는 관할 읍면동사무소 사회복지담당자가 가구실태에 전반적인 사항을 조사하여 시군구청장이 급여결정을 하게 됩니다.
- 특별한 사유가 없는 한 14일 이내에 통지하도록 하고 있으나 부양의무자 조사 등에 시일을 요하는 경우에는 30일 이내에 통지하도록 하고 있습니다.

Q. 소득평가액이란 어떤 소득들을 적용하나요?

A. - 소득평가액 = 실제소득

- 가구특성에 따른 지출요인을 반영한 금품
- 근로활동을 통해 얻은 소득에 대한 공제액

● 소득조사

◇ 실제소득에 포함되는 소득(조사대상 소득)

- 근로소득
- 사업소득 : 농림어업, 도소매업, 제조업, 기타 사업을 통해 얻는 소득
- 재산소득 : 임대소득 및 이자소득
- 기타소득 : 사적이전소득, 부양비, 공적이전소득
- 추정소득 : 주거 및 생활실태로 보아 소득이 없다고 인정하기 어려운 자에 대하여

◇ 공제소득

- 가구특성에 따른 지출비용 : 경로연금(노인복지법), 장애수당, 장애아동부양수당 및 보호수당(장애인복지법), 아동양육비(모부자복지법), 소년소녀가정세대 지원금, 고엽제후유의증환자수당 중 장애인복지법에 의한 장애수당에 해당하는 금액, 만성질환 등의 치료 · 요양 · 재활로 인하여 6개월이상 지속적으로 지출하는 의료비(의료기관의 진단서 및 진료비 영수증 첨부), 자동차손해배상보장법에 의한 재활보조금, 자신의 소득에서 지출하고 있는 중고등학생의 입학금 · 수업료, 국민연금에 가입한 수급자의 본인부담분 연금보험료의 50%에 해당하는 금액
- 근로소득 공제액 : 장애인이 직업재활사업에 참여해 얻은 소득, 자활공동체에 참가하여 얻은 소득, 학생이 얻은 근로소득 및 사업소득, 공공근로에 참가하여 얻은 소득에 대하여 30%를 소득에서 공제

Q. 재산의소득환산액 산정방식을 알고 싶습니다.

A. 재산의 소득환산액이란 전체 재산 중 기본공제액과 인정된 부채액을 차감한 재산에 대하여 재산의 종류별로 각기 다른 환산율을 적용하여 산출한 금액

● 재산의 소득환산 방식

재산의 소득환산액

= (재산의종류별가액 - 기본공제액 - 부채) × 재산의 종류별 소득환산율

● 재산의 종류별 구분

◇ 일반재산 : 조사일 현재의 시가를 기준으로 파악된 재산 ⇒ 월 4.17%

- 건축물, 토지, 주택 · 상가 등에 대한 임차보증금, 선박, 기타 가축 · 종묘 등 100만원 이상의 동산
- 지방세법에 의한 자동차(제196조의2) 중 일부(아래 표 참조)

◇ 금융재산(생활준비금 300만원, 3년이상 장기금융저축액(1가구 1통장 연300만원 한도), ⇒ 월 6.26%

- 조사대상 가구의 가구원 명의의 현금, 수표, 어음, 주식, 국 · 공채 등 유가증권, 예금, 적금, 부금, 저축성보험 및 금전신탁 등

◇ 승용차 ⇒ 월 100%

- 지방세법에 의한 자동차(제196조의2) 중 일반재산에 해당되지 않는 자동차

<자동차의 재산종류 구분>

● 일반재산

◇승용자동차 중 다음의 차량

- 2000cc 미만의 장애인 사용 차량
- 1500cc 미만의 다음 차량
  - 생업에 직접적으로 사용하고 있는 차량(출퇴근용 및 용도가 불명확한 차량 제외)
  - 질병, 부상 등에 따른 불가피한 소유 차량
  - 차령 11년 이상인 차량

◇승합자동차 중 생업용 차량 및 장애인사용 2000cc미만 차량

◇이륜자동차 중 50cc 이상 260cc 미만 차량

◇화물자동차 중 콘크리트믹서트럭, 생업용 또는 2000cc 미만의 장애인사용 차량

◇압류 등으로 폐차, 매매 및 운행이 불가능한 자동차

◇승용차

◇승용자동차(단, 일반재산으로 분류되는 차량은 제외)

◇승합자동차(단, 일반재산으로 분류되는 차량은 제외)

◇이륜자동차 중 260cc 이상

◇화물자동차 중 밴형 화물자동차(다만, 생업용 또는 2000cc 미만의 장애인 사용차량을 제외)

◇'06년 기본공제액

- 수급자 : 대도시(3,800만원), 중소도시(3,100만원), 농어촌(2,900만원)
- 부양의무자 : 수급자 기본공제액의 2.5배

* 지역구분 : 대도시 - 특별시 · 광역시의 "구", 중소도시 - 도의 "시", 농어촌 - 도의 "군"

◇부채

- 금융기관의 융자금, 공증된 사채 등으로 주택매입, 전세자금, 생계유지를 위한 사업자금이나 의료비, 학비 등에 사용한 것이 명백한 경우에 부채로 인정하여 재산가액에서 공제
- 부채공제 방식 : 일반재산, 금융재산의 순서로 차감(승용차 가액에서는 차감하지 않음)

◇재산의 종류별 소득환산율('06년 적용)

- 일반재산(월4.17%), 금융재산(월 6.26%), 승용차(월100%)

Q. 수급자 선정과 관련하여 차량을 소유하고 있는 경우 수급자가 될 수 있나요? 될 수 있다면 어떤 기준을 적용하고 있나요?

A. 승용차를 보유하는 경우 국민기초생활보장수급자로 선정 · 보호하기 곤란하다는 현재의 국민정서를 감안하여 월 100% 환산율을 적용하고 있습니다.

다만, 승용자동차 중 2000cc미만의 장애인 사용 차량, 1500cc 미만의 다음 차량(생업에 직접적으로 사용하고 있는 차량(출퇴근용 및 용도가 불명확한 차량 제외), 질병, 부상 등에 따른 불가피한 소유차량, 차량 11년 이상인 차량)에 대해서는 일반재산 기준으로 적용하고 있습니다.

집필자 보건복지부 - mohwpr (2007-04-30 16:36)

Q. 국민기초생활보장수급자에게 지급되는 생계급여, 주거급여는 어떤식으로 지급되며 상세한 내용을 알고 싶습니다.

A. 기초생활보장법에 의한 급여의 기본원칙은 수급자가 자신의 생활의 유지. 향상을 위하여 그 소득이나 재산뿐만 아니라 근로능력 등을 활용하여 최대한 노력하는 것을 전제로 이를 보충 발전시키는 것을 기본원칙 으로 하고 있으며 또한 부양의무자의 부양과 다른 법령에 의한 보호는 이 법에 의한 급여에 우선하여 행하여지는 것으로 하고 있습니다. 그러한 노력으로도 최저생활을 유지해 나갈 수 없는 경우 그 부족분에 대해서만 국가가 지원하도록 하고 있습니다.

이러한 급여의 기본원칙을 적용하여 수급자에게 지원하는 생계. 주거급여는 현금급여기준액(06년도 기준 4인가구 1,001,424원)에서 수급자와 부양의무자 가구의 소득 및 재산, 생활실태에 따라 산정된 소득인정액을 차감한 나머지 금액을 생계. 주거급여로 지원해주는 보충급여제입니다.

즉 4인가구의 경우 가구의 모든 생활실태 조사결과 소득인정액이 50만원이 산출되었을 경우 501,424원을 생계 · 주거급여로 지원하게 됩니다. (1,001,424원 - 500,000원 = 501,424원)

- 가구별 현금급여기준
  - 1인가구 357,909원 2인가구 599,653원 3인가구 804,143원 4인가구 1,001,424원
  - 5인가구 1,157,846원 6인가구 1,319,677원

Q. 국민기초생활보장수급자에게 지급되는 교육급여, 장제급여, 해산급여, 의료급여등은 어떤식으로 지급되며 상세한 내용을 알고 싶습니다.

A. 교육급여는 기초생활 수급자중 중 · 고등학교 입학 또는 재학하는 자 및 이외 동등한 학력이 인정되는 각종학교 등에 참가하는 자에게 지급되며, 입학금 · 수업료, 교과서대, 부교재비, 학용품비를 지원하며 지원액은 아래와 같습니다.

- 교육급여('06년도 기준)
  - 입학금 · 수업료 전액,
  - 교과서대(1인당 10만원, 연1회)
  - 부교재비 : 중학생(1인당 30천원, 연1회)
  - 학용품비 : 중.고등학생 1인당 42천원(학기당 21천원씩 연 2회)
- 학비신청 : 거주지 시군구(읍면동)

수급자가 해산이나 사망시 해산 · 장제급여신청서를 작성하여 거주지 읍면동에 신청하며, 지급액은 아래와 같습니다.

- 해산급여 : 출산시 50만원(쌍둥이 75만원 추가)
- 장제급여 : 사망자 1인당 근로능력자가구(40만원), 근로무능력자가구(50만원)

- 장제급여는 장제를 치르는 자에게 지급

Q. 급여결정 후 이의가 있는 경우 이의신청절차는 어떻게 하나요?

A. 급여신청을 한 자는 시장 · 군수 · 구청장의 처분에 이의가 있는 경우 그 결정의 통지를 받은 날부터 60일 이내에 거주지 시군구(읍 · 면 · 동)에 서면 또는 구두로 이의신청을 할 수 있습니다.

Q. 조건부 수급자란 무엇이며, 조건을 이행하지 않을 경우 어떻게 되나요?

A. 조건부수급자는 국민기초생활보장 수급자로 선정된 자 중에서 근로능력이 있어(18세 이상 64세 이하) 자활사업 참여를 조건으로 생계급여를 지급받는 자(국민기초생활보장법 제9조5항)를 말합니다.

조건부 수급자로서 근로능력이 있는 사람이 조건이행을 하지 않을 경우에는 생계급여가 중지("놀고 먹는 복지" 라는 반론이 나타남)되거나 주거 및 생활실태를 감안하여 추정소득을 부과할 수 있습니다.

Q. 부정수급자는 어떻게 되나요?

A. 사위 기타 부정한 방법에 의하여 국민기초생활보장법에 의한 급여를 받거나 타인으로 하여금 급여를 받게 한 경우에는 그로 인하여 받은 비용의 전부 또는 일부를 징수할 수 있습니다.(법 제46조) 이와 별도로 1년 이하의 징역, 500만원 이하의 벌금, 구류 또는 과료에 처할 수 있습니다.

(2) 국민기초생활보장 수급자 신청 방법

Q. 국민기초생활보장 수급자 신청은 어떤 절차에 의해서 신청하나요?

A. 국민기초생활보장 수급자 가구의 거주지를 관할하는 읍 · 면 · 동사무소 사회복지담당자와 상담등을 통하여 신청하시면 됩니다.(복지대상자 보장/급여(변경) 신청서(서식 1호))

급여신청을 한 경우에는 관할 읍면동사무소 사회복지담당자가 가구실태에 전반적인 사항을 조사하여 시군구청장이 급여결정을 하게 됩니다.

특별한 사유가 없는 한 14일 이내에 통지하도록 하고 있으나 부양의무자 조사 등에 시일을 요하는 경우에는 30일 이내에 통지하도록 하고 있습니다.

Q. 소득평가액이란 어떤 소득들을 적용하나요?

A. 소득평가액 = 실제소득

- 가구특성에 따른 지출요인을 반영한 금품
- 근로활동을 통해 얻은 소득에 대한 공제액

※소득조사

● 실제소득에 포함되는 소득(조사대상 소득)

- 근로소득
- 사업소득 : 농림어업, 도소매업, 제조업, 기타 사업을 통해 얻는 소득
- 재산소득 : 임대소득 및 이자소득
- 기타소득 : 사적이전소득, 부양비, 공적이전소득
- 추정소득 : 주거 및 생활실태로 보아 소득이 없다고 인정하기 어려운 자에 대하여

● 공제소득

- 가구특성에 따른 지출비용 : 경로연금(노인복지법), 장애수당, 장애아동부양수당 및 보호수당(장애인복지법), 아동양육비(모부자복지법),

소년소녀가정세대 지원금, 고엽제후유의증환자수당 중 장애인복지법에 의한 장애수당에 해당하는 금액, 만성질환 등의 치료 · 요양 · 재활로 인하여 6개월이상 지속적으로 지출하는 의료비(의료기관의 진단서 및 진료비 영수증 첨부), 자동차손해배상보장법에 의한 재활보조금, 자신의 소득에서 지출하고 있는 중고등학생의 입학금 · 수업료 · 국민연금에 가입한 수급자의 본인부담분 연금보험료의 50%에 해당하는 금액

- 근로소득 공제액 : 장애인이 직업재활사업에 참여해 얻은 소득, 자활공동체에 참가하여 얻은 소득, 학생이 얻은 근로소득 및 사업소득, 공공근로에 참가하여 얻은 소득에 대하여 30%를 소득에서 공제

Q. 재산의소득환산액 산정방식을 알고 싶습니다.

A. 재산의 소득환산액이란 전체 재산 중 기본공제액과 인정된 부채액을 차감한 재산에 대하여 재산의 종류별로 각기 다른 환산율을 적용하여 산출한 금액

재산의 소득환산 방식

재산의 소득환산액

= (재산의종류별가액 - 기본공제액 - 부채) 재산의 종류별 소득환산율

재산의 종류별 구분

- 일반재산 : 조사일 현재의 시가를 기준으로 파악된 재산 ⇒ 월 4.17%
  - 건축물, 토지, 주택 · 상가 등에 대한 임차보증금, 선박, 기타 가축 · 종묘 등 100만원 이상의 동산
  - 지방세법에 의한 자동차(제196조의2) 중 일부(아래 표 참조)
- 금융재산(생활준비금 300만원, 3년이상 장기금융저축액(1가구 1통장 연300만원 한도), ⇒ 월 6.26%
  - 조사대상 가구의 가구원 명의의 현금, 수표, 어음, 주식, 국 · 공채 등

유가증권, 예금, 적금, 부금, 저축성보험 및 금전신탁 등

- 승용차 ⇒ 월 100%
  - 지방세법에 의한 자동차(제196조의2) 중 일반재산에 해당되지 않는 자동차

〈자동차의 재산종류 구분〉

※ 일반재산

- 승용자동차 중 다음의 차량
  - 2000cc 미만의 장애인 사용 차량
  - 1500cc 미만의 다음 차량
    - · 생업에 직접적으로 사용하고 있는 차량(출퇴근용 및 용도가 불명확한 차량 제외)
    - · 질병, 부상 등에 따른 불가피한 소유 차량
    - · 차령 11년 이상인 차량
- 승합자동차 중 생업용 차량 및 장애인사용 2000cc 미만 차량
- 이륜자동차 중 50cc 이상 260cc 미만 차량
- 화물자동차 중 콘크리트믹서트럭, 생업용 또는 2000cc 미만의 장애인 사용 차량
- 압류 등으로 폐차, 매매 및 운행이 불가능한 자동차

※ 승용차

- 승용자동차(단, 일반재산으로 분류되는 차량은 제외)
- 승합자동차(단, 일반재산으로 분류되는 차량은 제외)
- 륜자동차 중 260cc 이상
- 화물자동차 중 밴형 화물자동차(다만, 생업용 또는 2000cc 미만의 장애인 사용차량을 제외)

'06년 기본공제액

- 수급자 : 대도시(3,800만원), 중소도시(3,100만원), 농어촌(2,900만원)
- 부양의무자 : 수급자 기본공제액의 2.5배
  - 지역구분 : 대도시 - 특별시 · 광역시의 "구", 중소도시 - 도의 "시", 농어촌 - 도의 "군"

부채

- 금융기관의 융자금, 공증된 사채 등으로 주택매입, 전세자금, 생계유지를 위한 사업자금이나 의료비, 학비 등에 사용한 것이 명백한 경우에 부채로 인정하여 재산가액에서 공제
- 부채공제 방식 : 일반재산, 금융재산의 순서로 차감(승용차 가액에서는 차감하지 않음)

재산의 종류별 소득환산율('06년 적용)

- 일반재산(월4.17%), 금융재산(월 6.26%), 승용차(월100%)

Q. 수급자 선정과 관련하여 차량을 소유하고 있는 경우 수급자가 될 수 있나요? 될 수 있다면 어떤 기준을 적용하고 있나요?

A. 승용차를 보유하는 경우 국민기초생활보장수급자로 선정 · 보호하기 곤란하다는 현재의 국민정서를 감안하여 월 100% 환산율을 적용하고 있습니다. 다만, 승용자동차 중 2000cc미만의 장애인 사용 차량, 1500cc 미만의 다음 차량(생업에 직접적으로 사용하고 있는 차량(출퇴근용 및 용도가 불명확한 차량 제외), 질병, 부상 등에 따른 불가피한 소유차량, 차량 11년 이상인 차량)에 대해서는 일반재산 기준으로 적용하고 있습니다.

(3) 국민기초생활보장 수급자 선정기준

1. 수급자 선정기준의 변화

- 소득인정액 도입에 따라 수급자 선정기준이 소득평가액 기준, 재산기준, 부양의무자기준에서 소득인정액 기준, 부양의무자 기준의 2개 기준으로 통합

<table>
<tr><th>변경 전('02년까지)</th><th colspan="2">변경 후('03년까지)</th></tr>
<tr><td>소득평가액기준</td><td>소득평가액</td><td rowspan="2">소득인정액기준</td></tr>
<tr><td>재산기준
금액기준
실물기준(주택,농지,승용차)</td><td>재산의 소득환산액
(실물기준 폐지)</td></tr>
<tr><td>부양의무자기준</td><td></td><td>부양의무자기준</td></tr>
</table>

2 .소득인정액 기준

- 기준

- 수급권자 가구의 소득인정액이 가구별 최저생계비 이하인 경우

- 2007년 최저생계비(단위 : 원/월)

1인가구	2인가구	3인가구	4인가구	5인가구	6인가구
435,921	734,412	972,866	1,205,535	1,405,412	1,609,630

※ 7인 이상 가구 : 1인 증가시마다 204,218원씩 증가(7인 가구: 1,813,848원)

- 소득인정액 산정방식

소득인정액 = 소득평가액=+ 재산의 소득환산액

※ 소득평가액= (실제소득-가구특성별 지출비용-근로소득공제)

※ 재산의 소득환산액- ((재산 - 기초공제액-부채)X소득환산율)

3. 부양의무자 기준

● 기준

- 부양의무자가 없거나 부양의무자가 있어도 부양능력이 없거나 또는 부양을 받을 수 없는 경우

부양의무자	부양능력	부양의부자기준
부양의무자 없음	-	부양의무자 기준 O
부양의무자 있음	부양능력 없음	부양의무자 기준 O
	부양능력 미약	부양의무자 기준 △ (부양비 지원을 전제로 선정)
	부양능력 있음 (부양불능, 기피 등)	부양의무자 기준 O
	부양능력 있음 (부양이행)	부양의무자 기준 X

● 부양의무자의 범위

- 수급권자의 직계혈족 및 그 배우자
- 수급권자의 배우자
- 수급권자의 1촌의 직계혈족(부모, 아들 · 딸 등) 및 그 배우자(며느리, 사위 등)

● 부양능력 유무의 판정

- 일반기준

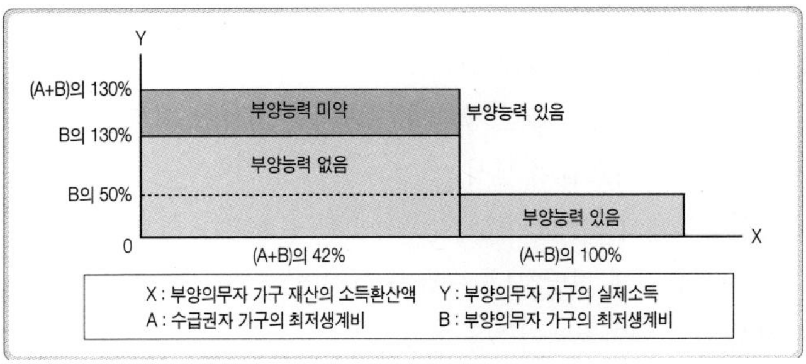

※ 단, 재산특례는 부양의무자 가구에 근로능력이 있는 가구원이 없거나 또는 재산이 주택에 한정되어있는 경우에만 적용(부양의무자 재산기준 특례)

● 예외

- 부양의무자가 출가한 딸, 배우자와 이혼 · 사별한 딸인 경우 : 부양의무자 가구의 재산은 고려하지 않고, 실제소득이 'B의 130%' 를 넘는 경우에도 부양능력 미약에 해당- 부양의무자가 출가한 딸에 대한 친정부모: 부양의무자 가구의 실제소득이- 'B의 130%' 를 넘는 경우에도 부양능력 미약에 해당

● 부양능력 미약자에 대한 부양비 산정

- 부양능력이 미약한 경우 수급권자에 대한 부양비 지원을 전제로 부양능력이 없는 것으로 인정
- 부양비 = (부양의무자 실제소득 - 부양의무자가구 최저생계비의 130%) ¡¿ 부양비 부과율
- 부양비 부과율은 수급권자와 부양의무자의 관계에 따라 15%, 40% 차등적용

● 부양능력 있는 부양의무자가 있어도 부양을 받을 수 없는 경우

- 부양의무자가 병역법에 의해 징집 · 소집되거나 해외이주, 교도소 · 구치소 · 보호감호시설 등에 수용, 또는 행방불명에 해당되는 경우 인정 가능
- 가족관계 단절 등을 이유로 부양을 거부하거나 기피하는 경우에도 인정 가능

4. 각종특례

● 개인단위 보장에 따른 수급권자 범위의 특례

- 의료급여 특례 : 다음 요건 충족시 지속적인 의료비 지출을 요하는 가구원 개인에 한하여 의료급여 실시
  • 소득인정액에서 6개월 이상 지속적으로 지출되는 의료비를 공제하면 수급자 선정요건에 해당하나, 수급자 선정 이후에는 공제 대상 지출이 발생하지 않아 소득인정액기준을 초과하는 가구

- 교육급여 특례 : 소득인정액에서 중고등학생 학비(입학금, 수업료)로 지출되는 비용을 공제하면 수급자 선정요건에 해당하나, 수급자 선정 이후에는 공제대상 지출이 발생하지 않아 소득인정액기준을 초과하는 가구에 대하여 해당 학생 개인에게 교육급여 지급
- 자활급여 특례 : 수급자가 자활근로, 자활공동체, 자활인턴 등 자활사업에 참가하여 발생한 소득으로 인하여 소득인정- 액이 선정기준을 초과한 경우 해당자 개인에 대하여 자활근로, 자활공동체, 자활인턴 등에 참가할 수 있도록 자활급여를- 계속 지급(생계 · 주거급여는 중지)

● 수급권자 재산범위의 특례 : 조사편 참조

• 외국인에 대한 특례

- 〈출입국관리법〉제31조에 따라 외국인 등록을 한 자로서 다음에 해당하는 경우

• 대한민국 국민과 혼인 중인 자로 대한민국 국적의 미성년자녀[계부(모)자 관계 및 양친자관계를 포함]을 양육하고 있는 자, 대한민국 국민인 배우자와 이혼하거나 그 배우자가 사망한 자로서 대한민국 국적의 미성년 자녀를 양육하고 있는 자(미성년 자녀는 만20세 미만인 자를 의미함-민법 제4조 참조)

● 부양의무자기준 특례에 따른 수급권자 범위의 특례

- 부양의무자 재산기준 특례 : 2. 부양의무자 기준 참조
- 의료급여 특례 관련 부양의무자 기준 특례 : 지침 본문 참조

(4) 국민기초생활보장 조사내용

1. 조사의 개요

일반원칙	급여신청이 있는 경우 보장기관은 수급권자 · 부양의무자의 소득 · 재산 등 급여의 결정 및 실시에 필요한 사항에 대하여 즉시 조사를 실시하며, 급여결정 이후에도 매년 1회 이상 수급자 및 부양의무자의 소득 · 재산 등에 대하여 확인조사
조사내용	- 부양의무자 유무, 부양능력 및 부양여부 - 수급권자와 부양의무자의 소득 및 재산 - 수급권자의 근로능력 · 취업상태 · 자활욕구 등 자활지원계획수립에 필요한 사항 - 기타 수급권자의 건강상태 · 가구특성 등 생활실태
조사방법	- 전산조사 : 국세청 종합소득 등 10개 기관 15개 자산정보는 시군구 복지행정시스템을 통해 - 전산조사 : 조사 가능
	- 금융재산조사 : 금융거래정보제공동의서를 제출한 수급자 및 부양의무자를 대상으로 전국 - 금융재산조사 : 일제조사
	- 실태조사 : 전산자료가 미흡하거나 전산조회로 파악이 곤란한 사항에 대해서는 사실확인 - 실태조사 : 조사 실시
자료제출요구	보장기관은 조사에 필요한 자료를 제출토록 요구할 수 있으며, 정당한 사유없이 이를 거부 · 방해 · 기피하는 경우는 급여신청을 각하할 수 있음

2. 소득조사

소득평가액산정	소득은 실제소득을 조사하되, 선정기준에 적용하는 소득은 실제소득에서 가구특성에 따른 지출비용과 근로소득공제액을 차감하고 남은 금액(소득평가액)임
실제소득에 포함되는 소득 (조사대상소득)	- 근로소득 - 사업소득 : 농림어업, 도소매업, 제조업, 기타 사업을 통해 얻는 소득 - 재산소득 : 임대소득 및 이자소득 - 기타소득 : 사적이전소득, 부양비, 공적이전소득 ※ 주거 및 생활실태로 보아 소득이 없다고 인정하기 어려운 자에 대하여는 추정소득 부과가능

공제 소득	- 가구 특성에 따른 지출비용 : 경로연금(노인복지법), 장애수당, 장애아동부양수당 및 보호후당(장애인 복지법), 아동양육비(모자복지법), 소년소녀가장세대 지원금(아동복지사업지침) 등은 소득에서 공제 - 근로소득 공제액 : 장애인이 직업재활사업에 참여해 얻은 소득, 자활공동체에 참가하여 얻은 소득, 학생이 얻은 근로소득및 사업소득, 공공근로에 참가하여 얻은 소득의 30%를 소득에서 공제
조사 방법	- 전산조사 : 국세청종합소득 등 10개 기관 15개 자산정보는 시군구 복지행정시스템을 통해 조사 가능 - 금융재산조사 : 금융거래정보제공동의서를 제출한 수급자 및 부양의무자를 대상으로 전국 일제조사 - 실태조사 : 전산자료가 미흡하거나 전산조회로 파악이 곤란한 사항에 대해서는 사실확인 조사 실시
자료제출 요구	보장기관은 조사에 필요한 자료를 제출토록 요구할 수 있으며, 정당한 사유없이 이를 거부 · 방해 · 기피하는 경우는 급여신청을 각하할 수 있음

3. 재산조사

● 일반재산

- 건축물, 토지, 주택 · 상가 등에 대한 임차보증금, 선박, 기타 가축 · 종묘 등 100만원 이상의 동산
- 지방세법에 의한 자동차(제196조의2) 중 일부(아래 표 참조)

● 금융재산

- 조사대상 가구의 가구원 명의의 현금, 수표, 어음, 주식, 국 · 공채 등 유가증권, 예금, 적금, 부금, 저축성보험 및 금전 신탁 등
- 생활준비금 300만원, 3년이상 장기금융저축액(1가구 1통장 연300만원 한도(년 600만원)에서 공제(수급권자에 한하여 적용), 임대보증금은 공제

● 승용차

- 지방세법에 의한 자동차(제196조의2) 중 일반재산에 해당되지 않는 자동차

● 자동차의 재산종류 구분

일반재산	승용차
승용자동차 중 다음의 차량 - 2000cc 미만의 장애인 사용 차량 - 1500cc 미만의 다음 차량 • 생업에 직접적으로 사용하고 있는 차량 (출퇴근용 및 용도가 불명확한 차량 제외) • 질병, 부상 등에 따른 불가피한 소유 차량 • 차령 10년 이상인 차량	승용자동차(단, 일반재산으로 분류되는 차량은 제외)
승합자동차 중 생업용 차량 및 장애인사용 2000cc 미만 차량	승합자동차(단, 일반재산으로 분류되는 차량은 제외)
이륜자동차 중 50cc 이상 260cc 미만 차량	이륜자동차 중 260cc 이상
화물자동차(밴형 화물자동차제외), 콘크리트 믹서트럭, 특수자동차(견인 · 구난용 등)	화물자동차 중 밴형 화물자동차(다만, 생업용 또는 2000cc 미만의 장애인 사용차량을 제외)
압류 등으로 폐차, 매매 또는 운행이 불가능한 자동차 - 교통범칙금 · 자동차세 등의 미납에 따른 압류의 경우는적용되지 않음.	
기타 가구특성이나 생활실태 등으로 보아 생계유지가 어려우나 자동차로 인해 보호가 곤란한 가구의 자동차로써, 시런삔구 생활보장위원회의 심의,의결을 거쳐 일정기간 동안 일반재산으로 간주하기로 한 경우	

● 장애인 가구와 일반가구의 일반재산으로 인정되는 가구별 차량보유 대수 설정

- 장애인 가구 : 일반재산으로 인정되는 장애인자동차는 장애인별 1대, 기타 일반재산으로 인정되는 자동차 1 대
- 일반가구 : 생업용 자동차 1대, 기타 일반재산으로 인정되는 자동차 1대 (일반재산으로 인정하는 가구별 차량보유 한도 초과 차량은 승용차 기준 적용)

● 명의도용 · 명의대여, 대포차량

- 공적인 증빙서류를 제출하는 경우에만 재산산정에서 제외

● 재산의 소득환산

- 재산의 소득환산방식

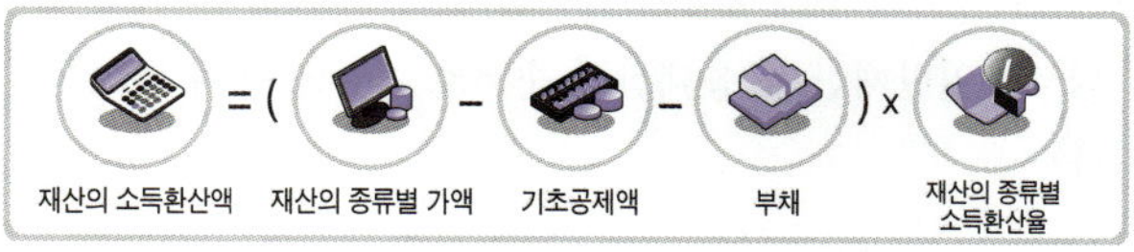

● 재산의 종류별 가액 : 조사일 현재의 시가를 기준으로 파악된 재산의 종류별 가액

- 단 다음의 경우에는 소득환산대상 재산에서 제외(수급권자 재산범위 특례, 부양의무자는 미적용)
  - • 노인, 중증장애인 등 근로능력이 없는 자로만 구성된 가구의 재산
  - • 재산처분이 곤란하여 소득환산이 어렵다고 판단한 가구의 해당재산 등

※ 재산가액이 6,000만원 이내, 금융재산이 지역별 기본재산액 이하이고 소득환산율이 100% 적용되는 승용차가 없는 가구

● 기초공제액 : 보장가구의 기초생활 유지에 필요하다고 인정되어 소득환산에서 제외되는 금액

- '04년 적용 기초공제액

지 역	대도시	중소도시	농어촌
수급자	3,800만원	3,100만원	2,900만원
(부양의무자)	수급자 기초공제액의 250%		

● 지역구분 : 대도시 - 특별시 · 광역시 / 중소도시 - 도의 "시" / 농어촌 - 도의 "군"

- 부채
  - 금융기관의 융자금, 공증된 사채 등으로 주택매입, 전세자금, 생계유지를 위한 사업자금이나 의료비, 학비 등에 사용한 것이 명백한 경우에 부채로 인정하여 재산가액에서 공제
  - 부채의 종류와 공제범위 : 의료비부채 · 학비부채(전액 공제), 주거부채 · 일반부채

  ※ 부양의무자의 경우는 부채 종류와 관계없이 전액 공제
  - 부채공제 방식 : 일반재산, 금융재산의 순서로 차감(승용차 가액에서는 차감하지 않음)

- 재산의 종류별 소득환산율('04년 적용)

재산의 종류	일반재산	금융재산	승 용 차
소득환산율	월 4.17%	월 6.26%	월 100%

(5) 국민기초생활보장 급여수준

1. 급여의 기본원칙

- 최저생활보장의 원칙

- 생활이 어려운 자에게 생계 · 주거 · 의료 · 교육 · 자활 등 필요한 급여를 행하여 이들의 최저생활을 보장

- 보충급여의 원칙

- 급여수준을 생계 · 주거 · 의료 · 교육 · 급여액과 수급자의 소득인정액을 포함한 총금액이 최저생계비 이상이 되도록 지원.
- 즉, 가구별 최저생계비와 소득인정액의 차액을 급여

- 자립지원의 원칙

- 보장기관은 근로능력이 있는 수급자에게 자활사업에 참여할 것을 조건으로 생계급여를 지급

- 개별성의 원칙

- 급여수준을 정함에 있어서 수급권자의 개별적 특수 상황을 최대한 반영

- 가족부양 우선의 원칙

- 급여신청자가 부양의무자에 의하여 부양될 수 있는 경우에는 기초생활보장급여에 우선하여 부양의무자에 의한 보호가 먼저 행해져야 함

- 타급여 우선의 원칙

- 급여신청자가 다른 법령에 의하여 보호를 받을 수 있는 경우에는 기초생활보장급여에 우선하여 다른 법령에 의한 보호가 먼저 행해져야 함(TV시청료, 주민세, 건강보험료 등)

2. 급여 개요

● 급여의 종류

- 생계급여, 주거급여, 자활급여, 교육급여, 해산급여, 장제급여, 의료급여

● 생계급여

◇ 일반생계급여

- 대상자 : 의료 · 교육 · 자활급여의 특례자, 에이즈쉼터거주자, 노숙자 쉼터 또는 한국갱생보호공단시설 거주자 등 정부로 부터 생계를 제공받는 자를 제외한 모든 수급자

※ 보장시설수급자는 별도의 급여기준에 의해 지급

- 급여액 : 현금급여기준에서 가구의 소득인정액과 주거급여액을 차감하여 산정

(단, 보장시설수급자는 별도의 급여 기준에 의해 지급)

(6) 기초의료보장 급여절차

1. 의료급여기관

가. 의료급여기관의 범위

- 의료법에 따라 개설된 의료기관
- 지역보건법에 따라 설치된 보건소, 보건의료원 및 보건지소
- 농어촌 등 보건의료를 위한 특별조치법에 따라 설치된 보건진료소
- 약사법에 따라 등록된 약국

나. 의료급여기관의 유형

- 제1차의료급여기관
  - 의료법에 따라 시장,군수,구청장에게 개설신고를 한 의료기관
  - 지역보건법에 따라 설치된 보건소,보건의료원 및 보건지소
  - 농어촌등보건의료를위한특별조치법에 따라 설치된 보건진료소
  - 약사법에 따라 등록된 약국
- 제2차의료급여기관
  - 의료법에 따라 시,도지사가 개설허가를 한 의료기관
- 제3차의료급여기관
  - 제2차의료급여기관중에서 보건복지부장관이 지정하는 의료기관

2. 의료급여 절차

가. 의료급여 이용 절차

- 의료급여수급권자는 1차의료급여기관에 의료급여를 우선 신청
- 의료급여수급권자가 1차의료급여기관 진료 중 2차 또는 3차의료급여기관 진료가 필요한 경우 진료담당 의사가 발급한 의료급여의뢰서를 7일 이내에 해당 의료급여기관에 제출

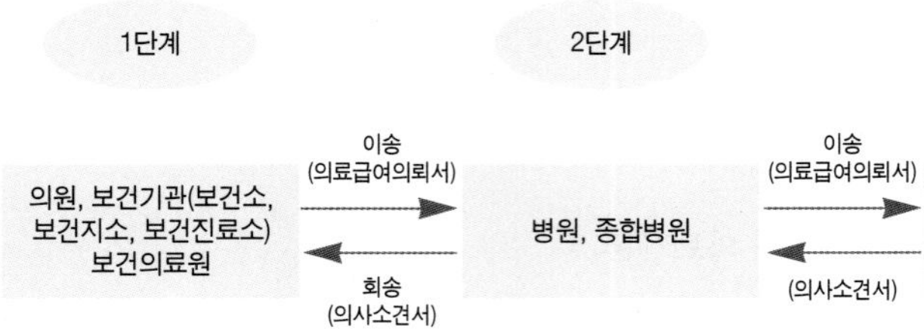

나. 의료급여 이용 절차 예외

- 다음의 경우 2차 또는 3차 의료급여기관에 우선 의료급여를 신청가능
  - ① 응급의료에관한법률 제2조제1호에 해 당하는 응급환자인 경우
  - ② 분만의 경우
  - ③ 의료급여법시행령 제2조제2호의 규정에 해당하는 자(107개 희귀난치성 질환자)가 의료급여를 받고자 하는 경우
  - ④ 제2차 의료급여 기관 또는 제3차 의료급여 기관에서 근무하는 수급권자가 그 근무하는 의료급여 기관에서 의료 급여를 받고자 하는 경우
  - ⑤ 장애인복지법 제29조의 규정에 의하여 등록한 장애인이 장애인보장구를 지급받고자 하는 경우
  - ⑥ 단순 물리치료가 아닌 작업치료,운동치료 등의 재활치료가 필요하다고 인정되는 자가 재활의학과에서 의료 급여를 받고자 하는 경우
  - ⑦ 한센병환자가 의료급여를 받고자 하는 경우
  - ⑧ 장애인복지법 제29조의 규정에 따라 등록한 장애인이 의료급여를 받고자 하는 경우
  - ⑨ 국민건강보험법시행령 제32조제1호에 해당하는 지역의 의료급여수급권자가 의료급여를 받고자 하는 경우
  - ⑩ 국가유공자등예우및지원에관한법률시행령 제14조에 의한 상이등급을 받은 자가 의료급여를 받고자 하는 경우

※ 다만, 의료급여수급권자가 ①~⑤호의 경우 2, 3차 의료급여기관에 신청 가능하고, ⑥~⑩호의 경우 2차의료 급여기관에 신청 가능

(7) 기초의료보장 선정기준

1. 의료급여 수급권자의 유형

● 의료급여수급권자 (1종)

- 국민기초생활보장수급권자(근로무능력세대)
- 이재민, 의사상자, 국가유공자, 무형문화재보유자, 북한이탈주민, 광주민주화보상자, 입양아동(18세미만), 행려환자
- 차상위 수급권자(희귀난치성질환자)

● 의료급여수급권자 (2종)

- 국민기초생활보장수급권자(근로능력세대)
- 차상위 수급권자(만성질환자, 18세 미만 아동)

2. 수급권자 유형별 선정기준

유 형	선정기준
1종	국민기초생활보장법에 의한 수급자 차상위 의료급여 수급권자 : 희귀난치성 질환자
2종	국민기초생활보장수급권자 중 의료급여 1종수급권자 기준에 해당되지 않는 자 차상위 의료급여 수급권자 : 만성질환자, 18세 미만 아동

(8) 기초의료보장 지원범위

1. 의료급여 지원범위

가. 지원내용

① 진찰,검사

② 약제,치료재료의 지급

③ 처치,수술과 그 밖의 치료

④ 예방,재활

⑤ 입 원

⑥ 간 호

⑦ 이송과 그 밖의 의료목적의 달성을 위한 조치

2.의료급여 수급권자 본인부담

〈의료급여수급권자의 본인부담은 아래와 같음〉

구분			본인부담금
1종			• 기금부담 급여비용범위내 본인부담 없음 * 단, 입원식대비용 1식 680원 부담(단, 정신과 정액수가 적용 환자 및 행려환자 제외)
2종	외래	없 음	• 보건소,보건지소 및 보건진료소에서 진료하는 경우 • 보건소,보건지소 및 보건진료소의 처방전으로 약국에서 의약품을 조제하는 경우
		1,000원	• 1차의료급여기관에서의 외래 진료(의료법에 시,군,구청장에게 개설신고된 의료기관, 보건의료원) • 2차의료급여기관에서 보건복지부 고시 만성질환자에 대해 그 질환에 대한 외래진료 * 복지부 고시 만성질환자(의료급여수가의기준및일반기준제17조) 1. 만성신부전증 환자가 인공신장투석 또는 계속적 복막관류술 실시 당일 외래진료, 복막관류액 수령 당일 외래진료 2. 혈우병 환자가 항응고인자,동결침전제제 등의 약제 및 기타 혈우병 치료를 받은 당일 외래진료 3. 대사장애 환자가 해당 상병으로 의료급여를 받은 당일 외래진료

		4. 암 환자가 해당 상병으로 치료를 받은 당일의 외래진료 5. 근육병환자가 그 상병으로 자율신경제 또는 면역억제제 투여를 받은 당일의 외래진료 6. 장기(신장, 간장, 심장, 췌장)이식환자가 조직이식거부반응 억제제(간이식환자의 경우에는 간염예방 치료제 포함)를 투여 받은 당일의 외래진료
	1,500원	• 약사법제21조제5항에 따라 1차의료급여기관 및 2차의료급여기관에서 직접조제한 경우, 처방전을 교부하지 아니하고 진료하는 경우
	급여비 15%	• 1차의료급여기관에서 외래진료를 받는 경우에 소요되는 급여비용으로서 전산화단층(CT) 등 보건 복지부장관이 정하는 진료에 대한 급여비용 • 2차, 3차의료급여기관 외래진료 *암 등 중증질환자 본인부담금은 10% 적용(2005.9.1부터)
입원	급여비 15%	• 1차, 2차, 3차 의료급여기관의 입원 진료 단, 입원식대비용 1식 680원 부담(단, 정신과 정액수가 적용 환자 및 행려환자 제외) *암 등 중증질환자 본인부담금은 10% 적용(2005.9.1부터)
약국	500원	의료기관 및 보건의료원이 교부한 처방전에 의해 의약품을 조제하는 경우
	500원	처방전에 의하지 아니하고 직접조제하는 경우

(9) 기초의료보장 차상위수급자

1. 차상위 수급권자의 소득인정액 기준

국민기초생활수급권자가 아닌 가구로서 소득인정액이 최저생계비의 120%이하인 가구

〈' 06년도 차상위계층 의료급여 소득인정액기준〉

가구규모	1인가구	2인가구	3인가구	4인가구	5인가구	6인가구
최저생계비 (원/월)	418,309	700,849	939,849	1,170,422	1,353,242	1,542,382
차상위기준 (원/월)	501,971	841,019	1,127,819	1,404,506	1,623,890	1,850,858

- 단, 수급권자 가구의 재산의 소득환산시 기초공제금액을 다음과 같이 함

〈재산에서 공제하는 기초공제액〉

대도시	중소도시	농어촌
9,500만원	7,750만원	7,250만원

자동차기준 특례

- 2,000cc 미만의 승용자동차 중 생업에 직접적으로 사용하고 있는 차량, 질병,부상 등에 따른 불가피한 소유차량, 차량 10년 이상인 차량은 일반재산으로 취급하여 재산의 소득환산율 4.17% 적용

2. 부양의무자 기준

- 부양의무자의 범위

"배우자 및 1촌 이내의 혈족"으로 함

- 부양의무자의 부양능력 판정
- 부양의무자의 실제소득을 기준으로 부양의무자의 부양능력을 판단함(재산의 소득환산 기준 미적용)
- 부양의무자의 부양능력 판정소득은 부양의무자의 실제소득이 다음의 소득 미만일 경우 "부양없음"으로 판정

※ 차상위 의료급여에서는 부양능력 유무만 판정함

※ (따라서 국민기초생활보장대상자와 같이 부양 미약을 판정하기 위한 부양비 산정은 필요 없음)

- 부양의무자 가구의 월별 소득기준 : (A×2)+(B×2.5)
- A : 수급권자의 최저생계비, B : 부양의무자의 최저생계비

3. 상병기준

- 희귀난치성질환 또는 만성질환 범위

"배우자 및 1촌 이내의 혈족"으로 함

- 부양의무자의 부양능력 판정
- 희귀난치성질환 : 107개 상병(예 : 암, 파킨슨병, 신부전증 등)
- 만성질환은 특정질환과 관계없이 6개월 이상 치료를 받고 있거나 치료를 요하는 상병(고혈압, 당뇨병, 정신장애 등)

4. 급여 자격

- 1종 의료급여 수급권자
- 희귀난치성질환자

- 2종 의료급여 수급권자
- 기타 만성질환자, 18세 미만 아동

※ '05년부터 실시하는 차상위계층 아동은 질환유무와 관계없이 2종 의료급여 지원함. 다만, 18세 미만 아동이 희귀 난치성질환자인 경우에는 1종 의료급여를 지원함

(10) 기초의료보장 자격관리

1. 수급권자 선정 절차

가. 수급권자 유형별 선정 절차

1. 국민기초생활보장수급권자 또는 차상위 의료급여 수급권자

신청주의 원칙 : 신청(수급권자) → 조사(읍, 면, 동) → 결정(시, 군, 구) → 자격상실 사유 발생시 자격상실 조치 (시, 군, 구)

2. 행려환자

행려환자 발생 → 시,군,구에서 응급진료 조치 → 경찰관서의 무연고자 확인 → 행려환자 관리번호 부여(시, 군, 구) → 건강이 회복되거나 퇴원시 의료자격 상실 조치(시, 군, 구)

3. 타법 의료급여 대상자

타법 관할 행정기관으로부터 "법정요건충족자" 로 확인(해당 행정기관) → 의료급여 지원 명단을 관할 시, 군, 구에 통보(해당 행정기관) → 의료급여 기준 충족 확인 및 결정(시, 군, 구) → 법정요건 상실시 의료급여 자격 상실 조치 (시, 군, 구)

2. 급여개시 및 종료

가. 의료급여 개시일

의료급여수급권자는 원칙적으로 수급권자로 결정된 날 다만, 행려환자, 의사상자는 진료를 시작한 날부터 급여 실시

나. 의료급여 종료일

의료급여 수급권자는 의료급여 수급권자 요건에 해당되지 아니하게 된 때부터 종료함

3. 의료급여증

가.의료급여증 발급

수급권자를 선정한 때 의료급여증 발급

나. 의료급여 종료일

1종에서 2종으로 또는 2종에서 1종으로 수급권자 자격이 변경된 경우, 기존 의료급여증 회수 및 새로운 의료급여증

6
국내 호스피스제도 및 2008년도 말기암환자 보건가족부 호스피스 지원기관 목록

작성: 보건복지부 (2007.05.09)

http://kin.naver.com/userinfo/open100_list.php?member_id=mohwpr&state=&page=3

호스피스 · 완화의료 개념

호스피스 · 완화의료의 목적은 환자와 가족의 고통을 줄이고 삶과 죽음의 질을 향상시키는데 있다.

호스피스 · 완화의료는 완치를 목표로 하는 치료에 반응하지 않으며 질병이 점차 진행됨으로써 수개월 내 사망할 것으로 예상되는 환자와 그 가족들이 질병의 마지막 과정과 사별기간에 접하는 신체적, 정신적, 사회적, 영적문제들을 해소하기 위해 제공되는 전인적인 의료이다. 단, 완화의료는 임종이 예상되는 시점 이전이라도 투병과정에서 발생하는 통증 및 증상완화가 필요한 모든 환자에게 의사에 의해 제공되는 적극적인 의료이다.

호스피스 · 완화의료에서의 '의료' 는 신체적, 정신적, 사회적, 영적 측면을 모두 포함하는 포괄적인 의미로 사용한다. 단, 서비스 범위에서 구분한 '의료' 는 협의의 의미로 사용되었다.

호스피스 · 완화의료 대상자

호스피스 · 완화의료 대상자 선정은 전문분야의 의사 2인의 판단에 따른다.

환자와 가족이 진단과 예후를 알고 있으며, 호스피스 · 완화의료의 철학과 내용에 동의하는 자를 대상자로 포함한다. 의식이 없거나 치매 등으로 본인의 직접 판단이 곤란한 경우는 가장 가까운 친권자의 동의가 필요하며, 환자가 직접 판단이 곤란한 상황의 발생 이전에 의사를 명시한 경우 이와 상반되어서는 안된다.

호스피스 · 완화의료는 예상기대여명이 6개월 미만인 환자로서 다음과 같은 경우를 대상자로 포함한다

- 적극적인 항암치료(수술, 약물요법 등)의 시행이 환자의 경과에 더 이상 도움을 줄 수 없다고 판단되며, 환자의 전신상태가 악화되는 말기암환자를 포함한다.

- 근원적인 회복의 가능성이 없으면서 악화되는 시기에 있는 말기 만성질환자 (단, 완화의료의 대상자는 예상기대여명이 6개월 미만이 아닐지라도 진행된 시기의 환자 중 통증 및 증상완화가 필요한 환자를 포함한다.)

호스피스 · 완화의료 환자와 가족의 권리

호스피스 · 완화의료기관은 다음의 내용이 포함된 환자와 가족의 권리를 명시하고 이를 설명하여야 한다.

- 인간의 존엄성을 존중받을 권리
- 서비스 내용 및 비용에 대하여 알 권리
- 서비스를 계획하고 변경하는 과정에 참여할 권리
- 서비스를 선택하거나 혹은 거부할 권리
- 환자 개인의 요구에 적합한 서비스를 제공받고, 서비스 과정에서 기록과 정보에 대한 비밀을 보장받을 권리(단, 본인의 동의에 의한 경우, 타 기관으로 전원/전동되는 경우, 법에 의해 요구되는 경우 제외)
- 환자 자신의 의무기록을 제공받을 권리

- 담당의사에 의한 완화치료 목적인 경우를 제외하고는 어떠한 물리적, 화학적 구속을 당하지 않을 권리
- 편지, 전화 및 개인적 방문에 의한 타인과의 연락을 방해받지 않을 권리
- 호스피스 · 완화의료 직원에 의한 활동이나 업무태만으로 인해 정신적, 신체적 피해를 당하지 않고 서비스에 대하여 불만을 표현할 권리
- 환자와 가족의 입장을 대변할 가족 1인을 임명하거나 가족 이외의 대리인 1인을 임명할 권리

호스피스 · 완화의료 팀의 구성

자격을 갖춘, 훈련된 호스피스 · 완화의료 전문요원과 자원봉사자는 환자와 가족의 신체적, 심리적, 사회적, 영적 요구를 충족시키기 위해 환자와 가족에게 적합한 호스피스 · 완화의료를 함께 계획하고 수행한다. 적절한 서비스를 제공하기 위해 의사, 간호사, 사회복지사, 성직자, 자원봉사자 등이 모든 호스피스 · 완화의료기관에서 팀 구성원으로서 참여한다.

호스피스 · 완화의료는 환자의 호스피스 · 완화의료 요구를 충족시키기 위하여, 법과 규정에 따른 면허와 자격을 갖춘 호스피스 · 완화의료 전문요원과 자원봉사자를 확보하고 관리한다.

호스피스 · 완화의료의 주요 팀 구성원의 자격기준은 다음과 같다.

- 적절한 임상경험을 가지며, 임상수련을 포함한 호스피스 · 완화의료 교육을 이수한 의사
- 적절한 임상경험을 가지며, 임상수련을 포함한 호스피스 · 완화의료 교육을 이수한 간호사
- 환자와 가족의 심리사회적 욕구를 충족시킬 수 있는 적절한 임상경험을 가지며, 임상수련을 포함한 호스피스 · 완화의료 교육을 이수한 사회복지사
- 영적상담에 적절한 임상경험을 가지며, 임상수련을 포함한 호스피스 · 완화

의료 교육을 이수한 성직자 또는 수도자

- 인격적으로 성숙한 자로서, 호스피스 · 완화의료 조정자 또는 사회복지사로부터 지도를 받는, 호스피스 · 완화의료 교육을 이수한 자원봉사자

호스피스 · 완화의료 환자의 특수한 요구를 충족시키기 위해 위의 전문요원 이외에 약사, 영양사, 간호조무사 및 보조인력, 방사선사, 임상병리사 등 기타 필요한 인력을 활용한다.

호스피스 · 완화의료 조정자는 환자와 가족의 요구를 지속적으로 평가하고 통합된 호스피스 · 완화의료계획을 수행하도록 호스피스 · 완화의료 전문요원과 자원봉사자들을 통합 관리하는 업무를 수행한다.

호스피스 · 완화의료 전문요원팀은 환자와 가족 중심의 개별화된 호스피스 · 완화의료계획을 수립하기 위하여 대상자를 포괄적으로 평가하고 정보를 공유하며, 치료결정에 환자와 가족을 참여하게 한다.

호스피스 · 완화의료 전문요원팀은 환자 및 가족과 정보를 공유하기 전에 그들의 정보 요구를 평가하고, 비밀유지의 범위를 고려한다.

- 호스피스 · 완화의료 전문요원팀은 환자 및 가족과 질병, 질병의 상태, 가능한 치료선택, 그리고 그 치료선택으로부터 기대되는 이익, 위험, 부담에 대한 정보를 공유한다.
- 호스피스 · 완화의료 전문요원팀은 정기적인 회의를 통해 서로 의사소통 한다.
- 환자와 가족은 충분한 정보를 가지고 의사결정을 내리고, 치료목적을 결정하고, 현재와 미래의 치료에 대한 우선 순위를 정할 권리가 있다.
- 심폐소생술을 포함한 치료계획에 대한 환자와 가족의 의사결정을 확인할 수 있는 방침과 절차가 있다.

모든 호스피스 · 완화의료 서비스는 직원, 자원봉사자 또는 계약관계의 개인, 기관 및 단체와 협력하여 제공한다.

호스피스 · 완화의료 서비스 범위

● 의료

- 호스피스 · 완화의료는 환자에게 의학적으로 타당한 의료서비스를 제공한다.
- 호스피스 완화의료의 책임 의사는 호스피스 · 완화의료 서비스에 대한 검토, 조정할 권리 및 책임 을 갖는다.
- 진단, 통증 및 증상 조절, 처방업무를 수행한다.
- 정서적, 사회적, 영적 지지를 제공한다.
- 가정 호스피스 · 완화의료를 의학적으로 지원한다.
- 환자와 가족, 팀 구성원들에게 임상적 소견과 의학적 정보를 제공한다.
- 환자를 담당하는 의사는 지속적인 의료서비스를 환자에게 제공하고, 환자 및 가족에게 서비스 계획에 대하여 사전에 제공한다.
- 진단과 예후에 대한 의학적 소견을 제공한다.
- 투약, 통증 및 증상관리에 대한 처방을 제공한다.
- 응급상황에 대처할 수 있는 의사를 지정한다.
- 분야별 전문요원의 호스피스 · 완화의료 서비스 계획의 수립, 수정, 승인에 참여한다.
- 담당의사로서는 해결할 수 없는 임상적인 문제 발생할 경우 다른 의사에게 의뢰한다.
- 호스피스 · 완화의료는 임상적으로 필요한 경우 기본적인 병리 및 임상검사 서비스를 직접 제공하거나 혹은 다른 기관에 의뢰할 수 있다.
- 호스피스 · 완화의료는 임상적으로 필요한 경우 방사선 검사를 직접 제공하거나 혹은 다른 기관에 의뢰할 수 있다.
- 호스피스 · 완화의료는 감염관리를 한다.
- 호스피스 · 완화의료는 응급의료서비스를 직접 제공하거나 혹은 다른 기관에 의뢰할 수 있다.

● 간호

호스피스 · 완화의료는 환자와 가족을 평가한 자료에 근거하여 간호 서비스를 제공한다.

- 환자와 가족의 신체적, 심리 사회적, 환경적, 영적 요구를 처음부터 지속적으로 평가하며, 이에 대한 간호서비스를 연속적으로 제공한다.
- 환자와 가족 및 환자를 돌보는 사람들에게 환자간호에 대해 상담하고 교육한다.
- 호스피스 · 완화의료 팀 구성원들에게 환자와 가족에 대한 정보를 제공하고 협력한다.

● 사회복지

호스피스 · 완화의료는 초기부터 지속적으로 평가한 환자와 가족의 심리사회적 요구를 토대로 사회복지 서비스를 제공한다.

- 환자와 가족을 도울 수 있는 지역사회 기관과 연계하여 다음과 같은 서비스를 제공한다.
- 최상의 대처전략을 수립한다.
- 지역사회 자원을 평가하고 이를 동원한다.
- 경제적, 법적 및 보험에 관련된 문제를 해결 할 수 있도록 지원한다.
- 환자와 가족이 사별과 상실에 대한 고통을 극복할 수 있도록 상담하며 추후관리서비스를 제공한다.
- 호스피스 · 완화의료 팀과의 지속적인 의사소통을 통해 관련 정보 및 자문을 제공한다.
- 조정자 또는 사회복지사는 자원봉사자의 활동을 관리 및 지도한다.

● 영적상담

호스피스 · 완화의료는 환자와 가족에게 적절한 영적상담을 제공하고 팀원에게 영적 지지를 제공한다.

- 호스피스렛 · 완화의료 전과정에 거쳐 환자와 가족의 영적관심과 요구를 평가하여 서비스를 제공한다.
- 환자와 가족의 종교에 부합하는 영적 상담과 종교적 서비스를 제공한다.
- 성직자 또는 수도자는 호스피스 · 완화의료 팀원 및 환자와 가족에게 적절한 교육과 자문을 제공한다.

● 자원봉사

호스피스 · 완화의료는 자원봉사자의 활동을 통해 전반적인 호스피스 · 완화의료 프로그램 안에서 지역사회 참여의 활성화를 도모하여 환자와 가족에게 제공되는 서비스를 질적으로 강화한다.

- 자원봉사자들은 다음과 같은 활동에 참여한다.
- 환자와 가족에게 심리적 지지 및 실제적인 도움을 제공한다.
- 호스피스 · 완화의료 전문요원 팀에게 환자와 가족에 대한 정보를 제공한다.
- 사별 관리에 참여한다.
- 전반적인 프로그램 관리와 발전을 지원한다.
- 호스피스 · 완화의료는 자원봉사자의 봉사활동과 훈련 상황에 대해서 기록하고 관리한다.

● 영양

호스피스 · 완화의료는 환자의 상태와 특수한 식이 요구에 적합한 영양서비스를 제공한다.

- 환자에게 적합한 영양서비스를 제공하기 위한 방침과 절차를 문서화한다.
- 환자와 가족에게 영양상담, 식이 교육 등의 영양서비스를 제공한다.
- 교육, 훈련, 실무 경험 및 보수교육을 받은 면허 있는 영양사의 지도에 의해

영양서비스를 수행한다.

- 환자와 가족에게 제공된 서비스를 모두 기록하고 보관한다.

● 약제

호스피스 · 완화의료는 환자의 약학적 요구를 충족하는 약제서비스를 제공한다.

- 의사의 처방에 따라 약제서비스를 적절하게 제공한다.
- 투약, 복약 지도 등 약제서비스를 제공한다.
- 환자의 부작용 및 특수한 약물경험을 확인하고, 이에 대한 적절한 약제서비스를 제공한다.
- 약사는 호스피스 · 완화의료 팀과의 지속적인 의사소통을 통해 개별 환자에게 투여된 약물에 대한 정보 및 자문을 제공한다.
- 환자와 가족에게 약에 대한 교육과 상담을 제공한다.

● 사별관리

호스피스 · 완화의료는 환자와 가족이 임종과 관련된 비애와 상실의 문제에 적응하도록 돕기 위해 필요시 사별관리를 제공한다.

- 다음과 같은 평가에 근거하여 사별관리를 제공한다.
  환자, 가족의 슬픔과 상실문제
  유가족의 요구
  사회적, 종교적, 문화적 배경
  위험 요인
  병적인 애도 반응의 발생 가능성

- 환자 사망 후 필요시 개별상담, 지지집단, 편지 등의 다양한 방법으로 유가족에게 지속적이고 규칙적이며 계획성 있는 사별관리를 제공한다.
- 사별관리 제공자는 환자 사망 전 호스피스 · 완화의료를 제공했던 팀 구성

원과 정보를 교환한다.
- 사별관리는 가족과 개인을 상담할 수 있는 자격을 갖추고 사별관리에 대한 교육과 적절한 훈련을 받은 자에 의해 지도 받습니다.
- 사별관리를 제공하는 인력은 적합한 훈련을 받아야 하며, 훈련프로그램은 문서화한다.

호스피스 · 완화의료 서비스의 연계

호스피스 · 완화의료는 기관형태에 관계없이 1일 24시간 1주 7일간 이용 가능하며, 언제 어디에서든 환자와 가족이 원할 때 서비스를 제공한다.

환자와 가족이 1일 24시간 1주 7일간 의료 및 간호서비스를 이용 가능하도록 한다. 또 적합한 서비스를 제공하기 위한 규정된 조직과 체계를 갖추고 있다.

- 모든 서비스, 약품, 기구, 물품을 항상 비치하고 활용할 수 있도록 보장한다.
- 호스피스 · 완화의료 서비스는 최소한의 간호 서비스, 진통제 및 약물, 기타 서비스 및 환자의 요구를 충족시키기 위해 필요한 기구, 물품 등을 갖추며, 1일 24시간 1주 7일간 이를 제공할 수 있도록 한다.

호스피스 · 완화의료 원칙

호스피스 · 완화의료기관은 '표준'의 제 1장에 의거하여 다음의 원칙에 따라 호스피스 · 완화의료를 제공하여야 한다. 아래의 원칙들은 명문화되고 공개되어야 한다.

- (대상자범위) 말기환자와 가족을 단위로 한다.
- (환자와 가족의 권리) 서비스 계획과 선택에서 환자와 가족에게 충분한 정보를 제공하고 자율적인 의사결정 권한을 보장한다.
- (팀구성과 팀서비스) 면허 또는 자격을 갖춘, 훈련된 호스피스 · 완화의료 전문요원과 자원봉사자로 이루어진 팀을 구성하고 다학제간 협력을 통하

여 효율적인 팀 서비스를 제공한다.

- (개별화된 서비스) 환자와 가족의 요구를 지속적으로 평가하고 환자에게 적합한 개별화된 서비스를 제공한다.
- (서비스 내용) 환자와 가족의 신체적, 정서적, 사회적, 영적 요구를 충족시키기 위해 의료, 간호, 사회복지, 영적 상담, 자원봉사 및 사별관리 서비스를 제공한다.
- (서비스 연속성) 기관형태에 관계없이 1일 24시간 1주 7일간 서비스 이용이 가능하며, 기관간의 연계체계에 의해 언제 어디에서든 환자와 가족이 원할 때 제공한다.
- (가정/입원서비스) 환자가 친숙한 가정에서 머물면서 통증 및 증상관리를 받을 수 있도록 하되, 집중적 관리가 필요할 경우 이에 적합한 입원서비스를 제공한다.
- (질 향상) 환자와 가족의 요구와 일치하는 양질의 서비스 제공을 위해 질 향상을 추구한다.

2008년도 말기암환자 호스피스 지원기관

기관	주소	연락처
가톨릭대학교 강남성모병원	서울 서초구 반포동	02-590-2890
가톨릭대학교 대전성모병원	대전 중구 대흥동	042-220-9004
갈바리의원	강원 강릉시 홍제동	033-644-4992
계명대 동산병원	대구 중구 동산동	053-250-7738
고려대학교 구로병원	서울 구로구 구로동	02-2626-3133
국민건강보험공단 일산병원	경기 고양시 일산동구 백석동	031-900-0740
광주기독병원	광주 남구 양림동	062-650-5029
남원의료원	전북 남원시 고죽동	063-620-1198
대구 파티마병원	대구 동구 신암동	053-940-7003
모현의료센터	경기 포천시 신읍동	031-536-0066
샘물의원	경기 용인시 처인구 백암면	031-334-4811
샘안양병원	경기 안양시 만안구 안양5동	031-467-9300
서울대학교병원	서울 종로구 연건동	02-2072-2857
성가롤로병원	전남 순천시 조례동	061-720-6070
성빈센트병원	경기 수원시 팔달구 지동	031-249-7759
성이시돌복지의원	제주특별자치도 제주 한림읍 대림리	064-796-2244
전진상의원	서울 금천구 시흥동	02-802-9311
천주의성요한병원	광주 북구 유동	062-510-3270
청주참사랑병원	충북 청주시 흥덕구 미평동	043-298-9100
한동대선린병원	경북 포항시 북구 대신동	054-245-5542
가톨릭대학교 성가병원	경기도 부천시 원미구 소사동 2	032-340-2114
경남지역암센터	경남 진주시 칠암동	055-750-9011
보바스기념병원	경기도 성남시 분당구 금곡동	031-786-3000
성바오로병원	서울시 동대문구 전농2동	02-958-2234
세브란스병원	서울 서대문구 성산로 250	02-2228-6630-6
엠마오사랑병원	전북 전주시 완산구 중화산동 1가	063-230-5300
영남대학교병원	대구 남구 대명5동	053-623-8001
전북대학교병원	전북 전주시 덕진구 금암동	063-250-1114
충남대학교병원	대전 중구 문화로 33	042-280-8540
화순전남대병원	전남 화순군 화순읍 일심리 160	061-379-7343

7
국내 가정간호사제도 및 가정간호사 제도 운영의료기관 목록

http://www.hospitallaw.or.kr/medicine-home%20nursing.html

의료법시행규칙중개정령(2000.10.21)

가정간호사제도

우리나라의 가정간호사제도는 2000년 10월 의료법시행규칙이 개정되어 의료기관을 개설하지 않고도 의료업을 할 수 있게 됨에 따라 주로 병원, 의원을 방문하기 어려운 중증 환자들을 대상하는 간호업무에 널리 보급되기 시작하였다.

1. 법적근거

의료법 제30조에 의거하여 의료인은 의료기관을 개설하지 아니하고는 의료업을 행할 수 없도록 규정하고 있으나, 가정전문간호사에 의한 가정간호의 경우에는 예외로 인정하고 있다.

2. 가정간호의 범위(의료법 시행규칙 제22조)와 운영

1) 가정간호의 범위(의료법 제 30조 제 1항 제 4조)

의료기관이 실시하는 가정간호의 범위는 간호, 검체의 채취(보건복지부장관이 정하는 현장검사를 포함한다) 및 운반, 투약, 주사, 응급처치 등의 교육 및 훈련, 상담, 건강관리에 관한 다른 보건의료기관 등에의 의뢰이다.

이 경우 검체의 채취 및 운반, 투약, 주사 또는 치료적 의료행위인 간호를 하는 경우에는 의사 또는 한의사의 진단과 처방이 있어야 하고, 이 경우 의사 및 한의사의 처방의 유효기간은 처방일로부터 90일까지로 한다.

2) 가정간호사의 자격

가정간호를 실시하는 간호사는 제54조 제1항 제4호의 규정에 의한 가정전문간호사이어야 한다.

간호사 면허증을 소유하고, 정부가 인정하는 교육기관에서 1년의 교육을 추가로 받은 가정전문간호사는 건강상의 문제가 발생하였을 때 병원의 의뢰나 개인과 가족의 요구에 따라 가정을 직접 방문하여 적극적인 간호를 하게 된다. 질병과 장애로부터 빠른 회복을 도모하고 거동이 불편한 환자들이 직접 병원을 찾는 번거로움을 덜어주는 이 제도는 환자의 건강관리능력을 향상시키는 것을 목적으로 한다.

3) 가정간호의 실시 조건

가정간호는 의사 또는 한의사가 의료기관 외에서 계속적인 치료와 관리가 필요하다고 판단하여 가정전문간호사에게 치료 또는 관리를 의뢰한 자에 한하여 실시하여야 한다.

4) 정원과 기록보존

가정간호를 실시하는 의료기관의 장은 가정전문간호사를 2인 이상 두어야 하고, 가정간호에 관한 기록은 5년간 보존하여야 한다.

3. 가정간호사

1) 가정간호사의 임무

- 기본간호

구강간호, 온열, 냉열요법, 체위교환, 관절운동, 회음부간호, 맛사지 등

- 검사행위

혈액, 소변, 가래등 간단한 가검물 채취 및 검사의뢰, 산소포화도 검사, 뇨당검사, 반정량 혈당검사

● 투약 및 주사행위

투약관리, 근육주사, 혈관주사, 수액감시 및 관찰

● 교육, 훈련, 상담

- 식이요법, 활동요법, 약물요법, 증상요법, 위험요인, 반정량혈당검사법, 관절운동법, 단순처리법, 비강영양법, 회음부간호법, 유방간호, 자기건강진단 측정요법 등에 관한 교육
- 환자상태상담, 재입원상담, 응급시 처치상담, 훈련, 의뢰, 전화상담 등

● 치료적 행위

위관영양, 상처 치료, 봉합사 제거, 방광세척, 구강내 흡입, 기관지 절개 간호, 방광루술 간호, 피부간호, 욕창간호, 쇄골하 정맥관 간호, 유방관리, 배뇨배변훈련, 관장, 인슐린 요법, 흉부운동, 산소탱크사용시 간호, 산소호흡시(ventilator)사용간호

4. 가정간호 대상자

- 기동성 장애대상자 : 신경기능장애, 근골격계 장애환자
- 영양배설장애대상자 : 소화기계 장애, 당뇨병, 만성신장장애, 신장이식, 간염, 간병변환자
- 순환, 호흡장애대상자 : 심장질환, 호흡기장애
- 특수 간호술을 요하는 대상자 : 위관 삽입 및 제거, 비위관 영양공급, 기관지 절개, 구관교환, 기관내 흡입, 봉합사 제거, 방광 세척, 관장, 욕창 치료, 검사, 투약 및 주사 등
- 암간호 대상자
- 재활을 요하는 대상자

5. 가정간호 의료보험 요양급여 대상자

요양기관에서 입원 진료후 조기 퇴원한 환자와 과거 입원경력이 있고, 재입원

이 요구되는 외래 및 응급실 환자중 다음에 해당하는 자로서 진료담당 의사가 판단하여 가정간호가 필요하다고 인정되는 경우에 한함

1. 수술후 조기 퇴원환자
2. 만성질환자(고혈압, 당뇨, 암 등)
3. 만성 폐쇄성 호흡기 질환자
4. 산모 및 신생아
5. 뇌혈관질환자
6. 기타 진료담당의사가 필요하다고 인정한 환자

6. 가정간호의 장점

1) 대상자 입장에서의 장점

병원에 가지 않고 익숙한 환경인 자신의 집에서 치료를 받으므로 시간, 의료비용 및 노력이 절감된다. 전문가에게 충분한 설명과 교육을 받을 뿐 아니라 가족들도 교육을 받을 수 있어, 가족이 환자 치료에 직접 참여하는 협력체계와 함께 자가간호능력을 높일 수 있어 환자 및 가족의 만족도가 매우 높다.

2) 병원입장에서의 장점

불필요한 장기 입원이 줄어 병상 회전율이 높아지므로 입원 대기율을 줄일 수 있다. 적합한 대체인력, 즉 가정간호의 활동으로 좀 더 집중 치료 또는 간호가 필요한 환자에게 더 많은 시간을 할애할 수 있고, 효율적인 진료를 할 수 있어 환자의 가정환경에 맞은 관리가 지속적으로 가능하다.

가정간호사제도 운영병원부록

NO	명 칭	주소	전화번호
1	국립의료원	서울 중구 을지로6가 18-79	02-2260-7114
2	가톨릭대학교성모병원	서울 영등포구 여의도동 62	02-3779-1114
3	서울대학교병원	서울 종로구 연건동 28	02-2072-2055
4	가톨릭의과대학성바오로병원	서울 동대문구 전농2동 620-56	02-958-2114
5	경희대의과대학부속병원	서울 동대문구 회기동 1	02-958-8114
6	한양대학교병원	서울 성동구 행당1동 17	02-2290-8866
7	연세대의대세브란스병원	서울 서대문구 신촌동 134	02-2228-6620
8	서울보훈병원	서울 강동구 둔촌2동 6-2	02-2225-1246
9	한림대부속한강성심병원	서울 영등포구 영등포동2가 94-200	02-2639-5114
10	가톨릭대학교강남성모병원	서울 서초구 반포동 505번지	02-590-4934
11	중앙대의과대학부속용산병원	서울 용산구 한강로3가 65-207	02-748-9351
12	대림성모병원	서울 영등포구 대림동 978의13	02-829-9000
13	강동성심병원	서울 강동구 길1동 445	02-2224-2433
14	서울아산병원	서울 송파구 풍납2동 388-1	02-3010-7006
15	이화여대부속목동병원	서울 양천구 목6동 911-1	02-2650-5114
16	삼성생명공익재단삼성서울병원	서울 강남구 일원본동 50	02-3410-2938
17	세란병원	서울 종로구 무악동 32-2	02-737-0181
18	원진재단부설녹색병원	서울 중랑구 면목3동 568-1	031-726-1956
19	에임메드의원	서울 강남구 신사동 588-19 동남빌딩3층	02-3015-7501
20	서울의료원	서울 강남구 삼성1동 171-1	02-554-9011
21	연세노블병원	서울 은평구 녹번동 154-19호	031-907-7465
22	경희대학교의과대학동서신의학병원	서울 강동구 상일동 149번지	02-440-8604
23	도봉병원	서울 도봉구 방학1동 705-4,6 1~5층	017-332-3606
24	가톨릭대학교성빈센트병원	경기 수원시 팔달구 지동 93-6	031-249-7114
25	가톨릭대학교성가병원	경기 부천시 원미구 소사동 2	032-340-2114
26	경기도 도립의료원 의정부병원	경기 의정부시 의정부2동 433	031-828-5118

NO	명칭	주소	전화번호
27	가톨릭대학교의정부성모병원	경기 의정부시 금오동 65-1	031-820-3000
28	경기도 의료원 포천병원	경기 포천시 신읍동 243-4	031-535-9352
29	의료법인명지의료재단명지병원	경기 고양시 덕양구 화정동 697-24	031-962-6900
30	아주대학교병원	경기 수원시 영통구 원천동 산5번지	031-219-5539
31	산재의료관리원안산중앙병원	경기 안산시 상록구 일동 95	031-500-1114
32	포천중문의과대학교분당차병원	경기 성남시 분당구 야탑동 351	031-500-0157
33	분당서울대학교병원	경기 성남시 분당구 구미동 300번지	031-787-3808
34	의료법인효심의료재단용인서울병원	경기 용인시 처인구 고림동 787-1	031-3482-3651
35	한미의원	경기 안산시 단원구 초지동 743-5 태영빌딩 303,305,402호	031-491-2486
36	대진의료재단분당제생병원	경기 성남시 분당구 서현동255-2	031-779-0114
37	신천연합병원	경기 시흥시 대야동 469-3	031-310-6300
38	시화병원	경기도 시흥시 정왕동 1860-1	031-432-2600
39	인제대학교일산백병원	경기도 고양시 일산구 대화동 2240	031-910-7114
40	국민건강보험공단일산병원	경기 고양시 일산구 백석동 1232	02-3270-9114
41	원광대학교의과대학산본병원	경기 군포시 산본동1126-1	063-850-5005
42	경기도 도립의료원 수원병원	경기 수원시 장안구 정자2동 886-9	031-888-0114
43	보바스기념병원	경기 성남시 분당구 금곡동 310-2	031-302-7761
44	안성의료소비자생활협동조합 우리생협의원	경기 안성시 금산동 주은청설(아) 상가비동201-203호	031-672-6121
45	경기도립의료원안성병원	경기 안성시 당왕동 455	031-674-7520(내선250)
46	경기도립의료원파주병원	경기 파주시 금촌2동 798	031-940-9218
47	경기도립의료원이천병원	경기 이천시 관고동 215번지	031-639-4859
48	동안산병원	경기 안산시 상록구 월피동 466	031-410-1116(119)
49	세라요양병원	경기 부천시 오정구 원종동 281-6	032-675-7599
50	강남병원	경기 용인시 기흥구 신갈동 65번지	031-300-0714
51	한림대학교성심병원	경기 안양시 동안구 평촌동 896-1	031-380-4083
52	지방공사인천의료원	인천 동구 송림동 318-1	032-580-6000
53	가톨릭대학교성모자애병원	인천 부평구 부평6동 665	032-510-5500

NO	명칭	주소	전화번호
54	산재의료관리원인천중앙병원	인천 부평구 구산동 47-3	032-518-0541
55	의료법인안은의료재단부평세림병원	인천 부평구 청천2동 302	032-524-0591
56	인하대학교의과대학부속병원	인천 중구 신흥동3가 7-206	032-890-2620
57	의료법인인천사랑병원	인천 남구 주안동 144-2	02-783-8175
58	의료법인성세의료재단성민병원	인천 서구 석남동 522-1	032-572-3111
59	인천은혜병원	인천 서구 심곡동 288	032-562-5101
60	인천평화의료생활협동조합평화의원	인천 부평구 부개1동 327-11	032-524-6911
61	메리놀병원	부산 중구 대청동4가 12	051-465-8801
62	부산대학교병원	부산 서구 아미동1가 10	051-240-7500
63	왈레스기념침례병원	부산 금정구 남산동 374-75	051-580-1155
64	지방공사부산의료원	부산 연제구 거제2동 1330번지	051-507-3000
65	한국보훈복지공단부산보훈병원	부산 사상구 주례2동 235	051-313-7871
66	동아대학교병원	부산시 서구 동대신동3가 1	051-240-2000
67	동의병원	부산 부산진구 양정2동 산45-1	051-867-5101
68	의료법인은성의료재단좋은삼선병원	부산 사상구 주례2동 193-5	051-322-0900
69	영도병원	부산 영도구 대교동 2가 71	051-412-8881
70	부산백병원	부산 부산진구 개금2동 633-165	051-895-5001-8
71	율곡병원	부산 연제구 거제1동 1-5	051-861-8111
72	의료법인실버카운티효림병원	부산 사하구 장림동 42	051-266-5005
73	고신대학교복음병원	부산 서구 암남동 34 고신의료원	051-990-6114-5
74	부산성모병원	부산 남구 용호4동 538-41번지	051-9337-114
75	연세대학교원주의과대학원주기독병원	강원 원주시 일산동 162	033-741-0114
76	지방공사강원도원주의료원	강원 원주시 개운동 437	033-761-6911
77	한림대학부속춘천성심병원	강원 춘천시 교동 153	033-252-9970
78	산재의료관리원태백중앙병원	강원 태백시 장성동 195	033-580-3223
79	충남대학교병원	대전 중구 대사동 640	042-220-7114
80	학교법인가톨릭대학교대전성모병원	대전 중구 대흥동 520-2	042-220-9114
81	학교법인을지대학병원	대전 서구 둔산동 1306	042-259-1000

NO	명칭	주소	전화번호
82	산재의료관리원대전중앙병원	대전 대덕구 법동 285-3	042-631-8251
83	대전보훈병원	대전 대덕구 신탄진동 220번지	042-939-0111
84	학교법인건양학원건양대학교병원	대전 서구 가수원동 685	042-600-9138
85	송재활의학과의원	대전 서구 괴정동 91-6번지 2층	016-405-0592
86	청주성모병원	충북 청주시 상당구 주중동589-5	043-219-8000
87	의료법인백제병원	충남 논산시 취암동 21-14	041-733-2191
88	지방공사전라북도남원의료원	전북 남원시 고죽동 200번지	063-229-0915
89	새전주병원	전북 전주시 완산구 중화산동2가 659	063-220-7200
90	학교법인김제우석병원	전북 김제시 서암동 377번지	063-250-5510
91	엠마오사랑병원	전북 전주시 완산구 중화산동149-1	063-232-8881
92	전주신기독병원	전북 전주시 완산구 효자동1가 398	063-220-7000
93	노송전주병원	전북 전주시 덕진구 서노송동 685-27	063-220-7305
94	부안성모병원	전북 부안군 부안읍 봉덕리 583번지	063-581-5100
95	의료법인대산의료재단익산병원	전북 익산시 신동 142-1	063-840-9326
96	의료법인석천재단고창병원	전북 고창군 고창읍 읍내리 663	063-560-5550
97	전주삼성병원	전북 전주시 덕진구 우아동3가 752-46	063-240-6600
98	의료법인오성의료재단동군산병원	전북 군산시 조촌동 671-13	063-440-0300
99	한국노인요양병원	전북 전주시 덕진구 금암동 728-38외 2필지	063-242-8166
100	고창성심병원	전북 고창군 고창읍 덕산리 192-21, 192-35	063-564-1778
101	정읍아산병원	전북 정읍시 용계동 350	063-530-600
102	전주무지개의원	전북 전주시 완산구 평화동1가 709-1(2층)	063-904-4210
103	의료법인행촌의료재단해남병원	전남 해남군 해남읍 해리 182-1	061-530-0299
104	영광종합병원	전남 영광군 영광읍 단주리 275	061-353-8000
105	나주종합병원	전남 나주시 성북동 100-7	061-333-1501
106	고흥종합병원	전남 고흥군 고흥읍 남계리 186	061-832-1911
107	순천성가롤로병원	전남 순천시 조례동 1742	061-720-2000
108	학교법인영신학원중앙병원	전남 목포시 석현동 754-14	061-280-3000
109	함평성심병원	전남 함평군 함평읍 내교리 168	061-324-0001

NO	명 칭	주소	전화번호
110	거명의료재단영광기독병원	전남 영광군 영광읍 남천리 212번지	061-352-9911
111	제일병원	전남 여수시 학동 43-2	061-689-8114
112	화순중앙병원	전남 화순군 화순읍 삼천리 637	061-372-8900
113	장성군보건의료원	전남 장성군 장성읍 영천리 1475-4	061-392-1632
114	순천중앙병원	전남 순천시 장천동 57-6	061-741-1001
115	지방공사전라남도강진의료원	전남 강진군 강진읍 서성리 305-1	061-433-2167
116	의료법인성심병원	전남 여수시 둔덕동 471-77	061-651-4701
117	지방공사전라남도순천의료원	전남 순천시 매곡동 130	061-759-9114
118	남평미래병원	전남 나주시 남평읍 교원리 386번지	016-627-1957
119	의료법인삼호의료재단벌교삼성병원	전남 보성군 벌교읍 장좌리 292번지	062-268-7274
120	아산사회복지재단보성아산병원	전남 보성군 미력면 반룡리 768번지	062-3010-2523
121	화순고려병원	전남 화순군 화순읍 광덕리 163-1	061-370-3700
122	보성아산병원	전남 보성군 미력면 반룡리 768번지	02-3010-2523
123	담양사랑병원	전남 담양군 담양읍 천변리 182-1	061-380-9000
124	구례군보건의료원	전남 구례군 구례읍 백련리 576	061-782-3674
125	전남대학교병원	광주시 동구 학1동 8번지	062-220-6790
126	조선대학교부속병원	광주 동구 서석동 588	062-230-6020
127	한국보훈복지공단광주보훈병원	광주 광산구 산월동 887-1	062-602-6114
128	호남병원	광주시 광산구 우산동 1583-3	062-950-9000
129	하남성심병원	광주 광산구 산정동143-13	062-953-6000
130	천주의성요한의원	광주 북구 유동 115-1	062-510-3114
131	재단법인시시시아가페의원	광주 동구 동명1동 154-44	062-232-4955
132	광주한국병원	광주 서구 쌍촌동 221-1	062-380-3000
133	광주효사랑병원	광주 서구 양동 288-9	062-363-9200
134	경북대학교병원	대구 중구 삼덕동2가 50번지	053-420-5308
135	계명대학교동산병원	대구 중구 동산동 계명대학교동산의료원	053-620-2004
136	대구파티마병원	대구 동구 신암4동 576-31	053-940-7114
137	대구가톨릭대학병원	대구 남구 대명4동 3056-6	053-650-4014

NO	명칭	주소	전화번호
138	영남대학병원	대구 남구 대명5동 317-1	053-746-1313
139	지방공사대구의료원	대구 서구 중리동 1162	053-560-7575
140	대구보훈병원	대구시 달서구 도원동 748	053-630-1001
141	운경의료재단곽병원	대구광역시 중구 수동 18번지	053-252-2401
142	동서마취통증의학과 의원	대구 수성구 중동 573-5	053-765-0775
143	세민병원	대구 서구 평리2동 1097-1번지외 2필지	053-521-9500
144	안심요양병원	대구 동구 서호동 71번지	053-960-1000
145	지방공사경상북도포항의료원	경북 포항시 북구 용흥동 315번지	054-247-0551
146	포항성모병원	경북 포항시 남구 대잠동 270-1	054-272-0151
147	한동대학교선린병원	경북 포항시 북구 대신동 69-7	054-245-5000
148	성경의료재단경상병원	경북 경산시 백천동 4-2	053-811-7711
149	지방공사경상북도안동의료원	경북 안동시 북문동 470	054-852-0088
150	산재의료관리원창원병원	경남 창원시 중앙동 104-1	055-282-5111
151	삼성의료재단마산삼성병원	경남 마산시 합성2동 50	055-290-6000
152	경상대학교병원	경남 진주시 칠암동 90	055-750-8000
153	의료법인선의료재단김해중앙병원	경남 김해시 외동 1044-5	055-330-6000
154	정다운요양병원	경남 마산시 봉암동 472-17	055-238-6465
155	의료법인희연의료재단희연병원	경남 창원시 반지동 78 케이프타운2층	055-276-7755
156	진주고려병원	경남 진주시 칠암동 485-2	055-751-2500
157	산청군보건의료원	경남 산청군 산청읍 지리 180-2	055-973-2289
158	동강병원	울산 중구 태화동 123-3	052-241-1114
159	21세기좋은병원	울산 북구 호계동 218-7	052-290-2323
160	울산한마음병원	울산 남구 달동 874-1	011-851-9428
161	마더스병원	울산 남구 달동 1311-15번지	052-227-8148
162	소망요양병원	울산 울주군 삼남면 방기리156-2	051-515-9366
163	사회복지법인인효원제주노인전문병원	제주 제주시 오라1동 2451-6	064-759-5854

8
노인관련 법규들(법제처 제공)

1. 노인장기요양보험법 및 시행규칙
2. 노인복지법
3. 장애인 복지법 및 장애인 판정기준
4. 국민기초생활 보장법

노인장기요양보험법

(제정 2007.4.27 법률 제8403호: 시행일 2008.07.01)
(출처: 법제처,http://www.moleg.go.kr/)

제1장 총칙

제1조 (목적) 이 법은 고령이나 노인성 질병 등의 사유로 일상생활을 혼자서 수행하기 어려운 노인등에게 제공하는 신체활동 또는 가사활동 지원 등의 장기요양급여에 관한 사항을 규정하여 노후의 건강증진 및 생활안정을 도모하고 그 가족의 부담을 덜어줌으로써 국민의 삶의 질을 향상하도록 함을 목적으로 한다.

제2조 (정의) 이 법에서 사용하는 용어의 정의는 다음과 같다.
1. "노인등"이란 65세 이상의 노인 또는 65세 미만의 자로서 치매 · 뇌혈관성 질환 등 대통령령으로 정하는 노인성 질병을 가진 자를 말한다.
2. "장기요양급여"란 제15조제2항에 따라 6개월 이상 동안 혼자서 일상생활을 수행하기 어렵다고 인정되는 자에게 신체활동 · 가사활동의 지원 또는 간병 등의 서비스나 이에 갈음하여 지급하는 현금 등을 말한다.
3. "장기요양사업"이란 장기요양보험료, 국가 및 지방자치단체의 부담금 등을 재원으로 하여 노인등에게 장기요양급여를 제공하는 사업을 말한다.
4. "장기요양기관"이란 제31조에 따라 지정을 받은 기관 또는 제32조에 따라 지정의제된 재가장기요양기관으로서 장기요양급여를 제공하는 기관을 말한다.
5. "장기요양요원"이란 장기요양기관에 소속되어 노인등의 신체활동 또는 가사활동 지원 등의 업무를 수행하는 자를 말한다.

제3조 (장기요양급여 제공의 기본원칙) ①장기요양급여는 노인등의 심신상태 · 생활환경과 노인등 및 그 가족의 욕구 · 선택을 종합적으로 고려하여 필요한 범위 안에서 이를 적정하게 제공하여야 한다.

②장기요양급여는 노인등이 가족과 함께 생활하면서 가정에서 장기요양을 받는 재가급여를 우선적으로 제공하여야 한다.

③장기요양급여는 노인등의 심신상태나 건강 등이 악화되지 아니하도록 의료서비스와 연계하여 이를 제공하여야 한다.

제4조 (국가 및 지방자치단체의 책무 등) ①국가 및 지방자치단체는 노인이 일상생활을 혼자서 수행할 수 있는 온전한 심신상태를 유지하는데 필요한 사업(이하 "노인성질환예방사업"이라 한다)을 실시하여야 한다.

②국가는 노인성질환예방사업을 수행하는 지방자치단체 또는 「국민건강보험법」에 따른 국민건강보험공단(이하 "공단"이라 한다)에 대하여 이에 소요되는 비용을 지원할 수 있다.

③국가 및 지방자치단체는 노인인구 및 지역특성 등을 고려하여 장기요양급여가 원활하게 제공될 수 있도록 충분한 수의 장기요양기관을 확충하고 장기요양기관의 설립을 지원하여야 한다.

④국가 및 지방자치단체는 장기요양급여가 원활히 제공될 수 있도록 공단에 필요한 행정적 또는 재정적 지원을 할 수 있다.

제5조 (장기요양급여에 관한 국가정책방향) 국가는 제6조의 장기요양기본계획을 수립·시행함에 있어서 노인뿐만 아니라 장애인 등 일상생활을 혼자서 수행하기 어려운 모든 국민이 장기요양급여, 신체활동지원서비스 등을 제공받을 수 있도록 노력하고 나아가 이들의 생활안정과 자립을 지원할 수 있는 시책을 강구하여야 한다.

제6조 (장기요양기본계획) ①보건복지부장관은 노인등에 대한 장기요양급여를 원활하게 제공하기 위하여 5년 단위로 다음 각 호의 사항이 포함된 장기요양기본계획을 수립·시행하여야 한다.

1. 연도별 장기요양급여 대상인원 및 재원조달 계획
2. 연도별 장기요양기관 및 장기요양전문인력 확충 방안

3. 그 밖에 노인등의 장기요양에 관한 사항으로서 대통령령으로 정하는 사항

②지방자치단체의 장은 제1항에 따른 장기요양기본계획에 따라 세부시행계획을 수립 · 시행하여야 한다.

제2장 장기요양보험

제7조 (장기요양보험) ①장기요양보험사업은 보건복지부장관이 관장한다.

②장기요양보험사업의 보험자는 공단으로 한다.

③장기요양보험의 가입자(이하 "장기요양보험가입자" 라 한다)는 「국민건강보험법」 제5조 및 제93조에 따른 가입자로 한다.

제8조 (장기요양보험료의 징수) ①공단은 장기요양사업에 사용되는 비용에 충당하기 위하여 장기요양보험료를 징수한다.

②제1항에 따른 장기요양보험료는 「국민건강보험법」 제62조에 따른 보험료(이하 이 조에서 "건강보험료" 라 한다)와 통합하여 징수한다. 이 경우 공단은 장기요양보험료와 건강보험료를 구분하여 고지하여야 한다.

③공단은 제2항에 따라 통합 징수한 장기요양보험료와 건강보험료를 각각의 독립회계로 관리하여야 한다.

제9조 (장기요양보험료의 산정) ①장기요양보험료는 「국민건강보험법」 제62조제4항 및 제5항에 따라 산정한 보험료액에서 같은 법 제66조 또는 제66조의2에 따라 경감 또는 면제되는 비용을 공제한 금액에 장기요양보험료율을 곱하여 산정한 금액으로 한다.

②제1항에 따른 장기요양보험료율은 제45조에 따른 장기요양위원회의 심의를 거쳐 대통령령으로 정한다.

제10조 (장애인 등에 대한 장기요양보험료의 감면) 공단은 「장애인복지법」에 따른 장애인 또는 이와 유사한 자로서 대통령령으로 정하는 자가 장기요양보험가입자 또는 그 피부양자인 경우 제15조제2항에 따른 수급자로 결정되지

못한 때 대통령령으로 정하는 바에 따라 장기요양보험료의 전부 또는 일부를 감면할 수 있다.

제11조 (장기요양보험가입 자격 등에 관한 준용) 「국민건강보험법」 제5조부터 제10조까지, 제62조제1항부터 제3항까지, 제67조부터 제75조까지 및 제93조의2는 장기요양보험가입자 · 피부양자의 자격취득 · 상실, 장기요양보험료 등의 납부 · 징수 및 결손처분 등에 관하여 이를 준용한다. 이 경우 "보험료"는 "장기요양보험료"로, "건강보험"은 "장기요양보험"으로, "가입자"는 "장기요양보험가입자"로 본다.

제3장 장기요양인정

제12조 (장기요양인정의 신청자격) 장기요양인정을 신청할 수 있는 자는 노인등으로서 다음 각 호의 어느 하나에 해당하는 자격을 갖추어야 한다.

1. 장기요양보험가입자 또는 그 피부양자
2. 「의료급여법」 제3조제1항에 따른 수급권자(이하 "의료급여수급권자"라 한다)

제13조 (장기요양인정의 신청) ①장기요양인정을 신청하는 자(이하 "신청인"이라 한다)는 공단에 보건복지부령으로 정하는 바에 따라 장기요양인정신청서(이하 "신청서"라 한다)에 의사 또는 한의사가 발급하는 소견서(이하 "의사소견서"라 한다)를 첨부하여 제출하여야 한다. 다만, 의사소견서는 공단이 제15조제1항에 따라 등급판정위원회에 자료를 제출하기 전까지 제출할 수 있다.

②제1항에도 불구하고 거동이 현저하게 불편하거나 도서 · 벽지 지역에 거주하여 의료기관을 방문하기 어려운 자 등 대통령령으로 정하는 자는 의사소견서를 제출하지 아니할 수 있다.

③의사소견서의 발급비용 · 비용부담방법 · 발급자의 범위, 그 밖에 필요한 사항은 보건복지부령으로 정한다.

제14조 (장기요양인정 신청의 조사) ①공단은 제13조제1항에 따라 신청서를 접수한 때 보건복지부령으로 정하는 바에 따라 소속 직원으로 하여금 다음 각 호의 사항을 조사하게 하여야 한다. 다만, 지리적 사정 등으로 직접 조사하기 어려운 경우 또는 조사에 필요하다고 인정하는 경우 시 · 군 · 구(자치구를 말한다. 이하 같다)에 대하여 조사를 의뢰하거나 공동으로 조사할 것을 요청할 수 있다.

1. 신청인의 심신상태
2. 신청인에게 필요한 장기요양급여의 종류 및 내용
3. 그 밖에 장기요양에 관하여 필요한 사항으로서 보건복지부령으로 정하는 사항

②제1항에 따라 조사를 하는 자는 조사일시, 장소 및 조사를 담당하는 자의 인적사항 등을 미리 신청인에게 통보하여야 한다.

③공단 또는 제1항 단서에 따른 조사를 의뢰받은 시 · 군 · 구는 조사를 완료한 때 조사결과서를 작성하여야 한다. 조사를 의뢰받은 시 · 군 · 구는 지체 없이 공단에 조사결과서를 송부하여야 한다.

제15조 (등급판정 등) ①공단은 제14조에 따른 조사가 완료된 때 조사결과서, 신청서, 의사소견서, 그 밖에 심의에 필요한 자료를 제52조에 따른 장기요양등급판정위원회(이하 "등급판정위원회"라 한다)에 제출하여야 한다.

②등급판정위원회는 신청인이 제12조의 신청자격요건을 충족하고 6개월 이상 동안 혼자서 일상생활을 수행하기 어렵다고 인정하는 경우 심신상태 및 장기요양이 필요한 정도 등 대통령령으로 정하는 등급판정기준에 따라 장기요양급여를 받을 자(이하 "수급자"라 한다)로 판정한다.

③등급판정위원회는 제2항에 따라 심의 · 판정을 하는 때 신청인과 그 가족, 의사소견서를 발급한 의사 등 관계인의 의견을 들을 수 있다.

제16조 (장기요양등급판정기간) ①등급판정위원회는 신청인이 신청서를 제출한 날부터 30일 이내에 제15조에 따른 장기요양등급판정을 완료하여야 한다. 다만, 신청인에 대한 정밀조사가 필요한 경우 등 기간 이내에 등급판정을 완료할 수 없는 부득이한 사유가 있는 경우 30일 이내의 범위에서 이를 연장할 수 있다.

②공단은 등급판정위원회가 제1항 단서에 따라 장기요양인정심의 및 등급판정기간을 연장하고자 하는 경우 신청인 및 대리인에게 그 내용 · 사유 및 기간을 통보하여야 한다.

제17조 (장기요양인정서) ①공단은 등급판정위원회가 장기요양인정 및 등급판정의 심의를 완료한 경우 지체 없이 다음 각 호의 사항이 포함된 장기요양인정서를 작성하여 수급자에게 송부하여야 한다.

1. 장기요양등급
2. 장기요양급여의 종류 및 내용
3. 그 밖에 장기요양급여에 관한 사항으로서 보건복지부령으로 정하는 사항

②공단은 등급판정위원회가 장기요양인정 및 등급판정의 심의를 완료한 경우 수급자로 판정받지 못한 신청인에게 그 내용 및 사유를 통보하여야 한다. 이 경우 시장 · 군수 · 구청장(자치구의 구청장을 말한다. 이하 같다)은 공단에 대하여 이를 통보하도록 요청할 수 있고, 요청을 받은 공단은 이에 응하여야 한다.

③공단은 제1항에 따라 장기요양인정서를 송부하는 때 장기요양급여를 원활히 이용할 수 있도록 제28조에 따른 월 한도액 범위 안에서 표준장기요양이용계획서를 작성하여 이를 함께 송부하여야 한다.

④제1항 및 제3항에 따른 장기요양인정서 및 표준장기요양이용계획서의 작성방법에 관하여 필요한 사항은 보건복지부령으로 정한다.

제18조 (장기요양인정서를 작성할 경우 고려사항) 공단은 장기요양인정서를 작성할 경우 제17조제1항제2호에 따른 장기요양급여의 종류 및 내용을 정하는 때 다음 각 호의 사항을 고려하여 정하여야 한다.

1. 수급자의 장기요양등급 및 생활환경
2. 수급자와 그 가족의 욕구 및 선택
3. 시설급여를 제공하는 경우 장기요양기관이 운영하는 시설 현황

제19조 (장기요양인정의 유효기간) ①제15조에 따른 장기요양인정의 유효기간은 최소 1년이상으로서 대통령령으로 정한다.

②제1항의 유효기간의 산정방법 그 밖에 필요한 사항은 보건복지부령으로 정한다.

제20조 (장기요양인정의 갱신) ①수급자는 제19조에 따른 장기요양인정의 유효기간이 만료된 후 장기요양급여를 계속하여 받고자 하는 경우 공단에 장기요양인정의 갱신을 신청하여야 한다.

②제1항에 따른 장기요양인정의 갱신 신청은 유효기간이 만료되기 전 30일까지 이를 완료하여야 한다.

③제12조부터 제19조까지의 규정은 장기요양인정의 갱신절차에 관하여 이를 준용한다.

제21조 (장기요양등급 등의 변경) ①장기요양급여를 받고 있는 수급자는 장기요양등급, 장기요양급여의 종류 또는 내용을 변경하여 장기요양급여를 받고자 하는 경우 공단에 변경신청을 하여야 한다.

②제12조부터 제19조까지의 규정은 장기요양등급의 변경절차에 관하여 준용한다.

제22조 (장기요양인정 신청 등에 대한 대리) ①장기요양급여를 받고자 하는 자 또는 수급자가 신체적 · 정신적인 사유로 이 법에 따른 장기요양인정의 신청, 장기요양인정의 갱신신청 또는 장기요양등급의 변경신청 등을 직접 수행할 수 없을 때 본인의 가족이나 친족, 그 밖의 이해관계인은 이를 대리할 수 있다.

②「사회복지사업법」에 따른 사회복지전담공무원은 관할 지역 안에 거주하는 자에 대한 제1항에 따른 장기요양인정신청 등을 본인 또는 가족의 동의를 받아 대리할 수 있다.

③제1항 및 제2항에도 불구하고 장기요양급여를 받고자 하는 자 또는 수급자가 제1항에 따른 장기요양인정신청 등을 할 수 없는 경우 시장 · 군수 · 구청장

이 지정하는 자는 이를 대리할 수 있다.

④제1항부터 제3항까지의 규정에 따른 장기요양인정신청 등의 방법 및 절차 등에 관하여 필요한 사항은 보건복지부령으로 정한다.

제4장 장기요양급여의 종류

제23조 (장기요양급여의 종류) ①이 법에 따른 장기요양급여의 종류는 다음 각 호와 같다.

1. 재가급여

가. 방문요양 : 장기요양요원이 수급자의 가정 등을 방문하여 신체활동 및 가사활동 등을 지원하는 장기요양급여

나. 방문목욕 : 장기요양요원이 목욕설비를 갖춘 장비를 이용하여 수급자의 가정 등을 방문하여 목욕을 제공하는 장기요양급여

다. 방문간호 : 장기요양요원인 간호사 등이 의사, 한의사 또는 치과의사의 지시서(이하 "방문간호지시서" 라 한다)에 따라 수급자의 가정 등을 방문하여 간호, 진료의 보조, 요양에 관한 상담 또는 구강위생 등을 제공하는 장기요양급여

라. 주 · 야간보호 : 수급자를 하루 중 일정한 시간 동안 장기요양기관에 보호하여 신체활동 지원 및 심신기능의 유지 · 향상을 위한 교육 · 훈련 등을 제공하는 장기요양급여

마. 단기보호 : 수급자를 보건복지부령으로 정하는 범위 안에서 일정 기간 동안 장기요양기관에 보호하여 신체활동 지원 및 심신기능의 유지 · 향상을 위한 교육 · 훈련 등을 제공하는 장기요양급여

바. 기타재가급여 : 수급자의 일상생활 · 신체활동 지원에 필요한 용구를 제공하거나 가정을 방문하여 재활에 관한 지원 등을 제공하는 장기요양급여로서 대통령령으로 정하는 것

2. 시설급여 : 장기요양기관이 운영하는 「노인복지법」 제34조에 따른 노인의료복지시설(노인전문병원은 제외한다) 등에 장기간 동안 입소하여 신체활동 지원 및 심신기능의 유지 · 향상을 위한 교육 · 훈련 등을 제공하는 장기요양급여

3. 특별현금급여

가. 가족요양비 : 제24조에 따라 지급하는 가족장기요양급여

나. 특례요양비 : 제25조에 따라 지급하는 특례장기요양급여

다. 요양병원간병비 : 제26조에 따라 지급하는 요양병원장기요양급여

②제1항제1호 및 제2호에 따라 장기요양급여를 제공할 수 있는 장기요양기관의 종류 및 기준과 장기요양급여 종류별 장기요양요원의 범위 · 업무 · 보수교육 등에 관하여 필요한 사항은 대통령령으로 정한다.

③장기요양급여의 제공 기준 · 절차 · 방법 · 범위, 그 밖에 필요한 사항은 보건복지부령으로 정한다.

제24조 (가족요양비) ①공단은 다음 각 호의 어느 하나에 해당하는 수급자가 가족 등으로부터 제23조제1항제1호가목에 따른 방문요양에 상당한 장기요양급여를 받은 때 대통령령으로 정하는 기준에 따라 당해 수급자에게 가족요양비를 지급할 수 있다.

1. 도서 · 벽지 등 장기요양기관이 현저히 부족한 지역으로서 보건복지부장관이 정하여 고시하는 지역에 거주하는 자

2. 천재지변이나 그 밖에 이와 유사한 사유로 인하여 장기요양기관이 제공하는 장기요양급여를 이용하기가 어렵다고 보건복지부장관이 인정하는 자

3. 신체 · 정신 또는 성격 등 대통령령으로 정하는 사유로 인하여 가족 등으로부터 장기요양을 받아야 하는 자

②제1항에 따른 가족요양비의 지급절차와 그 밖에 필요한 사항은 보건복지부령으로 정한다.

제25조 (특례요양비) ①공단은 수급자가 장기요양기관이 아닌 노인요양시설 등의 기관 또는 시설에서 재가급여 또는 시설급여에 상당한 장기요양급여를 받은 경우 대통령령으로 정하는 기준에 따라 당해 장기요양급여비용의 일부를 당해 수급자에게 특례요양비로 지급할 수 있다.

②제1항에 따라 장기요양급여가 인정되는 기관 또는 시설의 범위, 특례요양비

의 지급절차, 그 밖에 필요한 사항은 보건복지부령으로 정한다.

제26조 (요양병원간병비) ①공단은 수급자가 「노인복지법」 제34조제1항에 따른 노인전문병원 또는 「의료법」 제3조제5항에 따른 요양병원에 입원한 때 대통령령으로 정하는 기준에 따라 장기요양에 사용되는 비용의 일부를 요양병원간병비로 지급할 수 있다.

②제1항에 따른 요양병원간병비의 지급절차와 그 밖에 필요한 사항은 보건복지부령으로 정한다.

제5장 장기요양급여의 제공

제27조 (장기요양급여의 제공 시기) ①수급자는 제17조제1항에 따른 장기요양인정서가 도달한 날부터 장기요양급여를 받을 수 있다.

②제1항에도 불구하고 수급자는 돌볼 가족이 없는 경우 등 대통령령으로 정하는 사유가 있는 경우 신청서를 제출한 날부터 장기요양인정서가 도달되는 날까지의 기간 중에도 장기요양급여를 받을 수 있다.

③제2항에 따라 장기요양급여가 인정되는 범위와 절차 등은 대통령령으로 정한다.

제28조 (장기요양급여의 월 한도액) ①장기요양급여는 월 한도액 범위 안에서 제공한다. 이 경우 월 한도액은 장기요양등급 및 장기요양급여의 종류 등을 고려하여 산정한다.

②제1항에 따른 월 한도액의 산정기준 및 방법, 그 밖에 필요한 사항은 보건복지부령으로 정한다.

제29조 (장기요양급여의 제한) ①공단은 장기요양급여를 받고 있거나 받을 수 있는 자가 다음 각 호의 어느 하나에 해당하는 경우 장기요양급여를 중단하거나 제공하지 아니하게 하여야 한다.

1. 거짓이나 그 밖의 부정한 방법으로 장기요양인정을 받은 경우
2. 고의로 사고를 발생하도록 하거나 본인의 위법행위에 기인하여 장기요양인정을 받은 경우

②공단은 장기요양급여를 받고 있는 자가 정당한 사유 없이 제60조 또는 제61조에 따른 요구에 응하지 아니하거나 답변을 거절한 경우 장기요양급여의 전부 또는 일부를 제공하지 아니하게 할 수 있다.

제30조 (장기요양급여의 제한 등에 관한 준용) 「국민건강보험법」 제48조제1항제4호 · 제2항부터 제6항까지 및 제49조는 이 법에 따른 보험료 체납자 등에 대한 장기요양급여의 제한 및 장기요양급여의 정지에 관하여 준용한다. 이 경우 "가입자"는 "장기요양보험가입자"로, "보험급여"는 "장기요양급여"로 본다.

제6장 장기요양기관

제31조 (장기요양기관의 지정) ①장기요양기관을 설치 · 운영하고자 하는 자는 소재지를 관할 구역으로 하는 시장 · 군수 · 구청장으로부터 지정을 받아야 한다.

②제1항에 따라 장기요양기관으로 지정받고자 하는 자는 보건복지부령으로 정하는 장기요양에 필요한 시설 및 인력을 갖추어야 한다.

③시장 · 군수 · 구청장은 제1항에 따라 장기요양기관을 지정한 때 지체 없이 지정 명세를 공단에 통보하여야 한다.

④장기요양기관의 지정절차와 그 밖에 필요한 사항은 보건복지부령으로 정한다.

제32조 (재가장기요양기관의 설치) ①제23조제1항제1호의 재가급여 중 어느 하나 이상에 해당하는 장기요양급여를 제공하고자 하는 자는 시설 및 인력을 갖추어 재가장기요양기관을 설치하고 시장 · 군수 · 구청장에게 이를 신고하여야 한다. 신고를 받은 시장 · 군수 · 구청장은 신고 명세를 공단에 통보하여야 한다.

②제1항 전단에 따라 설치의 신고를 한 재가장기요양기관은 장기요양기관으

로 본다.

③의료기관이 아닌 자가 설치 · 운영하는 재가장기요양기관은 방문간호를 제공하는 경우 방문간호의 관리책임자로서 간호사를 둔다.

④제1항에 따른 시설 및 인력기준, 그 밖에 필요한 사항은 보건복지부령으로 정한다.

제33조 (장기요양기관의 시설 · 인력에 관한 변경) 장기요양기관은 시설 및 인력 중 보건복지부령이 정하는 중요한 사항을 변경하는 경우 보건복지부령으로 정하는 바에 따라 시장 · 군수 · 구청장에게 신고하여야 한다. 신고를 받은 시장 · 군수 · 구청장은 지체 없이 변경 명세를 공단에 통보하여야 한다.

제34조 (장기요양기관 정보의 안내 등) ①장기요양기관은 수급자가 장기요양급여를 쉽게 선택하도록 하고 장기요양기관이 제공하는 급여의 질을 보장하기 위하여 장기요양기관별 급여의 내용, 시설 · 인력 등 현황자료 등을 공단이 운영하는 인터넷 홈페이지에 게시하여야 한다.

②제1항에 따른 게시 내용, 방법, 절차, 그 밖에 필요한 사항은 보건복지부령으로 정한다.

제35조 (장기요양기관의 의무) ①장기요양기관은 수급자로부터 장기요양급여신청을 받은 때 장기요양급여의 제공을 거부하여서는 아니 된다. 다만, 입소정원에 여유가 없는 경우 등 정당한 사유가 있는 경우는 그러하지 아니하다.

②장기요양기관은 제23조제3항에 따른 장기요양급여의 제공 기준 · 절차 및 방법 등에 따라 장기요양급여를 제공하여야 한다.

③장기요양기관의 장은 장기요양급여를 제공한 수급자에게 장기요양급여비용에 대한 명세서를 교부하여야 한다.

④제3항에 따른 장기요양급여비용의 명세서와 그 밖에 필요한 서식 등은 보건복지부령으로 정한다.

제36조 (장기요양기관의 폐업 등 신고) ①장기요양기관은 폐업하거나 휴업하고자 하는 경우 폐업이나 휴업 예정일 전 30일까지 시장 · 군수 · 구청장에게 신고하여야 한다. 신고를 받은 시장 · 군수 · 구청장은 지체 없이 신고 명세를 공단에 통보하여야 한다.

②시장 · 군수 · 구청장은 제1항에 따라 폐업 또는 휴업신고를 접수한 경우 인근지역에 대체 장기요양기관이 없는 경우 등 장기요양급여에 중대한 차질이 우려되는 때 장기요양기관의 폐업 또는 휴업 철회를 권고하거나 그 밖의 다른 조치를 강구하여야 한다.

③시장 · 군수 · 구청장은 「노인복지법」 제43조에 따라 노인의료복지시설 등(장기요양기관이 운영하는 시설인 경우에 한한다)에 대하여 사업정지 또는 폐지 명령을 하는 경우 지체 없이 공단에 그 내용을 통보하여야 한다.

④재가장기요양기관의 장은 재가장기요양기관의 폐업 또는 휴업을 하고자 하는 때 시장 · 군수 · 구청장에게 이를 신고하여야 한다. 신고를 받은 시장 · 군수 · 구청장은 신고 명세를 지체 없이 공단에 통보하여야 한다.

제37조 (장기요양기관 지정의 취소 등) ①시장 · 군수 · 구청장은 장기요양기관이 다음 각 호의 어느 하나에 해당하는 경우 그 지정을 취소할 수 있다. 다만, 제1호에 해당하는 경우 지정을 취소하여야 한다.

1. 거짓이나 그 밖의 부정한 방법으로 지정을 받은 경우
2. 제31조제2항에 따른 지정기준에 적합하지 아니한 경우
3. 제35조제1항을 위반하여 장기요양급여를 거부한 경우
4. 거짓이나 그 밖의 부정한 방법으로 재가 및 시설 급여비용을 청구한 경우
5. 제60조 및 제61조에 따른 질문 · 검사 및 자료의 제출 요구를 거부 · 방해하거나 거짓으로 보고하거나 거짓 자료를 제출한 경우
6. 장기요양기관의 종사자 등이 다음 각 목의 어느 하나에 해당하는 행위를 한 경우

 가. 수급자의 신체에 폭행을 가하거나 상해를 입히는 행위
 나. 수급자에게 성적 수치심을 주는 성폭행, 성희롱 등의 행위

다. 자신의 보호 · 감독을 받는 수급자를 유기하거나 의식주를 포함한 기본적 보호 및 치료를 소홀히 하는 방임행위

②시장 · 군수 · 구청장은 제1항에 따라 지정을 취소한 경우 지체 없이 공단에 지정취소의 명세를 통보하여야 한다.

③시장 · 군수 · 구청장은 재가장기요양기관이 다음 각 호의 어느 하나에 해당하는 경우 6개월의 범위 내에서 영업정지를 명하거나 폐쇄명령을 할 수 있다. 다만, 제1호에 해당하는 경우 폐쇄명령을 하여야 한다.

1. 거짓이나 그 밖의 부정한 방법으로 신고한 경우
2. 제32조제1항에 따라 갖추어야 하는 시설 및 인력을 갖추지 아니한 경우
3. 제1항제3호부터 제6호까지의 규정 중 어느 하나에 해당하는 경우

④시장 · 군수 · 구청장은 제3항에 따라 재가장기요양기관에 대하여 영업정지 또는 폐쇄명령을 한 경우 지체 없이 공단에 그 내용을 통보하여야 한다. 폐쇄명령을 받은 재가장기요양기관은 제1항에 따라 장기요양기관의 지정이 취소된 것으로 본다.

⑤제1항 및 제3항에 따라 지정취소 또는 폐쇄명령을 받은 자는 그 처분을 받은 날부터 대통령령으로 정하는 기간 동안에는 장기요양기관 또는 재가장기요양기관으로 다시 지정받거나 신고할 수 없다.

⑥제1항 및 제3항에 따른 지정취소의 절차 등에 관하여 필요한 사항은 보건복지부령으로 정한다.

제7장 재가 및 시설 급여비용 등

제38조 (재가 및 시설 급여비용의 청구 및 지급) ①장기요양기관은 수급자에게 제23조에 따른 재가급여 또는 시설급여를 제공한 경우 공단에 장기요양급여비용을 청구하여야 한다.

②공단은 제1항에 따라 장기요양기관으로부터 재가 또는 시설 급여비용의 청구를 받은 경우 이를 심사하여 장기요양에 사용된 비용 중 공단부담금(재가 및 시설 급여비용 중 본인일부부담금을 공제한 금액을 말한다)을 당해 장기요양기

관에 지급하여야 한다.

③공단은 제54조제2항에 따른 장기요양기관의 장기요양급여평가 결과에 따라 장기요양급여비용을 가산 또는 감액조정하여 지급할 수 있다.

④제1항부터 제3항까지의 규정에 따른 재가 및 시설 급여비용의 심사기준, 장기요양급여비용의 가감지급의 기준, 청구절차 및 지급방법 등에 관한 사항은 보건복지부령으로 정한다.

제39조 (재가 및 시설 급여비용의 산정) ①재가 및 시설 급여비용은 급여종류 및 장기요양등급 등에 따라 제45조에 따른 장기요양위원회의 심의를 거쳐 보건복지부장관이 정하여 고시한다.

②보건복지부장관은 제1항에 따라 재가 및 시설 급여비용을 정할 때 대통령령으로 정하는 바에 따라 국가 및 지방자치단체로부터 장기요양기관의 설립비용을 지원받았는지 여부 등을 고려할 수 있다.

③제1항에 따른 재가 및 시설 급여비용의 구체적인 산정방법 및 항목 등에 관하여 필요한 사항은 보건복지부령으로 정한다.

제40조 (본인일부부담금) ①재가 및 시설 급여비용은 다음 각 호와 같이 수급자가 부담한다. 다만, 수급자 중 「국민기초생활 보장법」에 따른 수급권자는 그러하지 아니하다.

1. 재가급여 : 당해 장기요양급여비용의 100분의 15
2. 시설급여 : 당해 장기요양급여비용의 100분의 20

②다음 각 호의 장기요양급여에 대한 비용은 수급자 본인이 전부 부담한다.

1. 이 법의 규정에 따른 급여의 범위 및 대상에 포함되지 아니하는 장기요양급여
2. 수급자가 제17조제1항제2호에 따른 장기요양인정서에 기재된 장기요양급여의 종류 및 내용과 다르게 선택하여 장기요양급여를 받은 경우 그 차액
3. 제28조에 따른 장기요양급여의 월 한도액을 초과하는 장기요양급여

③다음 각 호의 어느 하나에 해당하는 자에 대하여는 본인일부부담금의 100분의 50을 감경한다.

1. 의료급여수급권자
2. 소득 · 재산 등이 보건복지부장관이 정하여 고시하는 일정 금액 이하인 자
3. 천재지변 등 보건복지부령으로 정하는 사유로 인하여 생계가 곤란한 자

④제1항부터 제3항까지의 규정에 따른 본인일부부담금의 산정방법, 감경절차 및 감경방법 등에 관하여 필요한 사항은 보건복지부령으로 정한다.

제41조 (가족 등의 장기요양에 대한 보상) ①공단은 장기요양급여를 받은 금액의 총액이 보건복지부장관이 정하여 고시하는 금액 이하에 해당하는 수급자가 가족 등으로부터 제23조제1항제1호 가목에 따른 방문요양에 상당한 장기요양을 받은 경우 보건복지부령으로 정하는 바에 따라 본인일부부담금의 일부를 감면하거나 이에 갈음하는 조치를 할 수 있다.

②제1항에 따른 본인일부부담금의 감면방법 등 필요한 사항은 보건복지부령으로 정한다.

제42조 (방문간호지시서 발급비용의 산정 등) 제23조제1항제1호다목에 따라 방문간호지시서를 발급하는데 사용되는 비용, 비용부담방법 및 비용 청구 · 지급절차 등에 관하여 필요한 사항은 보건복지부령으로 정한다.

제43조 (부당이득의 징수) ①공단은 장기요양급여를 받은 자 또는 장기요양급여비용을 받은 자가 다음 각 호의 어느 하나에 해당하는 경우 그 장기요양급여 또는 장기요양급여비용에 상당하는 금액을 징수한다.

1. 제28조의 월 한도액 범위를 초과하여 장기요양급여를 받은 경우
2. 제29조 또는 제30조에 따라 장기요양급여의 제한 등을 받을 자가 장기요양급여를 받은 경우
3. 제37조 제1항 제4호 · 제3항 제3호에 따른 거짓이나 그 밖의 부정한 방법으로 재가 및 시설 급여비용을 청구하여 이를 지급받은 경우
4. 그 밖에 이 법상의 원인 없이 공단으로부터 장기요양급여를 받거나 장기요양급여비용을 지급받은 경우

②공단은 제1항의 경우 거짓 보고 또는 증명에 의하거나 거짓 진단에 따라 장기요양급여가 제공된 때 거짓의 행위에 관여한 자에 대하여 장기요양급여를 받은 자와 연대하여 제1항에 따른 징수금을 납부하게 할 수 있다.

③공단은 제1항의 경우 거짓이나 그 밖의 부정한 방법으로 장기요양급여를 받은 자와 같은 세대에 속한 자(장기요양급여를 받은 자를 부양하고 있거나 다른 법령에 따라 장기요양급여를 받은 자를 부양할 의무가 있는 자를 말한다)에 대하여 거짓이나 그 밖의 부정한 방법으로 장기요양급여를 받은 자와 연대하여 제1항에 따른 징수금을 납부하게 할 수 있다.

④공단은 제1항의 경우 장기요양기관이 수급자로부터 거짓이나 그 밖의 부정한 방법으로 장기요양급여비용을 받은 때 당해 장기요양기관으로부터 이를 징수하여 수급자에게 지체 없이 지급하여야 한다.

제44조 (구상권) ①공단은 제3자의 행위로 인한 장기요양급여의 제공사유가 발생하여 수급자에게 장기요양급여를 행한 때 그 급여에 사용된 비용의 한도 안에서 그 제3자에 대한 손해배상의 권리를 얻는다.

②공단은 제1항의 경우 장기요양급여를 받은 자가 제3자로부터 이미 손해배상을 받은 때 그 손해배상액의 한도 안에서 장기요양급여를 행하지 아니한다.

제8장 장기요양위원회

제45조 (장기요양위원회의 설치 및 기능) 다음 각 호의 사항을 심의하기 위하여 보건복지부장관 소속으로 장기요양위원회를 둔다.

1. 제9조제2항에 따른 장기요양보험료율
2. 제24조부터 제26조까지의 규정에 따른 가족요양비, 특례요양비 및 요양병원간병비의 지급기준
3. 제39조에 따른 재가 및 시설 급여비용
4. 그 밖에 대통령령으로 정하는 주요 사항

제46조 (장기요양위원회의 구성) ①장기요양위원회는 위원장 1인, 부위원장 1인을 포함한 16인 이상 22인 이하의 위원으로 구성한다.

②위원장이 아닌 위원은 다음 각 호의 자 중에서 보건복지부장관이 임명 또는 위촉한 자로 하고, 각 호에 해당하는 자를 각각 동수로 구성하여야 한다.

1. 근로자단체, 사용자단체, 시민단체(「비영리민간단체 지원법」 제2조에 따른 비영리민간단체를 말한다), 노인단체, 농어업인단체 또는 자영자단체를 대표하는 자
2. 장기요양기관 또는 의료계를 대표하는 자
3. 대통령령으로 정하는 관계 중앙행정기관의 고위공무원단 소속 공무원, 장기요양에 관한 학계 또는 연구계를 대표하는 자, 공단 이사장이 추천하는 자

③위원장은 보건복지부차관이 되고, 부위원장은 위원 중에서 위원장이 지명한다.

④장기요양위원회 위원의 임기는 3년으로 한다. 다만, 공무원인 위원의 임기는 재임기간으로 한다.

제47조 (장기요양위원회의 운영) ①장기요양위원회 회의는 구성원 과반수의 출석으로 개의하고 출석위원 과반수의 찬성으로 의결한다.

②장기요양위원회의 효율적 운영을 위하여 분야별로 실무위원회를 둘 수 있다.

③이 법에서 정한 것 외에 장기요양위원회의 구성 · 운영, 그 밖에 필요한 사항은 대통령령으로 정한다.

제9장 관리운영기관

제48조 (관리운영기관 등) ①장기요양사업의 관리운영기관은 공단으로 한다.

②공단은 다음 각 호의 업무를 관장한다.

1. 장기요양보험가입자 및 그 피부양자와 의료급여수급권자의 자격관리
2. 장기요양보험료의 부과 · 징수
3. 신청인에 대한 조사
4. 등급판정위원회의 운영 및 장기요양등급 판정

5. 장기요양인정서의 작성 및 표준장기요양이용계획서의 제공
6. 장기요양급여의 관리 및 평가
7. 수급자에 대한 정보제공 · 안내 · 상담 등 장기요양급여 관련 이용지원에 관한 사항
8. 재가 및 시설 급여비용의 심사 및 지급과 특별현금급여의 지급
9. 장기요양급여 제공내용 확인
10. 장기요양사업에 관한 조사 · 연구 및 홍보
11. 노인성질환예방사업
12. 이 법에 따른 부당이득금의 부과 · 징수 등
13. 그 밖에 장기요양사업과 관련하여 보건복지부장관이 위탁한 업무

③「국민건강보험법」 제16조에 따른 공단의 정관은 장기요양사업과 관련하여 다음 각 호의 사항을 포함 · 기재한다.

1. 장기요양보험료
2. 장기요양급여
3. 장기요양사업에 관한 예산 및 결산
4. 그 밖에 대통령령으로 정하는 사항

제49조 (공단의 장기요양사업 조직 등) 공단은 「국민건강보험법」 제27조에 따라 공단의 조직 등에 관한 규정을 정할 때 장기요양사업을 수행하기 위하여 두는 조직 등을 건강보험사업을 수행하는 조직 등과 구분하여 따로 두어야 한다. 다만, 제48조제2항제1호 및 제2호의 자격관리와 보험료 부과 · 징수업무는 그러하지 아니하다.

제50조 (장기요양사업의 회계) ①공단은 장기요양사업에 대하여 독립회계를 설치 · 운영하여야 한다.

②공단은 장기요양사업 중 장기요양보험료를 재원으로 하는 사업과 국가 · 지방자치단체의 부담금을 재원으로 하는 사업의 재정을 구분하여 운영하여야 한다. 다만, 관리운영에 필요한 재정은 구분하여 운영하지 아니할 수 있다.

제51조 (권한의 위임 등에 관한 준용) 「국민건강보험법」 제30조 및 제36조는 이 법에 따른 이사장의 권한의 위임 및 준비금에 관하여 이를 준용한다. 이 경우 "보험급여"는 "장기요양급여"로 본다.

제52조 (등급판정위원회의 설치) ①장기요양인정 및 장기요양등급 판정 등을 심의하기 위하여 공단에 장기요양등급판정위원회를 둔다.

②등급판정위원회는 시·군·구 단위로 설치한다. 다만, 인구 수 등을 고려하여 하나의 시·군·구에 2 이상의 등급판정위원회를 설치하거나 2 이상의 시·군·구를 통합하여 하나의 등급판정위원회를 설치할 수 있다.

③등급판정위원회는 위원장 1인을 포함하여 15인의 위원으로 구성한다.

④등급판정위원회 위원은 다음 각 호의 자 중에서 공단 이사장이 위촉한다. 이 경우 시장·군수·구청장이 추천한 위원은 7인, 의사 또는 한의사가 1인 이상 각각 포함되어야 한다.

1. 「의료법」에 따른 의료인
2. 「사회복지사업법」에 따른 사회복지사
3. 시·군·구 소속 공무원
4. 그 밖에 법학 또는 장기요양에 관한 학식과 경험이 풍부한 자

⑤등급판정위원회 위원의 임기는 3년으로 한다. 다만, 공무원인 위원의 임기는 재임기간으로 한다.

제53조 (등급판정위원회의 운영) ①등급판정위원회 위원장은 위원 중에서 시장·군수·구청장이 위촉한다. 이 경우 제52조제2항 단서에 따라 2 이상의 시·군·구를 통합하여 하나의 등급판정위원회를 설치하는 때 당해 시장·군수·구청장이 공동으로 위촉한다.

②등급판정위원회 회의는 구성원 과반수의 출석으로 개의하고 출석위원 과반수의 찬성으로 의결한다.

③이 법에 정한 것 외에 등급판정위원회의 구성·운영, 그 밖에 필요한 사항은 대통령령으로 정한다.

제54조 (장기요양급여의 관리 · 평가) ①공단은 장기요양기관이 제공하는 장기요양급여 내용을 지속적으로 관리 · 평가하여 장기요양급여의 수준이 향상되도록 노력하여야 한다.

②공단은 장기요양기관이 제23조제3항에 따른 장기요양급여의 제공 기준 · 절차 · 방법 등에 따라 적정하게 장기요양급여를 제공하였는지를 평가한 후 그 결과를 공개하는 등 필요한 조치를 할 수 있다.

③제2항에 따른 장기요양급여 제공내용의 평가 방법 및 평가 결과의 공개 방법, 그 밖에 필요한 사항은 보건복지부령으로 정한다.

제10장 이의신청 및 심사청구

제55조 (이의신청) ①장기요양인정 · 장기요양등급 · 장기요양급여 · 부당이득 · 장기요양급여비용 또는 장기요양보험료 등에 관한 공단의 처분에 이의가 있는 자는 공단에 이의신청을 할 수 있다.

②제1항에 따른 이의신청은 처분이 있은 날부터 90일 이내에 문서로 하여야 한다. 다만, 정당한 사유로 본문의 기간 이내에 이의신청을 할 수 없었음을 소명한 때는 그러하지 아니하다.

③공단은 장기요양심사위원회를 구성하여 제1항에 따른 이의신청사건을 심의하게 하여야 한다.

④제3항에 따른 장기요양심사위원회의 구성 · 운영 및 위원의 임기, 그 밖에 필요한 사항은 대통령령으로 정한다.

제56조 (심사청구) ①제55조에 따른 이의신청에 대한 결정에 불복하는 자는 결정처분을 받은 날부터 90일 이내에 장기요양심판위원회(이하 "심판위원회"라 한다)에 심사청구를 할 수 있다.

②심판위원회는 보건복지부장관 소속으로 두고, 위원장 1인을 포함한 20인 이내의 위원으로 구성한다.

③심판위원회의 위원은 관계 공무원, 법학, 그 밖에 장기요양사업 분야의 학식

과 경험이 풍부한 자 중에서 보건복지부장관이 임명 또는 위촉한다.

④심판위원회의 구성 · 운영 및 위원의 임기, 그 밖에 필요한 사항은 대통령령으로 정한다.

제57조 (행정소송) 공단의 처분에 이의가 있는 자와 제55조에 따른 이의신청 또는 제56조에 따른 심사청구에 대한 결정에 불복하는 자는 「행정소송법」이 정하는 바에 따라 행정소송을 제기할 수 있다.

제11장 보칙

제58조 (국가의 부담) ①국가는 매년 예산의 범위 안에서 당해 연도 장기요양보험료 예상수입액의 100분의 20에 상당하는 금액을 공단에 지원한다.

②국가와 지방자치단체는 대통령령으로 정하는 바에 따라 의료급여수급권자의 장기요양급여비용, 의사소견서 발급비용, 방문간호지시서 발급비용 중 공단이 부담하여야 할 비용(제40조제1항 단서 및 제3항제1호에 따라 면제 및 감경됨으로 인하여 공단이 부담하게 되는 비용을 포함한다) 및 관리운영비의 전액을 부담한다.

③제2항에 따라 지방자치단체가 부담하는 금액은 보건복지부령으로 정하는 바에 따라 특별시 · 광역시 · 도와 시 · 군 · 구가 분담한다.

④제2항 및 제3항에 따른 지방자치단체의 부담액 부과, 징수 및 재원관리, 그 밖에 필요한 사항은 대통령령으로 정한다.

제59조 (전자문서의 사용) ①장기요양사업에 관련된 각종 서류의 기록, 관리 및 보관은 전자문서로 한다.

②공단 및 장기요양기관은 장기요양기관의 지정신청, 재가 · 시설 급여비용의 청구 및 지급 등에 대하여 전산매체 또는 전자문서교환방식을 이용하여야 한다.

③제1항 및 제2항에도 불구하고 정보통신망 및 정보통신서비스 시설이 열악한 지역 등 보건복지부장관이 정하는 지역의 경우 전자문서 · 전산매체 또는 전자

문서교환방식을 이용하지 아니할 수 있다.

제60조 (자료의 제출 등) ①공단은 장기요양급여 제공내용 확인, 장기요양급여의 관리 · 평가 및 장기요양보험료 산정 등 장기요양사업 수행에 필요하다고 인정할 때 다음 각 호의 어느 하나에 해당하는 자에게 자료의 제출을 요구할 수 있다.

1. 장기요양보험가입자 또는 그 피부양자 및 의료급여수급권자
2. 수급자 및 장기요양기관

②제1항에 따라 자료의 제출을 요구받은 자는 성실히 이에 응하여야 한다.

제61조 (보고 및 검사) ①보건복지부장관 또는 시장 · 군수 · 구청장은 다음 각 호의 어느 하나에 해당하는 자에게 보수 · 소득이나 그 밖에 보건복지부령으로 정하는 사항의 보고 또는 자료의 제출을 명하거나 소속 공무원으로 하여금 관계인에게 질문을 하게 하거나 관계 서류를 검사하게 할 수 있다.

1. 장기요양보험가입자
2. 피부양자
3. 의료급여수급권자

②보건복지부장관 또는 시장 · 군수 · 구청장은 다음 각 호의 어느 하나에 해당하는 자에게 장기요양급여의 제공 명세 등 장기요양급여에 관련된 자료의 제출을 명하거나 소속 공무원으로 하여금 관계인에게 질문을 하게 하거나 관계 서류를 검사하게 할 수 있다.

1. 장기요양기관
2. 장기요양급여를 받은 자

③제1항 및 제2항의 경우에 소속 공무원은 그 권한을 표시하는 증표를 지니고 이를 관계인에게 내보여야 한다.

제62조 (비밀누설금지) 다음 각 호에 해당하는 자는 업무수행 중 알게 된 비밀을 누설하여서는 아니 된다.

1. 시 · 군 · 구, 공단, 등급판정위원회 및 장기요양기관에 종사하고 있거나 종사한 자
2. 제24조부터 제26조까지의 규정에 따른 가족요양비 · 특례요양비 및 요양병원간병비와 관련된 급여를 제공한 자

제63조 (청문) 시장 · 군수 · 구청장은 제37조에 따라 장기요양기관 지정의 취소 및 재가장기요양기관의 영업정지 · 폐쇄를 하고자 하는 경우 청문을 실시하여야 한다.

제64조 (시효 등에 관한 준용) 「국민건강보험법」 제79조, 제80조, 제83조, 제87조부터 제89조까지, 제91조는 시효, 기간의 계산, 자료의 제공, 공단 등에 대한 감독, 권한의 위임 및 위탁, 업무의 위탁, 단수처리 등에 관하여 준용한다. 이 경우 "보험료"를 "장기요양보험료"로, "보험급여"를 "장기요양급여"로, "요양기관"을 "장기요양기관"으로, "건강보험사업"을 "장기요양사업"으로 본다.

제65조 (다른 법률에 따른 소득 등의 의제금지) 이 법에 따른 장기요양급여로 지급된 현금 등은 「국민기초생활 보장법」 제2조제8호 및 제9호의 소득 또는 재산으로 보지 아니한다.

제66조 (수급권의 보호) 장기요양급여를 받을 권리는 양도 또는 압류하거나 담보로 제공할 수 없다.

제12장 벌칙

제67조 (벌칙) 다음 각 호의 어느 하나에 해당하는 자는 2년 이하의 징역 또는 1천만원 이하의 벌금에 처한다.
1. 제35조제1항을 위반하여 정당한 사유 없이 장기요양급여의 제공을 거부한 자

2. 제62조를 위반하여 업무수행 중 알게 된 비밀을 누설한 자

3. 거짓이나 그 밖의 부정한 방법으로 장기요양급여를 받거나 타인으로 하여금 장기요양급여를 받게 한 자

제68조 (양벌규정) 법인의 대표자, 법인이나 개인의 대리인 · 사용인 및 그 밖의 종사자가 그 법인 또는 개인의 업무에 관하여 제67조에 해당하는 위반행위를 한 때에는 그 행위자를 벌하는 외에 그 법인 또는 개인에 대하여도 해당 조의 벌금형을 과한다.

제69조 (과태료) 정당한 사유 없이 다음 각 호의 어느 하나에 해당하는 자에게는 500만원 이하의 과태료를 부과한다.

1. 제32조를 위반하여 신고하지 아니하거나 거짓이나 그 밖의 부정한 방법으로 신고하고 재가장기요양기관을 설치 · 운영한 자

2. 제33조를 위반하여 신고하지 아니하거나 거짓이나 그 밖의 부정한 방법으로 신고한 자

3. 공단에 장기요양급여비용을 거짓이나 그 밖의 부정한 방법으로 청구한 자

4. 거짓이나 그 밖의 부정한 방법으로 수급자에게 장기요양급여비용을 부담하게 한 자

5. 제60조 또는 제61조를 위반하여 자료의 제출 · 답변 또는 보고를 하지 아니한 자, 거짓 자료의 제출 · 답변 또는 보고를 하거나 검사를 거부 · 방해 또는 기피한 자

제70조 (과태료의 부과 · 징수절차) ①제69조에 따른 과태료는 대통령령으로 정하는 바에 따라 보건복지부장관이 부과 · 징수한다.

②제1항에 따른 과태료 처분에 불복하는 자는 그 처분을 고지받은 날부터 30일 이내에 보건복지부장관에게 이의를 제기할 수 있다.

③제1항에 따른 과태료 처분을 받은 자가 제2항에 따라 이의를 제기한 때에는 보건복지부장관은 관할 법원에 그 사실을 통보하여야 하며, 그 통보를 받은 관

할 법원은 「비송사건절차법」에 따른 과태료 재판을 한다.

④제2항에 따른 기간 이내에 이의를 제기하지 아니하고 과태료를 납부하지 아니한 때에는 국세 체납처분의 예에 따라 징수한다.

부칙 〈제8403호, 2007.4.27〉

제1조 (시행일) 이 법은 2008년 7월 1일부터 시행한다. 다만, 제1장(제1조부터 제6조까지), 제3장(제12조부터 제22조까지), 제23조제2항 중 장기요양요원에 관한 사항, 제6장(제31조부터 제37조까지), 제8장(제45조부터 제47조까지), 제9장(제54조를 제외한다), 제10장(제55조부터 제57조까지), 제11장(제58조를 제외한다), 제12장(제67조부터 제70조까지)은 2007년 10월 1일부터 시행한다.

제2조 (이 법 시행을 위한 준비행위) ①보건복지부장관 및 공단은 이 법이 공포된 날부터 이 법 시행을 위하여 필요한 준비행위를 행할 수 있다.

②보건복지부장관 또는 공단은 국가 · 지방자치단체 또는 다른 법령에 따른 사회보장업무를 수행하는 법인, 그 밖에 장기요양사업을 하는 단체 등에 대하여 이 법 시행 준비에 필요한 자료의 제출을 요청할 수 있다.

③제2항에 따라 자료의 제출을 요청받은 자는 성실하게 이에 응하여야 한다.

제3조 (시범사업의 특례) ①보건복지부장관은 장기요양사업을 원활히 추진하기 위하여 이 법 시행 전에 시범사업을 실시할 수 있다.

②보건복지부장관은 제1항에 따른 시범사업을 실시함에 있어서 장기요양보험료를 부과 · 징수할 수 있다.

③보건복지부장관, 지방자치단체 및 공단은 제1항 및 제2항에 따른 시범사업에 대하여 행정적 · 재정적 지원을 할 수 있다.

④제1항에 따른 시범사업 지역의 선정, 제2항에 따른 장기요양보험료의 부과 · 징수의 절차 및 방법, 그 밖에 시범사업의 실시에 관하여 필요한 사항은 보건복지부장관이 정한다.

노인장기요양보험법 시행령

(제정 2007.9.27 대통령령 제20287호)

제1조 (목적) 이 영은 「노인장기요양보험법」에서 위임된 사항과 그 시행에 필요한 사항을 규정함을 목적으로 한다.

제2조 (노인성 질병) 「노인장기요양보험법」(이하 "법" 이라 한다) 제2조제1호에서 "대통령령으로 정하는 노인성 질병" 이란 별표 1에 따른 질병을 말한다.

제3조 (장기요양기본계획) 법 제6조제1항제3호에 따라 장기요양기본계획에 포함되는 사항은 다음 각 호와 같다.

1. 장기요양급여의 수준 향상 방안
2. 노인성질환예방사업 추진계획
3. 그 밖에 노인등의 장기요양급여의 실시에 필요한 사항

제4조 (의사소견서 제출 제외자) 법 제13조제2항에 따라 장기요양인정을 신청하는 자 중 의사소견서를 제출하지 아니하여도 되는 자는 다음 각 호와 같다.

1. 신청인의 심신상태나 거동상태 등이 보건복지부령으로 정하는 기준에 따라 현저하게 불편한 자로서 법 제14조제1항에 따른 조사 결과 「국민건강보험법」에 따른 국민건강보험공단(이하 "공단" 이라 한다) 소속 직원이 이를 확인한 자
2. 보건복지부장관이 정하여 고시하는 도서 · 벽지 지역에 거주하는 자

제5조 (등급판정기준 등) ① 법 제15조제2항에 따른 등급판정기준은 다음 각 호와 같다.

1. 장기요양 1등급 : 심신의 기능상태 장애로 일상생활에서 전적으로 다른 사람의 도움이 필요한 자로서 장기요양인정 점수가 95점 이상인 자
2. 장기요양 2등급 : 심신의 기능상태 장애로 일상생활에서 상당 부분 다른 사

람의 도움이 필요한 자로서 장기요양인정 점수가 75점 이상 95점 미만인 자

3. 장기요양 3등급 : 심신의 기능상태 장애로 일상생활에서 부분적으로 다른 사람의 도움이 필요한 자로서 장기요양인정 점수가 55점 이상 75점 미만인 자

② 제1항에 따른 장기요양인정 점수는 장기요양이 필요한 정도를 나타내는 점수로서 보건복지부장관이 정하여 고시하는 심신의 기능 저하 상태를 측정하는 방법에 따라 산정한다.

제6조 (장기요양인정 유효기간) ① 법 제19조제1항에 따른 장기요양인정 유효기간은 1년으로 한다. 다만, 연속하여 3회 이상 같은 등급으로 판정되는 사람이 3회 이후에 장기요양인정을 받는 경우 그 유효기간은 2년으로 한다.

② 법 제52조에 따른 등급판정위원회는 제1항에도 불구하고 장기요양 신청인의 심신상태 등을 고려하여 장기요양인정 유효기간을 6개월의 범위에서 늘리거나 줄일 수 있다. 다만, 이 경우에도 장기요양인정 유효기간을 1년 미만으로 할 수 없다.

제7조 (기타재가급여) 법 제23조제1항 제1호 바목에 따른 기타재가급여는 수급자의 일상생활 또는 신체활동 지원에 필요한 용구로서 보건복지부장관이 정하여 고시하는 것을 제공하거나 대여하여 주는 것을 말한다.

제8조 (장기요양기관의 종류 및 기준) 법 제23조제2항에 따라 장기요양급여를 제공할 수 있는 장기요양기관의 종류 및 기준은 다음 각 호와 같다.

1. 재가급여를 제공할 수 있는 장기요양기관

가. 「노인복지법」 제38조에 따른 재가노인복지시설로서 법 제31조에 따라 지정받은 장기요양기관

나. 법 제32조에 따라 설치한 재가장기요양기관

2. 시설급여를 제공할 수 있는 장기요양기관

가. 「노인복지법」 제34조 제1항 제1호에 따른 노인요양시설로서 법 제31조에 따라 지정받은 장기요양기관

나.「노인복지법」 제34조 제1항 제2호에 따른 노인요양공동생활가정으로서 법 제31조에 따라 지정받은 장기요양기관

제9조 (장기요양급여 종류별 장기요양요원의 범위) 법 제23조제2항에 따른 장기요양급여 종류별 장기요양요원의 범위는 다음 각 호와 같다.

1. 법 제23조 제1항 제1호 가목에 따른 방문요양에 관한 재가급여 업무를 하는 장기요양요원은 「노인복지법」 제39조의2에 따른 요양보호사 중 1급 또는 2급 자격을 가진 자로 한다.
2. 법 제23조 제1항 제1호 나목에 따른 방문목욕에 관한 재가급여 업무를 하는 장기요양요원은 「노인복지법」 제39조의 2에 따른 요양보호사 중 1급 자격을 가진 자로 한다.
3. 법 제23조 제1항 제1호 다목에 따른 방문간호의 재가급여 업무를 하는 장기요양요원은 다음 각 목의 어느 하나에 해당하는 자로 한다.

가.「의료법」 제2조에 따른 간호사로서 최근 10년 이내에 2년 이상의 간호업무경력이 있는 자

나.「의료법」 제80조에 따른 간호조무사로서 최근 10년 이내에 3년 이상의 간호보조업무경력이 있고, 보건복지부장관이 정하는 교육을 이수한 자

다.「의료기사 등에 관한 법률」 제2조에 따른 치과위생사(치과위생 업무를 하는 경우로 한정한다)

제10조 (장기요양기관의 지정기준) 시장 · 군수 · 구청장(자치구의 구청장을 말한다)은 법 제31조에 따라 장기요양기관을 지정하려면 「노인복지법」 제31조에 따른 노인복지시설 중에서 법 제31조제2항에 따른 시설 및 인력을 갖춘 시설을 지정하여야 한다.

제11조 (장기요양기관의 재지정 금지기간 등) 법 제37조제5항에 따라 지정취소 또는 폐쇄명령을 받은 자가 그 처분을 받은 날부터 장기요양기관 또는 재가장기요양기관으로 다시 지정받을 수 없거나 신고할 수 없는 기간은 별표 2와 같다.

제12조 (장기요양위원회의 심의사항) 법 제45조제4호에 따른 장기요양위원회의 심의사항은 다음 각 호와 같다.

1. 의사소견서 발급비용의 기준
2. 방문간호지시서 발급비용의 기준
3. 법 제28조에 따른 월 한도액의 결정
4. 그 밖에 장기요양급여에 관한 사항으로서 보건복지부장관이 회의에 부치는 사항

제13조 (공무원 위원) 법 제46조 제2항 제3호에서 "대통령령으로 정하는 관계 중앙행정기관의 고위공무원단 소속 공무원" 이란 재정경제부, 보건복지부 및 기획예산처의 고위공무원단 소속 공무원 중에서 각 소속기관의 장이 지명하는 자를 말한다.

제14조 (장기요양위원회의 운영) ① 법 제46조에 따른 장기요양위원회의 위원장은 장기요양위원회를 대표하고, 위원회의 업무를 통할한다.

② 부위원장은 위원장을 보좌하고, 위원장이 부득이한 사유로 직무를 수행할 수 없으면 그 직무를 대행한다.

③ 장기요양위원회의 회의에 출석한 위원에게는 예산의 범위에서 수당 · 여비, 그 밖에 필요한 경비를 지급할 수 있다. 다만, 공무원인 위원이 그 소관업무와 직접 관련되어 출석하는 경우에는 그러하지 아니하다.

④ 이 영에서 정한 것 외에 장기요양위원회의 운영에 필요한 사항은 위원회의 의결을 거쳐 위원장이 정한다.

제15조 (국민건강보험공단 정관의 기재사항) 법 제48조제3항제4호에서 "그 밖에 대통령령으로 정하는 사항" 이란 장기요양사업을 전담하는 상임이사의 수 및 장기요양사업과 관련된 조직 · 인사 · 보수 · 회계에 관한 사항을 말한다.

第16조 (등급판정위원회의 회의 등) ① 법 제52조에 따른 등급판정위원회의 위원장은 회의를 소집하고 그 의장이 된다.

② 등급판정위원회의 사무를 처리하기 위하여 간사 1명을 두되, 공단 소속 직원 중에서 위원장이 지명한다.

第17조 (등급판정위원회의 소위원회) ① 등급판정위원회는 효율적인 업무수행을 위하여 소위원회를 둘 수 있다.

② 소위원회는 등급판정위원회가 위임한 사항을 심의 · 처리한다.

③ 소위원회의 구성 · 운영에 필요한 사항은 보건복지부령으로 정한다.

第18조 (이의신청 결정기간) ① 법 제55조제1항에 따라 이의신청을 받은 공단은 이의신청을 받은 날부터 60일 이내에 결정하여야 한다. 다만, 부득이한 사정이 있으면 30일의 범위 안에서 결정기간을 연장할 수 있다.

② 공단은 제1항 단서에 따라 결정기간을 연장하면 지체 없이 이의신청인에게 그 사유와 연장기간을 통보하여야 한다.

第19조 (장기요양심사위원회의 구성 등) ① 법 제55조제3항에 따라 공단에 두는 장기요양심사위원회(이하 "심사위원회" 라 한다)는 위원장 1명을 포함한 50명 이내의 위원으로 구성한다.

② 심사위원회의 위원장은 공단의 이사장이 장기요양사업을 담당하는 공단의 상임이사 중에서 임명하고, 위원은 다음 각 호의 어느 하나에 해당하는 자 중에서 공단의 이사장이 위촉하거나 임명한다.

1. 「의료법」에 따른 의사 · 치과의사 · 한의사나 업무경력이 10년 이상인 간호사
2. 「사회복지사업법」에 따른 사회복지사로서 업무경력이 10년 이상인 자
3. 노인장기요양보험 업무를 담당하고 있는 공단의 임직원
4. 그 밖에 법학 및 장기요양에 관한 학식과 경험이 풍부한 자

③ 심사위원회 위원의 임기는 3년으로 한다. 다만, 공단 직원인 위원의 임기는 재임기간으로 한다.

제20조 (심사위원회의 운영 등) ① 심사위원회의 회의는 위원장과 위원장이 회의를 열 때마다 지정하는 6명의 위원을 포함하여 총 7명으로 구성하되, 제19조제2항 각 호의 어느 하나에 해당하는 자가 각 1명 이상 포함되어야 한다.

② 심사위원회의 회의는 재적위원 과반수의 출석으로 개의하고 출석위원 과반수의 찬성으로 의결한다.

③ 심사위원회의 사무를 처리하기 위하여 위원회에 간사 1명을 두되, 공단 소속 직원 중에서 위원장이 지명한다.

④ 이 영에서 정한 것 외에 심사위원회의 운영 등에 필요한 사항은 심사위원회의 의결을 거쳐 위원장이 정한다.

제21조 (장기요양심판위원회의 구성 등) ① 법 제56조제1항에 따른 장기요양심판위원회(이하 "심판위원회"라 한다)의 위원장은 보건복지부의 고위공무원단 소속 공무원 중에서 보건복지부장관이 임명한다.

② 심판위원회의 위원은 다음 각 호의 어느 하나에 해당하는 자 중에서 보건복지부장관이 임명하거나 위촉한다.

1. 보건복지부의 4급 이상 공무원 또는 고위공무원단 소속 공무원으로 재직 중인 자
2. 판사 · 검사 또는 변호사의 자격이 있는 자
3. 대학에서 사회보험 또는 의료와 관련된 분야의 부교수 이상으로 재직하고 있는 자
4. 그 밖에 법학, 사회보험 또는 의료에 관한 학식과 경험이 풍부한 자

③ 심판위원회의 위원의 임기는 3년으로 한다. 다만, 공무원인 위원의 임기는 재임기간으로 한다.

제22조 (심판위원회의 회의) ① 심판위원회의 위원장은 심판위원회의 회의를 소집하고 그 의장이 된다.

② 위원장이 부득이한 사유로 직무를 수행할 수 없으면 위원장이 지명하는 위원이 그 직무를 대행한다.

③ 심판위원회의 회의는 재적위원 과반수의 출석으로 개의하고 출석위원 과반수의 찬성으로 의결한다.

④ 심판위원회의 사무를 처리하기 위하여 간사 1명을 두되, 보건복지부 소속 공무원 중에서 위원장이 임명한다.

⑤ 이 영에서 정한 것 외에 심판위원회의 운영에 필요한 사항은 심판위원회의 의결을 거쳐 위원장이 정한다.

제23조 (심사청구의 결정기간) ① 법 제56조제1항에 따라 심사청구를 받은 심판위원회는 심사청구를 받은 날부터 60일 이내에 결정하여야 한다. 다만 부득이한 사정이 있으면 30일의 범위 안에서 결정기간을 연장할 수 있다.

② 심판위원회는 제1항 단서에 따라 결정기간을 연장하면 지체 없이 심사청구인에게 그 사유와 연장기간을 통보하여야 한다.

제24조 (과태료의 부과 · 징수 절차) ① 보건복지부장관은 법 제70조제1항에 따라 과태료를 부과하려면 위반행위를 조사 · 확인한 후 위반행위의 종류, 과태료의 금액 및 납부기한 등을 서면에 적어 과태료를 낼 것을 처분 대상자에게 알려야 한다.

② 보건복지부장관은 제1항에 따라 과태료를 부과하려면 10일 이상의 기간을 정하여 과태료처분 대상자에게 구술 또는 서면(전자문서를 포함한다)으로 의견을 진술할 기회를 주어야 한다. 이 경우 지정된 날까지 의견을 진술하지 아니하면 의견이 없는 것으로 본다.

③ 보건복지부장관은 과태료의 금액을 정할 때에는 해당 위반행위의 동기와 결과 등을 고려하되, 그 부과기준은 별표 3과 같다.

④ 과태료의 징수 절차는 보건복지부령으로 정한다.

부칙 〈제20287호, 2007.9.27〉

이 영은 2007년 10월 1일부터 시행한다. 다만, 제7조 및 제8조는 2008년 7월 1일부터 시행한다.

아래 별첨 내용은 법제처 인터넷 홈페이지에서 다운 받을 수 있다.
http://www.klaw.go.kr/link_sframe.jsp

별표1 노인성질병의종류[제2조관련]
별표2 재지정및재신고금지기간[제11조관련]
별표3 과태료부과기준[제24조제3항관련]

노인장기요양보험법 시행규칙

(제정 2007.10.17 보건복지부령 제418호)

제1조 (목적) 이 규칙은 「노인장기요양보험법」 및 같은 법 시행령에서 위임된 사항과 그 시행에 필요한 사항을 규정함을 목적으로 한다.

제2조 (장기요양인정 신청 및 의사소견서 제출) ① 「노인장기요양보험법」(이하 "법"이라 한다) 제13조제1항에 따라 장기요양인정을 신청하려는 자(이하 "신청인"이라 한다)는 별지 제1호서식의 장기요양인정신청서에 별지 제2호서식에 따른 의사 또는 한의사의 소견서를 첨부하여 제출하여야 한다.

② 제1항에도 불구하고 신청인은 법 제13조제1항 단서에 따라 의사 또는 한의사의 소견서(이하 "의사소견서"라 한다)를 「국민건강보험법」에 따른 국민건강보험공단(이하 "공단"이라 한다)이 법 제15조 제1항에 따라 장기요양등급판정위원회에 자료를 제출하기 전까지 제출할 수 있다. 다만, 신청인이 65세 미만인 자로서 신청시에 의사소견서를 제출하지 아니하는 경우에는 「노인장기요양보험법 시행령」(이하 "영"이라 한다) 제2조에 따른 노인성 질병(이하 "노인성 질병"이라 한다)을 확인할 수 있는 진단서 등의 증명서류를 장기요양인정신청서에 첨부하여야 한다.

③ 제1항과 제2항에 따른 신청서를 제출받은 공단은 신청인이 신청자격을 갖추었는지를 확인하고, 법 제14조제1항에 따라 조사를 한 후 신청인이 신청시에 의사소견서를 첨부하지 아니한 경우에는 다음 각 호의 구분에 따라 필요한 조치를 하여야 한다.

1. 영 제4조 각 호의 어느 하나에 해당하는 자 : 의사소견서를 제출하지 아니하여도 됨을 신청인에게 통보하여야 한다.

2. 제1호에 해당하지 아니하는 자

가. 최초로 장기요양인정을 신청하는 자나 법 제20조에 따라 장기요양인정의 갱신신청을 하는 자 : 별지 제3호서식의 의사소견서 발급의뢰서를 신청인에게

발부하여야 한다.

나. 가목에 해당하지 아니하는 자 : 의사소견서 발급비용을 전액 본인이 부담하여야 함을 통보하여야 한다.

④ 제3항 제2호 가목에 따라 의사소견서 발급의뢰서를 받은 자는 그 발급의뢰서를 의료기관(「지역보건법」에 따른 보건소 · 보건의료원 및 보건지소를 포함한다. 이하 같다)에 제출하고, 의사소견서를 의료기관으로부터 발급받아 공단에 제출하여야 한다.

제3조 (의사소견서 제출 제외자) 영 제4조 제1호에 따라 공단의 조사 결과 영 제5조제1항에 따른 장기요양 1등급 또는 장기요양 2등급을 받을 것으로 예상되는 자로서 보건복지부장관이 정하여 고시하는 거동불편자에 해당하는 자는 의사소견서를 제출하지 아니할 수 있다.

제4조 (의사소견서 발급비용 등) ① 법 제13조 제3항에 따른 의사소견서의 발급비용은 의료기관의 종류에 따라 5만원의 범위에서 보건복지부장관이 정하여 고시하는 금액으로 한다.

② 신청인이 제2조 제4항에 따라 발급의뢰서를 통하여 의사소견서를 발급받는 경우 그 발급비용은 다음 각 호와 같이 부담한다.

1. 65세 이상의 노인이나 65세 미만의 자로서 노인성 질병을 가진 자 : 100분의 20은 본인이, 100분의 80은 공단이 부담한다.
2. 「국민기초생활 보장법」에 따른 수급권자 : 국가와 지방자치단체가 전액 부담한다.
3. 「의료급여법」에 따른 수급권자 : 100분의 10은 본인이, 100분의 90은 국가와 지방자치단체가 부담한다.
4. 소득 · 재산 등이 보건복지부장관이 고시하는 일정 금액 이하인 자와 천재지변 또는 이에 준하는 사유로 일정 기간 생계유지가 곤란하다고 보건복지부장관이 인정하는 자 : 100분의 10은 본인이, 100분의 90은 공단이 부담한다.

③ 신청인이 제2조제4항의 절차에 의하지 아니하고 의사소견서를 발급받은 경

우 그 발급비용은 전액 본인이 부담한다. 다만, 신청인이 다음 각 호의 어느 하나에 해당하는 경우에는 제2항 각 호에 따라 본인이 부담하는 금액을 제외한 나머지 금액을 공단에 청구할 수 있다.

1. 장기요양급여를 받을 자(이하 "수급자"라 한다)로 결정되거나 장기요양등급이 변경된 경우

2. 최초로 장기요양인정을 신청하거나 법 제20조에 따라 장기요양인정의 갱신을 신청한 경우

④ 제2조제4항에 따라 의사소견서를 발급한 자는 제1항의 의사소견서 발급비용 중 본인 부담 비용을 제외한 나머지 비용을 별지 제4호서식의 의사소견서 발급비용 청구서에 따라 공단에 청구하여야 하며, 청구를 받은 공단은 이를 심사한 후 지체 없이 그 비용을 지급하여야 한다.

제5조 (장기요양인정 신청의 조사) 법 제14조에 따라 장기요양인정 신청내용을 조사하는 공단의 직원은 별지 제5호서식의 장기요양인정조사표에 따라 조사결과서를 작성하여야 한다.

제6조 (장기요양인정서 및 표준장기요양이용계획서) ① 법 제17조제1항 제3호에서 "그 밖에 장기요양급여에 관한 사항으로서 보건복지부령으로 정하는 사항"이란 다음 각 호의 사항을 말한다.

1. 장기요양인정의 유효기간

2. 법 제15조 제1항에 따른 장기요양등급판정위원회(이하 "등급판정위원회"라 한다)의 의견

② 법 제17조 제4항에 따른 장기요양인정서는 별지 제6호서식에 따라, 표준장기요양이용계획서는 별지 제7호 서식에 따라 각각 작성한다.

제7조 (장기요양인정의 유효기간 산정방법) 법 제19조 제2항에 따라 장기요양인정의 유효기간은 장기요양인정서가 수급자에게 도달한 날부터 산정한다. 다만, 법 제27조 제2항에 해당하는 수급자의 경우에는 장기요양인정신청서

제출일부터 산정한다.

제8조 (장기요양인정 갱신절차) 법 제20조제1항에 따라 장기요양인정의 갱신을 신청하려는 자는 장기요양인정의 유효기간이 끝나기 90일 전부터 30일 전까지의 기간에 별지 제1호서식의 장기요양인정 갱신신청서에 의사소견서를 첨부하여 공단에 제출하여야 한다.

제9조 (장기요양등급 등의 변경절차) 법 제21조 제1항에 따라 장기요양등급, 장기요양급여의 종류 또는 내용의 변경을 신청하려는 자는 별지 제8호 서식에 따른 변경신청서에 의사소견서를 첨부하여 공단에 제출하여야 한다.

제10조 (장기요양인정 신청 등에 대한 대리) ① 법 제22조에 따라 장기요양급여를 받고자 하는 자 또는 수급자를 대리하여 장기요양인정 신청 등을 하려는 자는 다음 각 호의 구분에 따라 신분관계 또는 대리인임을 증명하는 서류를 제시하거나 제출하여야 한다.

1. 본인의 가족이나 친족 또는 이해관계인 : 본인과의 신분관계를 증명하는 서류
2. 사회복지전담공무원 : 공무원임을 증명하는 신분증
3. 시장 · 군수 · 구청장(자치구의 구청장을 말한다. 이하 같다)이 지정한 자 : 별지 제9호서식의 대리인 지정서

② 제1항제1호에 따른 신청을 받은 공단의 직원은 「전자정부법」 제22조의2제1항에 따른 행정정보의 공동이용을 통하여 주민등록표등본(신청을 한 자가 본인의 가족이나 친족인 경우에 한정한다)을 확인하여야 한다. 다만, 신청을 한 자가 확인에 동의하지 아니하는 경우에는 그로 하여금 해당 서류를 첨부하도록 하여야 한다.

제11조 (장기요양기관 지정기준 등) ① 법 제31조제1항에 따라 장기요양기관으로 지정받으려는 자는 별지 제10호서식의 장기요양기관 지정신청서에 일반현황 · 인력현황 및 시설현황을 적은 서류를 첨부하여 시장 · 군수 · 구청장에

게 제출하여야 한다.

② 법 제31조제2항에 따라 장기요양기관으로 지정받을 수 있는 자와 지정받으려는 자가 갖추어야 하는 시설 및 인력은 다음 각 호와 같다.

1. 「노인복지법」 제38조에 따른 재가노인복지시설 : 「노인복지법」 제39조제3항에 따른 시설 및 인력과 별표 1에 따른 시설 및 인력

2. 「노인복지법」 제34조에 따른 노인의료복지시설(노인전문병원을 제외한다) : 「노인복지법」 제35조 제3항에 따른 시설 및 인력

③ 제1항에 따라 장기요양기관 지정신청을 받은 시장 · 군수 · 구청장은 제2항의 요건을 확인한 후 별지 제11호서식의 장기요양기관 지정서를 발급하여야 한다.

제12조 (재가장기요양기관의 시설기준 등) ① 법 제32조에 따라 재가장기요양기관을 설치 · 운영하려는 자는 별표 1에 따른 시설 및 인력을 갖춘 후 별지 제12호서식의 재가장기요양기관 설치신고서에 다음 각 호의 서류를 첨부하여 시장 · 군수 · 구청장에게 제출하여야 한다. 이 경우 2명 이상이 공동으로 재가장기요양기관을 설치 · 운영하려는 경우에는 각 구성원의 연명으로 신고서를 제출하여야 한다.

1. 정관 1부(법인만 제출한다)

2. 위치도, 평면도 및 설비구조내역서 각 1부(법 제23조 제1항 제1호 라목 및 마목의 주 · 야간보호, 단기보호를 제공하는 경우만 제출한다)

3. 시설을 설치할 토지 및 건물의 소유권 또는 사용권을 증명할 수 있는 서류 1부(법 제23조제1항제1호라목 및 마목의 주 · 야간보호, 단기보호를 제공하는 경우만 제출한다)

4. 일반현황 · 인력현황 및 시설현황을 적은 서류 각 1부

5. 사업계획서 및 운영규정을 적은 서류 각 1부

6. 의료기기판매(임대)업 신고증명서 1부(법 제23조제1항제1호바목의 기타재가급여를 제공하는 경우만 제출한다)

② 제1항에 따른 신고서를 받은 담당공무원은 「전자정부법」 제21조제1항에 따

른 행정정보의 공동이용을 통하여 법인등기부등본(법인만 해당된다)을 확인하여야 한다. 다만, 신고인이 확인에 동의하지 아니하는 경우에는 그로 하여금 해당 서류를 첨부하도록 하여야 한다.

③ 제1항에 따라 재가장기요양기관의 설치신고서를 받은 시장 · 군수 · 구청장은 별지 제13호서식의 재가장기요양기관 설치신고증명서를 발급하여야 한다.

제13조 (장기요양기관 변경신고) ① 법 제33조에서 "보건복지부령이 정하는 중요한 사항"이란 장기요양급여의 종류, 장기요양기관의 명칭 · 소재지, 법인대표자, 입소(이용)정원, 시설 및 인력현황을 말한다.

② 법 제33조에 따라 변경신고를 하려는 자는 변경 사유가 발생한 날부터 14일 이내에 별지 제14호서식의 장기요양기관 변경신고서에 다음 각 호의 서류를 첨부하여 시장 · 군수 · 구청장에게 제출하여야 한다.

1. 변경사항을 증명할 수 있는 서류
2. 장기요양기관 지정서 또는 재가장기요양기관 설치신고증명서
3. 사업자등록증

③ 제2항에 따라 장기요양기관 변경신고서를 받은 시장 · 군수 · 구청장은 변경된 내용을 기재한 장기요양기관 지정서 또는 재가장기요양기관 설치신고증명서를 신고인에게 다시 발급하여야 한다.

제14조 (장기요양기관 정보의 안내 등) ① 법 제34조에 따라 장기요양기관이 공단 인터넷 홈페이지에 게시하여야 하는 내용은 다음 각 호와 같다.

1. 시설의 구조, 설비 상태 및 건물 전경 등의 사진
2. 장기요양기관의 주소, 약도, 전화번호 및 홈페이지 주소
3. 장기요양기관에 소속된 인력 종류별 종사자 수 및 입소(이용)정원과 현재 입소(이용)한 인원
4. 장기요양기관에서 제공하고 있는 급여 종류
5. 장기요양급여 이용계약에 관한 사항

② 장기요양기관은 제1항 각 호의 내용이 변경되는 경우에는 공단의 인터넷 홈

페이지에 지체 없이 그 내용을 반영하여 게시하여야 한다.

제15조 (장기요양급여비용 명세서) 법 제35조 제4항에 따른 장기요양급여비용 명세서는 별지 제15호 서식에 따른다.

제16조 (장기요양기관 폐업 등 신고) 법 제36조 제1항 및 제4항에 따라 장기요양기관 및 재가장기요양기관이 폐업 또는 휴업을 하려는 경우에는 별지 제16호 서식에 따른 신고서에 다음 각 호의 서류를 첨부하여 시장 · 군수 · 구청장에게 제출하여야 한다.

1. 폐업 또는 휴업 의결서(법인만 제출한다) 1부
2. 수급자에 대한 조치계획서 1부
3. 장기요양기관 지정서 또는 재가장기요양기관 설치신고증명서(폐업의 경우에만 제출한다)

제17조 (행정처분의 기준) 법 제37조제1항 및 제3항에 따른 행정처분의 기준은 별표 2와 같다.

제18조 (등급판정위원회 소위원회 구성 및 운영) ① 영 제17조 제3항에 따른 소위원회는 위원장 1명을 포함하여 7명의 위원으로 구성하며, 등급판정위원회의 위원 중에서 등급판정위원회의 의결을 거쳐 구성한다.

② 소위원회는 의사 또는 한의사가 1명 이상 포함되어야 한다.

③ 소위원회는 구성원 과반수의 출석으로 개의하고 구성원 과반수의 찬성으로 의결한다.

④ 이 규칙에서 정한 것 외에 소위원회 운영에 필요한 사항은 위원회의 의결을 거쳐 위원장이 정한다.

제19조 (이의신청 방식 등) ① 법 제55조 제1항에 따라 공단의 처분에 대하여 이의신청을 하려는 자는 별지 제17호서식의 이의신청서에 주장하는 사실을

증명할 수 있는 서류를 첨부하여 공단에 제출하여야 한다.

② 공단이 제1항에 따라 이의신청서를 받으면 지체 없이 그 사본이나 부본(副本)을 이해관계인에게 보내야 한다.

③ 공단이 이의신청에 대하여 결정을 하였을 때에는 별지 제18호서식의 이의신청 결정서를 작성하여 지체 없이 이의신청인에게 결정서의 정본을 보내고, 이해관계인에게는 사본을 보내야 한다.

제20조 (심사청구의 방식 등) ① 법 제56조에 따라 이의신청 결정에 대하여 심사청구를 하려는 자는 다음 각 호의 사항을 적은 심사청구서에 주장하는 사실을 증명할 수 있는 자료를 첨부하여 장기요양심판위원회에 제출하여야 한다.

1. 청구인 및 처분을 받은 자의 성명, 주민등록번호 및 주소
2. 원처분을 한 자(공단의 분사무소가 원처분을 한 경우에는 그 분사무소의 장을 말한다)
3. 원처분의 요지 및 처분이 있었던 것을 알게 된 날
4. 심사청구의 취지 및 이유
5. 청구인이 처분을 받은 자가 아닌 경우에는 처분을 받은 자와의 관계
6. 첨부자료의 표시
7. 심사청구에 관한 고지 유무 및 그 내용

② 장기요양심판위원회가 제1항에 따라 심사청구서를 받으면 지체 없이 그 사본 또는 부본을 공단 및 이해관계인에게 송부하고, 공단은 그 사본 또는 부본을 받은 날부터 10일 이내에 답변서와 관계 서류를 장기요양심판위원회에 제출하여야 한다.

③ 장기요양심판위원회가 심사청구에 대하여 결정을 하면 다음의 사항을 적은 결정서를 작성하여 지체 없이 청구인에게 결정서의 정본을 보내고, 이해관계인에게는 사본을 보내야 한다.

1. 청구인의 성명 · 주민등록번호 및 주소
2. 원처분을 행한 자
3. 결정의 주문

4. 심사청구의 취지
5. 결정의 이유
6. 결정의 연월일

제21조 (보고 및 검사) 법 제61조제1항 각 호 외의 부분에서 "그 밖에 보건복지부령으로 정하는 사항" 이란 다음 각 호의 사항을 말한다.
1. 장기요양급여를 받은 내용
2. 장기요양급여 이용계약에 관한 내용
3. 장기요양급여비용에 대한 명세서

제22조 (과태료의 징수절차) 영 제24조 제4항에 따른 과태료 징수절차에 관하여는 「국고금관리법 시행규칙」을 준용한다. 이 경우 과태료 납입고지서에는 이의제기 방법과 이의제기 기간 등을 분명하게 밝혀야 한다.

부칙 〈제418호,2007.10.17〉

제1조 (시행일) 이 규칙은 공포한 날부터 시행한다.
제2조 (장기요양인정 유효기간 산정방법에 관한 특례) 제7조에도 불구하고 2008년 7월 1일 이전에 장기요양인정서가 도달한 경우 장기요양인정 유효기간은 2008년 7월 1일부터 기산한다.

아래의 서식은 법제처 인터넷 홈페이지에서 다운 받을 수 있다.
http://www.klaw.go.kr/link_sframe.jsp

서식1 장기요양인정신청서 · 장기요양인정갱신신청서
서식2 의사소견서
서식3 의사소견서발급의뢰서
서식4 의사소견서발급비용청구서

서식5 장기요양인정조사표
서식6 장기요양인정서
서식7 표준장기요양이용계획서
서식8 [장기요양등급변경신청서] · [장기요양급여종류 · 내용변경신청서]
서식9 대리인지정서
서식10 장기요양기관지정신청서
서식11 장기요양기관지정서
서식12 재가장기요양기관설치신고서
서식13 재가장기요양기관설치신고증명서
서식14 장기요양기관변경신고서
서식15 장기요양급여비용명세서
서식16 장기요양기관[폐업 · 휴업] 신고서
서식17 이의신청서
서식18 이의신청결정서

노인복지법

[일부개정 2007.8.3 법률 제8608호],
시행일 2008.8.4

제1장 총칙

제1조 (목적) 이 법은 노인의 질환을 사전예방 또는 조기발견하고 질환상태에 따른 적절한 치료 · 요양으로 심신의 건강을 유지하고, 노후의 생활안정을 위하여 필요한 조치를 강구함으로써 노인의 보건복지증진에 기여함을 목적으로 한다.

제1조의2 (정의) 이 법에서 사용하는 용어의 정의는 다음과 같다. 〈개정 2007.1.3〉

1. "부양의무자"라 함은 배우자(사실상의 혼인관계에 있는 자를 포함한다)와 직계비속 및 그 배우자(사실상의 혼인관계에 있는 자를 포함한다)를 말한다.
2. "보호자"라 함은 부양의무자 또는 업무 · 고용 등의 관계로 사실상 노인을 보호하는 자를 말한다.
3. "치매"라 함은 퇴행성 뇌질환 또는 뇌혈관계 질환 등으로 인하여 기억력, 언어능력, 지남력, 판단력 및 수행능력 등의 기능이 저하됨으로써 일상생활에서 지장을 초래하는 후천적인 다발성 장애를 말한다.
4. "노인학대"라 함은 노인에 대하여 신체적 · 정신적 · 정서적 · 성적 폭력 및 경제적 착취 또는 가혹행위를 하거나 유기 또는 방임을 하는 것을 말한다. [본조신설 2004.1.29]

제2조 (기본이념) ①노인은 후손의 양육과 국가 및 사회의 발전에 기여하여 온 자로서 존경받으며 건전하고 안정된 생활을 보장받는다.

②노인은 그 능력에 따라 적당한 일에 종사하고 사회적 활동에 참여할 기회를 보장 받는다.

③노인은 노령에 따르는 심신의 변화를 자각하여 항상 심신의 건강을 유지하고 그 지식과 경험을 활용하여 사회의 발전에 기여하도록 노력하여야 한다.

제3조 (가족제도의 유지 · 발전) 국가와 국민은 경로효친의 미풍양속에 따른 건전한 가족제도가 유지 · 발전되도록 노력하여야 한다.

제4조 (보건복지증진의 책임) ①국가와 지방자치단체는 노인의 보건 및 복지증진의 책임이 있으며, 이를 위한 시책을 강구하여 추진하여야 한다.

②국가와 지방자치단체는 제1항의 규정에 의한 시책을 강구함에 있어 제2조에 규정된 기본이념이 구현되도록 노력하여야 한다.

③노인의 일상생활에 관련되는 사업을 경영하는 자는 그 사업을 경영함에 있어 노인의 보건복지가 증진되도록 노력하여야 한다.

제5조 (노인실태조사) ①보건복지부장관은 노인의 보건 및 복지에 관한 실태조사를 3년마다 실시하고 그 결과를 공표하여야 한다.

②제1항의 규정에 따른 조사의 방법과 내용 등에 관하여 필요한 사항은 보건복지부령으로 정한다.

[본조신설 2007.1.3]

제6조 (노인의 날 등) ①노인에 대한 사회적 관심과 공경의식을 높이기 위하여 매년 10月 2日을 노인의 날로, 매년 10月을 경로의 달로 한다.

②부모에 대한 효사상을 앙양하기 위하여 매년 5月 8日을 어버이날로 한다.

③치매의 예방과 치료에 관한 사회적 인식을 제고하기 위하여 매년 9월 21일을 치매극복의 날로 한다. 〈신설 2007.1.3〉

제7조 (노인복지상담원) ①노인의 복지를 담당하게 하기 위하여 시 · 군 · 구(자치구를 말한다. 이하 같다)에 노인복지상담원을 둔다.

②노인복지상담원의 임용 또는 위촉, 직무 및 보수 등에 관하여 필요한 사항은 대통령령으로 정한다. 〈개정 1999.2.8〉

제8조 (노인전용주거시설) 국가 또는 지방자치단체는 노인의 주거에 적합한 기능 및 설비를 갖춘 주거용시설의 공급을 조장하여야 하며, 그 주거용시설의 공급자에 대하여 적절한 지원을 할 수 있다.

제2장 삭제 〈2007.4.25〉 [2008.1.1]

제9조 삭제 〈2007.4.25〉 [시행일 2008.1.1] 제9조

제10조 삭제 〈2007.4.25〉 [시행일 2008.1.1] 제10조

제11조 삭제 〈2007.4.25〉 [시행일 2008.1.1] 제11조

제12조 삭제 〈2007.4.25〉 [시행일 2008.1.1] 제12조

제13조 삭제 〈2007.4.25〉 [시행일 2008.1.1] 제13조

제14조 삭제 〈2007.4.25〉 [시행일 2008.1.1] 제14조

제15조 삭제 〈2007.4.25〉 [시행일 2008.1.1] 제15조

제16조 삭제 〈2007.4.25〉 [시행일 2008.1.1] 제16조

제3장 보건 · 복지조치

제23조 (노인사회참여 지원) ①국가 또는 지방자치단체는 노인의 사회참여 확대를 위하여 노인의 지역봉사 활동기회를 넓히고 노인에게 적합한 직종의 개발과 그 보급을 위한 시책을 강구하며 근로능력 있는 노인에게 일할 기회를 우선적으로 제공하도록 노력하여야 한다.

②국가 또는 지방자치단체는 노인의 지역봉사 활동 및 취업의 활성화를 기하기 위하여 노인지역봉사기관, 노인취업알선기관 등 노인복지관계기관에 대하여 필요한 지원을 할 수 있다.

제23조의2 (노인일자리전담기관의 설치 · 운영 등) ①국가 또는 지방자치단체는 노인의 능력과 적성에 맞는 일자리의 개발 · 보급과 교육훈련 등을 전담할 기관(이하 "노인일자리전담기관"이라 한다)을 설치 · 운영하거나 그 운영의 전부 또는 일부를 법인 · 단체 등에 위탁할 수 있다.

②노인일자리전담기관의 설치 · 운영 또는 위탁에 관하여 필요한 사항은 대통령령으로 정한다.

[본조신설 2005.7.13]

제24조 (지역봉사지도원 위촉 및 업무) ①국가 또는 지방자치단체는 사회적 신망과 경험이 있는 노인으로서 지역봉사를 희망하는 경우에는 이를 지역봉사지도원으로 위촉할 수 있다.

②제1항의 규정에 의한 지역봉사지도원의 업무는 다음 각호와 같다.

1. 국가 또는 지방자치단체가 행하는 업무 중 민원인에 대한 상담 및 조언 2. 도로의 교통정리, 주 · 정차단속의 보조, 자연보호 및 환경침해 행위단속의 보조와 청소년 선도 3. 충효사상, 전통의례 등 전통문화의 전수교육 4. 문화재의 보호 및 안내 5. 기타 대통령령이 정하는 업무

제25조 (생업지원) 국가 또는 지방자치단체 기타 공공단체가 설치·운영하는 공공시설 안에 식료품·사무용품·신문 등 일상생활용품의 판매를 위한 매점이나 자동판매기의 설치를 허가 또는 위탁할 때에는 65세 이상의 자의 신청이 있는 경우 이를 우선적으로 반영하여야 한다.

제26조 (경로우대) ①국가 또는 지방자치단체는 65세 이상의 者에 대하여 대통령령이 정하는 바에 의하여 국가 또는 지방자치단체의 수송시설 및 고궁·능원·박물관·공원 등의 공공시설을 무료로 또는 그 이용요금을 할인하여 이용하게 할 수 있다.

②국가 또는 지방자치단체는 노인의 일상생활에 관련된 사업을 경영하는 자에게 65세 이상의 자에 대하여 그 이용요금을 할인하여 주도록 권유할 수 있다.

③국가 또는 지방자치단체는 제2항의 규정에 의하여 노인에게 이용요금을 할인하여 주는 자에 대하여 적절한 지원을 할 수 있다.

제27조 (건강진단 등) ①국가 또는 지방자치단체는 대통령령이 정하는 바에 의하여 65세 이상의 자에 대하여 건강진단과 보건교육을 실시할 수 있다.

②국가 또는 지방자치단체는 제1항의 규정에 의한 건강진단 결과 필요하다고 인정한 때에는 그 건강진단을 받은 자에 대하여 필요한 지도를 하여야 한다.

제28조 (상담·입소 등의 조치) ①보건복지부장관, 특별시장·광역시장·도지사(이하 "시·도지사"라 한다), 시장·군수·구청장(자치구의 구청장을 말한다. 이하 같다)은 노인에 대한 복지를 도모하기 위하여 필요하다고 인정한 때에는 다음 각호의 조치를 하여야 한다.〈개정 1999.2.8〉 1. 65세 이상의 자 또는 그를 보호하고 있는 자를 관계공무원 또는 노인복지상담원으로 하여금 상담·지도하게 하는 것 2. 65세 이상의 자로서 신체적·정신적·경제적 이유 또는 환경상의 이유로 거택에서 보호받기가 곤란한 자를 노인주거복지시설 또는 재가노인복지시설에 입소시키거나 입소를 위탁하는 것 3. 65세 이상의 자로서 신체 또는 정신상의 현저한 결함으로 인하여 항상 보호를 필요로 하고 경제적 이유로

거택에서 보호받기가 곤란한 자를 노인의료복지시설에 입소시키거나 입소를 위탁하는 것

②보건복지부장관, 시·도지사 또는 시장·군수·구청장(이하 "복지실시기관"이라 한다)은 65세 미만의 자에 대하여도 그 노쇠현상이 현저하여 특별히 보호할 필요가 있다고 인정할 때에는 제1항 각호의 조치를 할 수 있다.

③복지실시기관은 제1항 또는 제2항의 규정에 의하여 입소조치된 자가 사망한 경우에 그 자에 대한 장례를 행할 자가 없을 때에는 그 장례를 행하거나 당해 시설의 장으로 하여금 그 장례를 행하게 할 수 있다.

제29조 (치매관리사업) ①국가 또는 지방자치단체는 치매예방 및 치매퇴치를 위하여 치매연구 및 관리사업을 실시하여야 한다.

②제1항의 치매연구 및 관리사업의 업무내용(業務內容) 및 기타 필요한 사항은 보건복지부령으로 정한다.

제29조의2 (치매상담센터의 설치) ①시·군·구의 관할 보건소에 치매예방 및 치매환자관리를 위한 치매상담센터를 설치한다.

②제1항의 치매상담센터의 업무, 인력기준 그 밖의 필요한 사항은 보건복지부령으로 정한다.

[본조신설 2007.1.3]

제30조 (노인재활요양사업) ①국가 또는 지방자치단체는 신체적·정신적으로 재활요양을 필요로 하는 노인을 위한 재활요양사업을 실시할 수 있다.

②제1항의 노인재활요양사업의 내용 및 기타 필요한 사항은 보건복지부령으로 정한다.

제4장 노인복지시설의 설치 · 운영

제31조 (노인복지시설의 종류) 노인복지시설의 종류는 다음 각호와 같다. 〈개정 2004.1.29〉 1. 노인주거복지시설 2. 노인의료복지시설 3. 노인여가복지시설 4. 재가노인복지시설 5. 노인보호전문기관

제32조 (노인주거복지시설) ①노인주거복지시설은 다음 각호의 시설로 한다.

1. 양로시설 : 노인을 입소시켜 무료 또는 저렴한 요금으로 급식 기타 일상생활에 필요한 편의를 제공함을 목적으로 하는 시설

2. 실비양로시설 : 노인을 입소시켜 저렴한 요금으로 급식 기타 일상생활에 필요한 편의를 제공함을 목적으로 하는 시설

3. 유요양로시설 : 노인을 입소시켜 급식 기타 일상생활에 필요한 편의를 제공하고 이에 소요되는 일체의 비용을 입소한 자로부터 수납하여 운영하는 시설

4. 실비노인복지주택 : 보건복지부장관이 정하는 일정소득 이하의 노인에게 저렴한 비용으로 분양 또는 임대 등을 통하여 주거의 편의 · 생활지도 · 상담 및 안전관리 등 일상생활에 필요한 편의를 제공함을 목적으로 하는 시설

5. 유료노인복지주택 : 노인에게 유료로 분양 또는 임대 등을 통하여 주거의 편의 · 생활지도 · 상담 및 안전관리 등 일상생활에 필요한 편의를 제공함을 목적으로 하는 시설

②노인주거복지시설의 입소대상 · 입소절차 및 분양 · 임대 등에 관하여 필요한 사항은 보건복지부령으로 정한다.

③실비노인복지주택 및 유료노인복지주택의 설치 · 관리 및 공급 등에 관하여 이 법에서 규정된 사항을 제외하고는 주택법의 관련규정을 준용(準用)한다. 〈신설 1999.2.8, 2003.5.29〉

제32조 (노인주거복지시설) ①노인주거복지시설은 다음 각 호의 시설로 한다. 〈개정 2007.8.3〉

1. 양로시설 : 노인을 입소시켜 급식과 그 밖에 일상생활에 필요한 편의를 제공함

을 목적으로 하는 시설

2. 노인공동생활가정 : 노인들에게 가정과 같은 주거여건과 급식, 그 밖에 일상생활에 필요한 편의를 제공함을 목적으로 하는 시설

3. 노인복지주택 : 노인에게 주거시설을 분양 또는 임대하여 주거의 편의 · 생활지도 · 상담 및 안전관리 등 일상생활에 필요한 편의를 제공함을 목적으로 하는 시설

②노인주거복지시설의 입소대상 · 입소절차 · 입소비용 및 분양 · 매매 등에 관하여 필요한 사항은 보건복지부으로 정한다. 〈개정 2007.8.3〉

③노인복지주택의 설치 · 관리 및 공급 등에 관하여 이 법에서 규정된 사항을 제외하고는 「주택법」의 관련규정을 준용한다. 〈신설 1999.2.8, 2003.5.29, 2007.8.3〉

[시행일:2008.4.4] 제32조

제33조 (노인주거복지시설의 설치) ①국가 또는 지방자치단체는 노인주거복지시설을 설치할 수 있다.

②국가 또는 지방자치단체 외의 자가 노인주거복지시설을 설치하고자 하는 경우에는 시장 · 군수 · 구청장에게 신고하여야 한다. 〈개정 2005.3.31〉 ③노인주거복지시설의 시설, 인력 및 운영에 관한 기준과 설치신고 등에 관하여 필요한 사항은 보건복지부령으로 정한다. 〈개정 1999.2.8〉

제34조 (노인의료복지시설) ①노인의료복지시설은 다음 각호의 시설로 한다. 〈개정 1999.2.8〉 1. 노인요양시설 : 노인을 입소시켜 무료 또는 저렴한 요금으로 급식 · 요양 기타 일상생활에 필요한 편의를 제공함을 목적으로 하는 시설 2. 실비노인요양시설 : 노인을 입소시켜 저렴한 요금으로 급식 · 요양 기타 일상생활에 필요한 편의를 제공함을 목적으로 하는 시설 3. 유료노인요양시설 : 노인을 입소시켜 급식 · 요양 기타 일상생활에 필요한 편의를 제공하고 이에 소요되는 일체의 비용을 입소한 자로부터 수납하여 운영하는 시설 4. 노인전문요양시설 : 치매 · 중풍 등 중증의 질환 노인을 입소시켜 무료 또는 저렴한 요금으로 급식 · 요양 기타 일상생활에 필요한 편의를 제공함을 목적으로 하는 시설 5. 유

료노인전문요양시설 : 치매 · 중풍 등 중증의 질환노인을 입소시켜 급식 · 요양 기타 일상생활에 필요한 편의를 제공하고 이에 소요되는 일체의 비용을 입소한 자로부터 수납하여 운영하는 시설 6. 노인전문병원 : 주로 노인을 대상으로 의료를 행하는 시설

②노인의료복지시설의 입소대상 · 입소절차 등에 관하여 필요한 사항은 보건복지부령으로 정한다.

제34조 (노인복지시설) ①노인의료복지시설은 다음 각 호의 시설로 한다. 〈개정 2007.8.3〉

1. 노인요양시설 : 치매 · 중풍 등 노인성질환 등으로 심신에 상당한 장애가 발생하여 도움을 필요로 하는 노인을 입소시켜 급식 · 요양과 그 밖에 일상생활에 필요한 편의를 제공함을 목적으로 하는 시설

2. 노인요양공동생활가정 : 치매 · 중풍 등 노인성질환 등으로 심신에 상당한 장애가 발생하여 도움을 필요로 하는 노인에게 가정과 같은 주거여건과 급식 · 요양, 그 밖에 일상생활에 필요한 편의를 제공함을 목적으로 하는 시설

3. 노인전문병원 : 주로 노인을 대상으로 의료를 행하는 시설

②노인의료복지시설의 입소대상 · 입소비용 및 입소절차와 설치 · 운영자의 준수사항 등에 관하여 필요한 사항은 보건복지부령으로 정한다. 〈개정 2007.8.3〉 [시행일:2008.4.4] 제34조

제35조 (노인의료복지시설의 설치) ①국가 또는 지방자치단체는 노인의료복지시설을 설치할 수 있다.

②국가 또는 지방자치단체외의 자가 노인의료복지시설을 설치하고자 하는 경우에는 시장 · 군수 · 구청장에게 신고하여야 한다. 다만, 노인전문병원은 의료법(医療法)에 의한 의료기관을 개설할 수 있는 자(치과의사 및 조산사를 제외한 의다)에 한하여 시 · 도지사의 허가를 받아 설치할 수 있다. 〈개정 2005.3.31〉

③노인의료복지시설의 시설, 인력 및 운영에 관한 기준과 설치신고 및 설치허가 등에 관하여 필요한 사항은 보건복지부령으로 정한다. 다만, 노인전문병원의

시설 등에 관한 기준은 「의료법」 제36조의 규정에 의한 의료기관의 시설 등의 기준에 관한 규정 중 요양병원에 관한 규정을 준용하되, 보건복지부령이 따로 정하는 경우에는 그러하지 아니하다. 〈개정 1999.2.8, 2007.4.11〉

④노인전문병원에 관하여 이 法에서 규정된 사항을 제외하고는 의료법의 규정을 준용하되, 그 관리 및 운영 등에 있어서는 이를 의료법 제3조 제2항의 규정에 의한 의료기관 중 요양병원으로 본다. 〈개정 1999.2.8〉

제36조 (노인여가복지시설) ①노인여가복지시설은 다음 각호의 시설로 한다.

1. 노인복지회관 : 무료 또는 저렴한 요금으로 노인에 대하여 각종 상담에 응하고, 건강의 증진 · 교양 · 오락 기타 노인의 복지증진에 필요한 편의를 제공함을 목적으로 하는 시설 2. 경로당 : 지역노인들이 자율적으로 친목도모 · 취미활동 · 공동작업장 운영 및 각종 정보교환과 기타 여가활동을 할 수 있도록 하는 장소를 제공함을 목적으로 하는 시설 3. 노인교실 : 노인들에 대하여 사회활동 참여욕구를 충족시키기 위하여 건전한 취미생활 · 노인건강유지 · 소득보장 기타 일상생활과 관련한 학습프로그램을 제공함을 목적으로 하는 시설 4. 노인휴양소 : 노인들에 대하여 심신의 휴양과 관련한 위생시설 · 여가시설 기타 편의시설을 단기간 제공함을 목적으로 하는 시설

②노인여가복지시설의 이용대상 및 이용절차 등에 관하여 필요한 사항은 보건복지부령으로 정한다.

제37조 (노인여가복지시설의 설치) ①국가 또는 지방자치단체는 노인여가복지시설을 설치할 수 있다.

②국가 또는 지방자치단체 외의 자가 노인여가복지시설을 설치하고자 하는 경우에는 시장 · 군수 · 구청장에게 申告하여야 한다.

③노인여가복지시설의 시설, 인력 및 운영에 관한 기준과 설치신고 등에 관하여 필요한 사항은 보건복지부령으로 정한다. 〈개정 1999.2.8〉

제38조 (재가노인복지시설) ①재가노인복지시설은 다음 각호의 시설로 한다.

1. 가정봉사원파견시설 : 신체적 · 정신적 장애로 일상생활을 영위하기 곤란한 노인이 있는 가정에 가정봉사원을 파견하여 노인의 일상생활에 필요한 각종 편의를 제공하여 지역사회 안에서 건전하고 안정된 노후생활을 영위하도록 하는 시설 2. 주간보호시설 : 부득이한 사유로 가족의 보호를 받을 수 없는 심신이 허약한 노인과 장애노인을 낮동안 시설에 입소시켜 필요한 각종 편의를 제공하여 이들의 생활안정과 심신기능의 유지 · 향상을 도모하고, 그 가족의 신체적 · 정신적 부담을 덜어주기 위한 시설 3. 단기보호시설 : 부득이한 사유로 가족의 보호를 받을 수 없어 일시적으로 보호가 필요한 심신이 허약한 노인과 장애노인을 시설에 단기간 입소시켜 보호함으로써 노인 및 노인가정의 복지증진을 도모하기 위한 시설 ②제1항의 규정에 의한 재가노인복지시설의 이용대상 및 이용절차 등에 관하여 필요한 사항은 보건복지부령으로 정한다.

제38조 (재가노인복지시설) ①재가노인복지시설은 다음 각 호의 어느 하나 이상의 서비스를 제공함을 목적으로 하는 시설을 말한다.

1. 방문요양서비스 : 가정에서 일상생활을 영위하고 있는 노인(이하 "재가노인"이라 한다)으로서 신체적 · 정신적 장애로 어려움을 겪고 있는 노인에게 필요한 각종 편의를 제공하여 지역사회안에서 건전하고 안정된 노후를 영위하도록 하는 서비스

2. 주 · 야간보호서비스 : 부득이한 사유로 가족의 보호를 받을 수 없는 심신이 허약한 노인과 장애노인을 주간 또는 야간 동안 보호시설에 입소시켜 필요한 각종 편의를 제공하여 이들의 생활안정과 심신기능의 유지 · 향상을 도모하고, 그 가족의 신체적 · 정신적 부담을 덜어주기 위한 서비스

3. 단기보호서비스 : 부득이한 사유로 가족의 보호를 받을 수 없어 일시적으로 보호가 필요한 심신이 허약한 노인과 장애노인을 보호시설에 단기간 입소시켜 보호함으로써 노인 및 노인가정의 복지증진을 도모하기 위한 서비스

4. 방문 목욕서비스 : 목욕장비를 갖추고 재가노인을 방문하여 목욕을 제공하는 서비스

5. 그 밖의 서비스 : 그 밖에 재가노인에게 제공하는 서비스로서 보건복지부령이 정하는 서비스

②제1항에 따른 재가노인복지시설의 이용대상 · 비용부담 및 이용절차 등에 관하여 필요한 사항은 보건복지부령으로 정한다.

[전문개정 2007.8.3] [시행일:2008.4.4]

제39조 (재가노인복지시설의 설치) ①국가 또는 지방자치단체는 재가노인복지시설을 설치할 수 있다.

②국가 또는 지방자치단체외의 자가 재가노인복지시설을 설치하고자 하는 경우에는 시장 · 군수 · 구청장에게 신고하여야 한다.

③재가노인복지시설의 시설, 인력 및 운영에 관한 기준과 설치신고 등에 관하여 필요한 사항은 보건복지부령으로 정한다. 〈개정 1999.2.8〉

제39조의2 (가정봉사원의 교육) 가정봉사원파견시설에 종사하는 가정봉사원은 보건복지부령이 정하는 바에 따라 교육을 받아야 한다.

[본조신설 1999.2.8]

제39조의 2 (요양보호사의 직무 · 자격증의 교부 등) ①노인복지시설의 설치 · 운영자는 보건복지부령으로 정하는 바에 따라 노인 등의 신체활동 또는 가사활동 지원 등의 업무를 전문적으로 수행하는 요양보호사를 두어야 한다.

②요양보호사가 되려는 자는 제39조의3에 따른 요양보호사교육기관에서 교육과정을 마쳐야 한다.

③시 · 도지사는 제2항에 따라 요양보호사 교육과정을 마친 자에게 요양보호사의 자격을 검정하고 자격증을 교부하여야 한다.

④요양보호사의 등급, 등급별 교육과정, 자격증 교부 등에 관하여 필요한 사항은 보건복지부령으로 정한다.

[전문개정 2007.8.3] [시행일:2008.2.4] 제39조의2

제39조의3 (가정봉사원교육기관의 설치) ①가정봉사원의 교육을 위한 기관(이하 "가정봉사원교육기관"이라 한다)을 설치하고자 하는 자는 시장·군수·구청장에게 신고하여야 한다. 〈개정 2005.3.31〉

②가정봉사원교육기관의 시설, 인력 및 운영에 관한 기준과 설치신고 등에 관하여 필요한 사항은 보건복지부령으로 정한다.

[본조신설 1999.2.8]

제39조의3 (요양보호사교육기관의 설치 등) ①요양보호사를 교육하는 기관(이하 "요양보호사교육기관"이라 한다)을 설치하려는 자는 보건복지부령으로 정하는 기준을 갖추고 시·도지사에게 신고하여야 한다.

②요양보호사교육기관의 신고절차 등에 관하여 필요한 사항은 보건복지부령으로 정한다.

[전문개정 2007.8.3] [시행일:2008.2.4] 제39조의3

제39조의4 (긴급전화의 설치 등) ①국가 및 지방자치단체는 노인학대를 예방하고 수시로 신고를 받을 수 있도록 긴급전화를 설치하여야 한다.

②제1항의 규정에 의한 긴급전화의 설치·운영에 관하여 필요한 사항은 대통령령으로 정한다.

[본조신설 2004.1.29]

제39조의5 (노인보호전문기관의 설치) ①국가 및 지방자치단체는 노인학대에 관한 다음 각호의 업무를 담당하는 노인보호전문기관을 설치하여야 한다. 다만, 대통령령이 정하는 범위 안에서 다른 노인복지시설을 노인보호전문기관으로 지정한 경우에는 그러하지 아니하다.

1. 노인학대의 예방 및 방지를 위한 홍보 2. 학대받은 노인의 발견·상담·보호와 의료기관에의 치료의뢰 및 노인복지시설에의 입소의뢰 3. 노인학대행위자, 노인학대행위자로 신고된 자 및 그 가정 또는 업무·고용 등의 관계로 사실상 노인을 보호·감독하는 기관이나 시설 등에 대한 조사 4. 노인학대행위자에

대한 상담 및 교육 5. 그 밖에 학대받은 노인의 보호를 위하여 필요한 사항

②노인보호전문기관에 두는 상담원 등 직원의 자격은 대통령령으로, 그 설치 기준 및 운영에 관하여 필요한 사항은 보건복지부령으로 정한다.

[본조신설 2004.1.29]

제39조의6 (노인학대 신고의무와 절차) ①누구든지 노인학대를 알게 된 때에는 노인보호전문기관 또는 수사기관에 신고할 수 있다.

②다음 각호의 1에 해당하는 자는 그 직무상 노인학대를 알게 된 때에는 즉시 노인보호전문기관 또는 수사기관에 신고하여야 한다.

1. 의료법 제3조 제1항의 의료기관에서 의료업을 행하는 의료인 2. 노인복지시설의 장 및 그 종사자 3. 장애인복지법 제48조의 규정에 의한 장애인복지시설에서 장애노인에 대한 상담 · 치료 · 훈련 또는 요양을 행하는 자 4. 가정폭력방지및피해자보호등에관한법률 제5조 및 제7조의 규정에 의한 가정폭력관련상담소의 상담원 및 가정폭력피해자보호시설의 종사자 5. 노인복지상담원 및 사회복지사업법 제14조의 규정에 의한 사회복지전담공무원

③신고인의 신분은 보장되어야 하며 그 의사에 반하여 신분이 노출되어서는 아니된다.

[본조신설 2004.1.29]

제39조의6 (노인학대 신고의무와 절차) ①누구든지 노인학대를 알게 된 때에는 노인보호전문기관 또는 수사기관에 신고할 수 있다. 〈개정 2007.4.11〉

②다음 각호의 1에 해당하는 자는 그 직무상 노인학대를 알게 된 때에는 즉시 노인보호전문기관 또는 수사기관에 신고하여야 한다.

1. 의료법 제3조제1항의 의료기관에서 의료업을 행하는 의료인 2. 노인복지시설의 장 및 그 종사자 3.「장애인복지법」 제58조의 규정에 의한 장애인복지시설에서 장애노인에 대한 상담 · 치료 · 훈련 또는 요양을 행하는 자 4. 가정폭력방지및피해자보호등에관한법률 제5조 및 제7조의 규정에 의한 가정폭력관련상담소의 상담원 및 가정폭력피해자보호시설의 종사자 5. 노인복지상담원 및 사회

복지사업법 제14조의 규정에 의한 사회복지전담공무원

③신고인의 신분은 보장되어야 하며 그 의사에 반하여 신분이 노출되어서는 아니된다.

[본조신설 2004.1.29]

제39조의7 (응급조치의무 등) ①제39조의6의 규정에 의하여 노인학대신고를 접수한 노인보호전문기관의 직원이나 사법경찰관리는 지체없이 노인학대의 현장에 출동하여야 한다.

②제1항의 규정에 의하여 현장에 출동한 자는 학대받은 노인을 노인학대행위자로부터 분리하거나 치료가 필요하다고 인정할 때에는 노인보호전문기관 또는 의료기관에 인도하여야 한다.

[본조신설 2004.1.29]

제39조의8 (보조인의 선임 등) ①학대받은 노인의 법정대리인, 직계친족, 형제자매, 노인보호전문기관의 상담원 또는 변호사는 노인학대사건의 심리에 있어서 보조인이 될 수 있다. 다만, 변호사가 아닌 경우에는 법원의 허가를 받아야 한다.

②법원은 학대받은 노인을 증인으로 신문하는 경우 본인·검사 또는 노인보호전문기관의 신청이 있는 때에는 본인과 신뢰관계에 있는 자의 동석을 허가할 수 있다.

③수사기관이 학대받은 노인을 조사하는 경우에도 제1항 및 제2항의 절차를 준용한다.

[본조신설 2004.1.29]

제39조의9 (금지행위) 누구든지 다음 각호의 1에 해당하는 행위를 하여서는 아니된다.

1. 노인의 신체에 폭행을 가하거나 상해를 입히는 행위 2. 노인에게 성적 수치심을 주는 성폭행·성희롱 등의 행위 3. 자신의 보호·감독을 받는 노인을 유기

하거나 의식주를 포함한 기본적 보호 및 치료를 소홀히 하는 방임행위 4. 노인에게 구걸을 하게 하거나 노인을 이용하여 구걸하는 행위 5. 노인을 위하여 증여 또는 급여된 금품을 그 목적 외의 용도에 사용하는 행위[본조신설 2004.1.29]

第39조의10 (조사 등) ①보건복지부장관, 시 · 도지사 또는 시장 · 군수 · 구청장은 필요하다고 인정하는 때에는 관계공무원 또는 노인복지상담원으로 하여금 노인복지시설과 노인의 주소 · 거소, 노인의 고용장소 또는 제39조의9의 금지행위를 위반할 우려가 있는 장소에 출입하여 노인 또는 관계인에 대하여 필요한 조사를 하거나 질문을 하게 할 수 있다.

②제1항의 경우 관계공무원, 노인복지상담원은 그 권한을 표시하는 증표를 지니고 이를 노인 또는 관계인에게 내보여야 한다.

③제2항의 규정에 의한 증표의 내용 · 형식 등에 관하여 필요한 사항은 보건복지부령으로 정한다.

[본조신설 2004.1.29]

第39조의11 (비밀누설의 금지) 이 법에 의한 학대노인의 보호와 관련된 업무에 종사하였거나 종사하는 자는 그 직무상 알게 된 비밀을 누설하지 못한다.

[본조신설 2004.1.29]

第40조 (변경 · 폐지 등〈개정 1999.2.8〉) ①제33조 제2항의 規定에 의하여 노인주거복지시설을 설치한 자 또는 제35조 제2항의 규정에 의하여 노인의료복지시설(노인전문병원을 제외한다)을 설치한 자가 그 설치신고사항 중 보건복지부령이 정하는 사항을 변경하거나 그 시설을 폐지 또는 휴지하고자 할 때에는 대통령령이 정하는 바에 의하여 시장 · 군수 · 구청장에게 미리 申告하여야 한다. 〈개정 1999.2.8, 2005.3.31〉

②노인전문병원을 설치한 자가 그 설치허가사항 중 보건복지부령이 정하는 사항을 변경하고자 하는 때에는 의료법이 정하는 바에 따라 시 · 도지사의 변경허가를 받아야 하며, 그 시설을 폐지 또는 휴지하고자 하는 때에는 동법이 정하는

바에 따라 시 · 도지사에게 미리 신고하여야 한다. 〈신설 1999.2.8〉

③제37조 제2항에 의하여 노인여가복지시설을 설치한 자 또는 제39조 제2항의 규정에 의하여 재가노인복지시설을 설치한 자가 그 설치신고사항 중 보건복지부령이 정하는 사항을 변경하거나 그 시설을 폐지 또는 휴지하고자 할 때에는 대통령령이 정하는 바에 의하여 시장 · 군수 · 구청장에게 미리 신고하여야 한다. 〈개정 1999.2.8〉

④제39조의3 제1항의 규정에 의하여 가정봉사원교육기관을 설치한 자가 그 설치신고사항 중 보건복지부령이 정하는 사항을 변경하거나 그 시설을 폐지 또는 휴지하고자 하는 때에는 대통령령이 정하는 바에 따라 시장 · 군수 · 구청장에게 미리 신고하여야 한다. 〈신설 1999.2.8, 2005.3.31〉

제41조 (수탁의무) 제32조 제1항의 규정에 의한 양로시설, 실비양로시설 및 실비노인복지주댁, 제34조 제1항의 규정에 의한 노인요양시설, 실비노인요양시설 및 노인전문요양시설 또는 제38조 제1항의 규정에 의한 재가노인복지시설을 설치 · 운영하는 자가 복지실시기관으로부터 제28조 제1항 제2호 및 제3호, 동조 제2항 또는 제3항의 규정에 의하여 노인의 입소 · 장례를 위탁받은 때에는 정당한 이유없이 이를 거부하여서는 아니된다.

제42조 (감독) ①복지실시기관은 제31조의 규정에 의한 노인복지시설 또는 제39조의3 제1항의 규정에 의한 가정봉사원교육기관을 설치 · 운영하는 자로 하여금 당해 시설 또는 사업에 관하여 필요한 보고를 하게 하거나 관계공무원으로 하여금 당해 시설 또는 사업의 운영상황을 조사하게 하거나 장부 기타 관계서류를 검사하게 할 수 있다. 〈개정 1999.2.8〉

②제31조의 규정에 의한 노인복지시설을 설치 · 운영하는 자는 보건복지부령이 정하는 바에 따라 매년도 입소자 또는 이용자 현황 등에 관한 자료를 복지실시기관에 제출하여야 한다. 〈신설 1999.2.8〉

③제1항의 규정에 의하여 조사 · 검사를 행하는 자는 그 권한을 표시하는 증표를 지니고 이를 관계인에게 내보여야 한다.

제43조 (사업의 정지 등) ①시장 · 군수 · 구청장은 노인주거복지시설 · 노인의료복지시설 또는 가정봉사원교육기관이 다음 각호의 1에 해당하는 때에는 그 사업의 정지 또는 폐지를 명할 수 있다. 〈개정 1999.2.8, 2005.3.31〉 1. 제33조 제3항 · 제35조 제3항 또는 제39조의3 제2항의 규정에 의한 시설 등에 관한 기준에 미달하게 된 때 2. 제41조의 규정에 위반하여 수탁을 거부한 때 3. 정당한 이유없이 제42조의 규정에 의한 보고 또는 자료제출을 하지 아니하거나 허위로 한 때 또는 조사 · 검사를 거부 · 방해하거나 기피한 때 4. 제46조 제5항의 규정에 위반한 때 5. 이 법 또는 이 법에 의한 명령을 위반한 때

②시장 · 군수 · 구청장은 노인여가복지시설 또는 재가노인복지시설이 다음 각호의 1에 해당하는 때에는 그 사업의 정지 또는 폐지를 명할 수 있다. 〈개정 1999.2.8〉 1. 제37조 제3항 또는 제39조 제3항의 시설 등에 관한 기준에 미달하게 된 때 2. 제41조의 규정에 위반하여 수탁(受託)을 거부한 때(재가노인복지시설의 경우에 한한다) 3. 정당한 이유없이 제42조의 규정에 의한 보고 또는 자료제출을 하지 아니하거나 허위로 한 때 또는 조사 · 검사를 거부 · 방해하거나 기피한 때 4. 제46조 제7항의 규정에 위반한 때 5. 이 법 또는 이 법에 의한 명령을 위반한 때

③제1항 내지 제2항의 규정에 의한 행정처분의 세부적인 기준은 위반의 정도 등을 참작하여 보건복지부령으로 정한다.

제44조 (청문) 시장 · 군수 · 구청장은 제43조의 규정에 의한 사업의 폐지를 명하고자 하는 경우에는 청문을 실시하여야 한다. 〈개정 2005.3.31〉

제5장 비용

제45조 (비용의 부담) ①제11조의 규정에 의하여 국가 또는 지방자치단체가 부담하는 연금지급 비용의 부단비솔은 국가가 100分의 70, 지방자치단체가 100분의 30으로 한다. 다만, 특별시의 경우에는 국가가 100분의 50, 특별시가 100분의 50으로 한다.

②다음 각 호의 어느 하나에 해당하는 비용은 대통령령이 정하는 바에 따라 국가 또는 지방자치단체가 부담한다. 〈개정 2005.7.13〉 1. 제23조의2제1항의 규정에 따른 노인일자리전담기관의 설치 · 운영 또는 위탁에 소요되는 비용 2. 제27조 및 제28조의 규정에 따른 건강진단 등과 상담 · 입소 등의 조치에 소요되는 비용 3. 제33조제1항 · 제35조제1항 · 제37조제1항 및 제39조제1항의 규정에 따른 노인복지시설의 설치 · 운영에 소요되는 비용

제45조 (비용의 부담) ①삭제 〈2007.4.25〉 [시행일 2008.1.1] 제45조제1항

제46조 (비용의 수납 및 청구) ①제27조 및 제28조의 규정에 의한 복지조치(福祉措置)에 필요한 비용을 부담한 복지실시기관은 당해 노인 또는 그 부양의무자로부터 대통령령이 정하는 바에 의하여 그 부담한 비용의 전부 또는 일부를 수납하거나 청구할 수 있다.

②부양의무가 없는 자가 제28조의 규정에 의한 복지조치에 준하는 보호를 행하는 경우 즉시 그 사실을 부양의무자 및 복지실시기관에 알려야 한다.

③제2항의 보호를 행한 자는 부양의무자에게 보호비용의 전부 또는 일부를 청구할 수 있다.

④제1항 또는 제3항의 규정에 의한 부단비용의 청구 등에 관하여 필요한 사항은 보건복지부령으로 정한다.

⑤제32조 제1항의 규정에 의한 양로시설, 실비양로시설 및 실비노인복지주댁, 제34조 제1항의 규정에 의한 노인요양시설, 실비노인요양시설 및 노인전문요양시설을 설치한 자는 그 시설에 입소하거나 그 시설을 이용하는 생활보호대상자 외의 자로부터 그에 소요되는 비용을 수납하고자 할 때에는 시장 · 군수 · 구청장에게 신고하여야 한다. 다만, 보건복지부령이 정한 비용수납 한도액의 범위 안에서 수납할 때에는 그러하지 아니하다. 〈개정 1999.2.8, 2005.3.31〉

⑥삭제 〈1999.2.8〉

⑦제36조 제1항의 규정에 의한 노인여가복지시설 또는 제38조 제1항의 규정에 의하여 재가노인복지시설을 설치한 자 또는 편의를 제공하는 자가 그 시설을 이

용하는 자로부터 그에 소요되는 비용을 수납하고자 할 때에는 미리 시장 · 군수 · 구청장에게 신고하여야 한다.

제47조 (비용의 보조) 국가 또는 지방자치단체는 대통령령이 정하는 바에 의하여 노인복지시설의 설치 · 운영에 필요한 비용을 보조할 수 있다.

제48조 (유류물품의 처분) 복지실시기관 또는 노인복지시설의 장은 제28조 제3항의 규정에 의한 장례를 행함에 있어서 사망자가 유류(遺留)한 금전 또는 유가증권을 그 장례에 필요한 비용에 충당할 수 있으며, 부족이 있을 때에는 유류물품을 처분하여 그 대금을 이에 충당할 수 있다.

제49조 (조세감면) 제11조의 규정에 의한 수급권자가 받는 연금과 제31조의 규정에 의한 노인복지시설에서 노인을 위하여 사용하는 건물 · 토지 등에 대하여는 조세감면규제법 등 관계법령이 정하는 바에 의하여 조세 기타 공과금을 감면할 수 있다.

제49조 (조세감면) 제31조의 규정에 의한 노인복지시설에서 노인을 위하여 사용하는 건물 · 토지 등에 대하여는 조세감면규제법 등 관계법령이 정하는 바에 의하여 조세 기타 공과금을 감면할 수 있다. 〈개정 2007.4.25〉

제49조 (조세감면) 제31조의 규정에 의한 노인복지시설에서 노인을 위하여 사용하는 건물 · 토지 등에 대하여는 조세감면규제법 등 관계법령이 정하는 바에 의하여 조세 기타 공과금을 감면할 수 있다. 〈개정 2007.4.25〉
[시행일:2008.1.1] 제49조

제6장 보칙

제50조 (심사청구 등) ①노인 또는 그 부양의무자는 이 法에 의한 복지조치

에 대하여 이의가 있을 때에는 당해 복지실시기관에 심사를 청구할 수 있다.

②복지실시기관은 제1항의 심사청구를 받은 때에는 30일 이내에 이를 심사 · 결정하여 청구인에게 통보하여야 한다.

③제2항의 심사 · 결정에 이의가 있는 자는 그 통보를 받은 날부터 90일 이내에 행정심判을 제기할 수 있다. 〈개정 1999.2.8〉

④제46조 제3항의 규정에 의하여 부양의무자가 부담하여야 할 보호비용에 대하여 보호를 행한 자와 부양의무자 사이에 합의가 이루어지지 아니하는 경우로서 시장 · 군수 · 구청장은 당사자로부터 조정요청을 받은 경우에는 이를 조정할 수 있다. 〈개정 2004.1.29〉

⑤시장 · 군수 · 구청장은 제4항의 조정을 위하여 필요하다고 인정하는 경우 부양의무자에게 소득 · 재산 등에 관한 자료의 제출을 요구할 수 있다.

제51조 (노인복지명예지도원) ①복지실시기관은 유요양로시설, 유료노인복지주댁, 유료노인요양시설 및 유료노인전문요양시설의 입소노인의 보호를 위하여 노인복지명예지도원을 둘 수 있다.

②노인복지명예지도원의 위촉방법 · 업무범위 등 기타 필요한 사항은 대통령령으로 정한다.

제52조 삭제 〈1999.2.8〉

제53조 (권한의 위임 · 위탁) ①보건복지부장관 또는 시 · 도지사는 이 법에 의한 권한의 일부를 대통령령이 정하는 바에 의하여 각각 시 · 도지사 또는 시장 · 군수 · 구청장에게 위임할 수 있다.

②보건복지부장관, 시 · 도지사 또는 시장 · 군수 · 구청장은 이 法에 의한 업무의 일부를 대통령령이 정하는 바에 의하여 법인 또는 단체에 위탁할 수 있다.

제54조 (국 · 공유재산의 대부 등) 국가 또는 지방자치단체는 노인보건복지관련 연구시설이나 사업의 육성을 위하여 필요하다고 인정하는 경우에는 국

유재산법 또는 지방재정법의 규정에 불구하고 국·공유재산을 무상으로 대부하거나 사용·수익하게 할 수 있다.

제55조 (건축법에 대한 특례) ①이 법에 의한 재가노인복지시설은 건축법 제14조의 규정에 불구하고 단독주택 또는 공동주택에 설치할 수 있다.

②이 법에 의한 실비노인복지주택 및 유료노인복지주택의 건축물의 용도는 건축관계법령에 불구하고 노유자시설로 본다. 〈신설 1999.2.8〉

제7장 벌칙

제55조의2 (벌칙) 제39조의9제1호(상해에 한한다)의 행위를 한 자는 7년 이하의 징역 또는 2천만원 이하의 벌금에 처한다.

[본조신설 2004.1.29]

제55조의3 (벌칙) 제39조의9제1호(폭행에 한한다) 내지 제4호에 해당하는 행위를 한 자는 5년 이하의 징역 또는 1천500만원 이하의 벌금에 처한다.

[본조신설 2004.1.29]

제55조의4 (벌칙) 제39조의9제5호에 해당하는 행위를 한 자는 3년 이하의 징역 또는 1천만원 이하의 벌금에 처한다.

[본조신설 2004.1.29]

제56조 (벌칙) 제33조 제2항·제35조 제2항의 규정에 의한 신고를 하지 아니하고 유요양로시설, 유료노인복지주댁, 유료노인요양시설 또는 유료노인전문요양시설을 설치하거나 운영한 자는 2년 이하의 징역 또는 1천만원 이하의 벌금에 처한다.

제57조 (벌칙) 다음 각호의 1에 해당하는 자는 1년 이하의 징역 또는 300만원 이하의 벌금에 처한다.

1. 제33조제2항 · 제35조제2항 · 제37조제2항 · 제39조제2항 또는 제39조의3제1항의 규정에 의한 신고를 하지 아니하고 양로시설 · 실비양로시설 · 실비노인복지주택 · 노인요양시설 · 실비노인요양시설 · 노인전문요양시설 · 노인여가복지시설 · 재가노인복지시설 또는 가정봉사원교육기관을 설치하거나 운영한 자
2. 제39조의11의 규정을 위반하여 직무상 알게 된 비밀을 누설한 자[전문개정 2004.1.29]

제58조 삭제 〈2007.4.25〉 [시행일 2008.1.1] 제58조

제59조 (벌칙) 다음 각호의 1에 해당하는 자는 50만원 이하의 벌금에 처한다.

1. 제40조의 규정에 위반하여 신고를 하지 아니하고 노인복지시설을 폐지 또는 휴지한 자 2. 제41조의 규정에 위반하여 수탁을 거부한 자

제60조 (양벌규정) 법인의 대표자나 법인 또는 개인의 대리인 · 사용인 기타 종업원이 그 법인 또는 개인의 업무에 관하여 제56조 · 제57조 또는 제59조의 위반행위를 한 때에는 행위자를 벌하는 외에 그 법인 또는 개인에 대하여도 각 해당 조의 벌금형을 과한다.

제61조 삭제 〈2007.4.25〉 [시행일 2008.1.1] 제61조

제61조의2 (과태료) ①제39조의11제2항에 따른 명령을 위반하여 보고 또는 자료제출을 하지 아니하거나 거짓으로 보고하거나 거짓 자료를 제출한 자 또는 정당한 사유 없이 관계 공무원의 출입 또는 조사 · 질문을 거부 · 기피 · 방해하거나 거짓의 답변을 한 자에게는 500만원 이하의 과태료를 부과한다.

②다음 각 호의 어느 하나에 해당하는 자는 200만원 이하의 과태료를 부과한다.

1. 제39조의10제2항을 위반하여 신상카드를 제출하지 아니한 자

2. 제40조를 위반하여 신고하지 아니하고 노인복지시설을 폐지 또는 휴지한 자

③제1항 및 제2항에 따른 과태료는 대통령령으로 정하는 바에 따라 보건복지부장관, 시 · 도지사, 시장 · 군수 · 구청장이 부과 · 징수한다.

④제3항에 따른 과태료 처분에 불복하는 자는 그 처분을 고지받은 날부터 30일 이내에 보건복지부장관, 시 · 도지사, 시장 · 군수 · 구청장에게 이의를 제기할 수 있다.

⑤제3항에 따른 과태료 처분을 받은 자가 제4항에 따라 이의를 제기한 때에는 보건복지부장관, 시 · 도지사, 시장 · 군수 · 구청장은 지체 없이 관할 법원에 그 사실을 통보하여야 하며, 그 통보를 받은 관할 법원은 「비송사건절차법」에 따른 과태료 재판을 한다.

⑥제4항에 따른 기간 이내에 이의를 제기하지 아니하고 과태료를 납부하지 아니한 때에는 국세 또는 지방세 체납처분의 예에 따라 징수한다.

[본조신설 2007.8.3]

제62조 (이행강제금) ①시장 · 군수 · 구청장은 제33조의3에 따른 명령을 이행하지 아니한 자에 대하여 당해 명령의 이행에 필요한 상당한 이행기한을 정하여 그 기한까지 명령을 이행하지 아니하는 경우 이행강제금을 부과할 수 있다. 이 경우 이행강제금의 금액은 「지방세법」에 따라 해당 노인복지주택에 적용되는 1제곱미터당 시가표준액의 100분의 10에 상당하는 금액에 위반면적(주거의 용도로만 쓰이는 면적을 말한다)을 곱한 금액 또는 「부동산 가격공시 및 감정평가에 관한 법률」에 따라 해당 노인복지주택에 적용되는 주택가격의 공시금액의 100분의 10에 상당하는 금액으로 한다.

②시장 · 군수 · 구청장은 제1항에 따라 이행강제금을 부과하기 전에 이행강제금을 부과 · 징수한다는 뜻을 미리 문서로 계고하여야 한다.

③시장 · 군수 · 구청장은 제1항에 따른 이행강제금을 부과하는 경우 이행강제금의 금액, 부과사유, 납부기한 및 수납기관, 이의제기방법 및 이의제기기관 등을 명시한 문서로 행하여야 한다.

④시장 · 군수 · 구청장은 최초의 명령이 있은 날을 기준으로 하여 1년에 2회

이내의 범위 안에서 당해 명령이 이행될 때까지 반복하여 제1항에 따른 이행강제금을 부과 · 징수할 수 있다.

⑤시장 · 군수 · 구청장은 제33조의3에 따라 명령을 받은 자가 명령을 이행한 경우 새로운 이행강제금의 부과를 즉시 중지하고, 이미 부과된 이행강제금은 징수하여야 한다.

⑥시장 · 군수 · 구청장은 제3항에 따라 이행강제금 부과처분을 받은 자가 이행강제금을 기한 이내에 납부하지 아니하는 때에는 지방세 체납처분의 예에 따라 징수한다.

[본조신설 2007.8.3]

장애인복지법

(전부개정 2007.4.11 법률 제8367호, 시행일 2007.10.12)
법제처 종합법령정보센터

제1장 총칙

제1조 (목적) 이 법은 장애인의 인간다운 삶과 권리보장을 위한 국가와 지방자치단체 등의 책임을 명백히 하고, 장애발생 예방과 장애인의 의료 · 교육 · 직업재활 · 생활환경개선 등에 관한 사업을 정하여 장애인복지대책을 종합적으로 추진하며, 장애인의 자립생활 · 보호 및 수당지급 등에 관하여 필요한 사항을 정하여 장애인의 생활안정에 기여하는 등 장애인의 복지와 사회활동 참여증진을 통하여 사회통합에 이바지함을 목적으로 한다.

제2조 (장애인의 정의 등) ①"장애인"이란 신체적 · 정신적 장애로 오랫동안 일상생활이나 사회생활에서 상당한 제약을 받는 자를 말한다.

②이 법을 적용받는 장애인은 제1항에 따른 장애인 중 다음 각 호의 어느 하나에 해당하는 장애가 있는 자로서 대통령령으로 정하는 장애의 종류 및 기준에 해당하는 자를 말한다.

1. "신체적 장애"란 주요 외부 신체 기능의 장애, 내부기관의 장애 등을 말한다.
2. "정신적 장애"란 발달장애 또는 정신 질환으로 발생하는 장애를 말한다.

제3조 (기본이념) 장애인복지의 기본이념은 장애인의 완전한 사회 참여와 평등을 통하여 사회통합을 이루는 데에 있다.

제4조 (장애인의 권리) ①장애인은 인간으로서 존엄과 가치를 존중받으며, 그에 걸맞은 대우를 받는다.

②장애인은 국가 · 사회의 구성원으로서 정치 · 경제 · 사회 · 문화, 그 밖의 모든 분야의 활동에 참여할 권리를 가진다.
③장애인은 장애인 관련 정책결정과정에 우선적으로 참여할 권리가 있다.

제5조 (장애인 및 보호자 등에 대한 의견수렴과 참여) 국가 및 지방자치단체는 장애인 정책의 결정과 그 실시에 있어서 장애인 및 장애인의 부모, 배우자, 그 밖에 장애인을 보호하는 자의 의견을 수렴하여야 한다. 이 경우 당사자의 의견수렴을 위한 참여를 보장하여야 한다.

제6조 (중증장애인의 보호) 국가와 지방자치단체는 장애 정도가 심하여 자립하기가 매우 곤란한 장애인(이하 "중증장애인"이라 한다)이 필요한 보호 등을 평생 받을 수 있도록 알맞은 정책을 강구하여야 한다.

제7조 (여성장애인의 권익보호 등) 국가와 지방자치단체는 여성장애인의 권익을 보호하고 사회참여를 확대하기 위하여 기초학습과 직업교육 등 필요한 시책을 강구하여야 한다.

제8조 (차별금지 등) ①누구든지 장애를 이유로 정치 · 경제 · 사회 · 문화 생활의 모든 영역에서 차별을 받지 아니하고, 누구든지 장애를 이유로 정치 · 경제 · 사회 · 문화 생활의 모든 영역에서 장애인을 차별하여서는 아니 된다.
②누구든지 장애인을 비하 · 모욕하거나 장애인을 이용하여 부당한 영리행위를 하여서는 아니 되며, 장애인의 장애를 이해하기 위하여 노력하여야 한다.

제9조 (국가와 지방자치단체의 책임) ①국가와 지방자치단체는 장애 발생을 예방하고, 장애의 조기 발견에 대한 국민의 관심을 높이며, 장애인의 자립을 지원하고, 보호가 필요한 장애인을 보호하여 장애인의 복지를 향상시킬 책임을 진다.
②국가와 지방자치단체는 여성 장애인의 권익을 보호하기 위하여 정책을 강구

하여야 한다.

③국가와 지방자치단체는 장애인복지정책을 장애인과 그 보호자에게 적극적으로 홍보하여야 하며, 국민이 장애인을 올바르게 이해하도록 하는 데에 필요한 정책을 강구하여야 한다.

제10조 (국민의 책임) 모든 국민은 장애 발생의 예방과 장애의 조기 발견을 위하여 노력하여야 하며, 장애인의 인격을 존중하고 사회통합의 이념에 기초하여 장애인의 복지향상에 협력하여야 한다.

제11조 (장애인정책조정위원회) ①장애인 종합정책을 수립하고 관계 부처 간의 의견을 조정하며 그 정책의 이행을 감독·평가하기 위하여 국무총리 소속하에 장애인정책조정위원회(이하 "위원회"라 한다)를 둔다. ②위원회는 다음 각 호의 사항을 심의·조정한다.

1. 장애인복지정책의 기본방향에 관한 사항
2. 장애인복지 향상을 위한 제도개선과 예산지원에 관한 사항
3. 중요한 특수교육정책의 조정에 관한 사항
4. 장애인 고용촉진정책의 중요한 조정에 관한 사항
5. 장애인 이동보장 정책조정에 관한 사항
6. 장애인정책 추진과 관련한 재원조달에 관한 사항
7. 장애인복지에 관한 관련 부처의 협조에 관한 사항
8. 그 밖에 장애인복지와 관련하여 대통령령이 정하는 사항

③위원회는 필요하다고 인정되면 관계 행정기관에 그 직원의 출석·설명과 자료 제출을 요구할 수 있다.

④위원회는 제2항의 사항을 미리 검토하고 관계 기관 사이의 협조 사항을 정리하기 위하여 위원회에 장애인정책조정실무위원회(이하 "실무위원회"라 한다)를 둔다.

⑤위원회와 실무위원회의 구성·운영에 관하여 필요한 사항은 대통령령으로 정한다.

제12조 (장애인정책책임관의 지정 등) ①중앙행정기관의 장은 해당 기관의 장애인정책을 효율적으로 수립 · 시행하기 위하여 소속공무원 중에서 장애인정책책임관을 지정할 수 있다.

②제1항에 따른 장애인정책책임관의 지정 및 임무 등에 관하여 필요한 사항은 대통령령으로 정한다.

제13조 (지방장애인복지위원회) ①장애인복지 관련 사업의 기획 · 조사 · 실시 등을 하는 데에 필요한 사항을 심의하기 위하여 지방자치단체에 지방장애인복지위원회를 둔다.

②제1항의 지방장애인복지위원회를 조직 · 운영하는 데에 필요한 사항은 대통령령으로 정하는 기준에 따라 지방자치단체의 조례로 정한다.

제14조 (장애인의 날) ①장애인에 대한 국민의 이해를 깊게 하고 장애인의 재활의욕을 높이기 위하여 매년 4월 20일을 장애인의 날로 하며, 장애인의 날부터 1주간을 장애인 주간으로 한다.

②국가와 지방자치단체는 장애인의 날의 취지에 맞는 행사 등 사업을 하도록 노력하여야 한다.

제15조 (다른 법률과의 관계) 제2조에 따른 장애인 중 「정신보건법」과 「국가유공자 등 예우 및 지원에 관한 법률」 등 대통령령으로 정하는 다른 법률을 적용 받는 장애인에 대하여는 대통령령으로 정하는 바에 따라 이 법의 적용을 제한할 수 있다.

제16조 (법제와 관련된 조치 등) 국가와 지방자치단체는 이 법의 목적을 달성하기 위하여 필요한 법제(法制) · 재정과 관련된 조치를 강구하여야 한다.

제2장 기본정책의 강구

제17조 (장애발생 예방) ①국가와 지방자치단체는 장애의 발생 원인과 예방에 관한 조사 연구를 촉진하여야 하며, 모자보건사업의 강화, 장애의 원인이 되는 질병의 조기 발견과 조기 치료, 그 밖에 필요한 정책을 강구하여야 한다.
②국가와 지방자치단체는 교통사고 · 산업재해 · 약물중독 및 환경오염 등에 의한 장애발생을 예방하기 위하여 필요한 조치를 강구하여야 한다.

제18조 (의료와 재활치료) 국가와 지방자치단체는 장애인이 생활기능을 익히거나 되찾을 수 있도록 필요한 기능치료와 심리치료 등 재활의료를 제공하고 장애인의 장애를 보완할 수 있는 장애인보조기구를 제공하는 등 필요한 정책을 강구하여야 한다.

제19조 (사회적응 훈련) 국가와 지방자치단체는 장애인이 재활치료를 마치고 일상생활이나 사회생활을 원활히 할 수 있도록 사회적응 훈련을 실시하여야 한다.

제20조 (교육) ①국가와 지방자치단체는 사회통합의 이념에 따라 장애인이 연령 · 능력 · 장애의 종류 및 정도에 따라 충분히 교육받을 수 있도록 교육 내용과 방법을 개선하는 등 필요한 정책을 강구하여야 한다.
②국가와 지방자치단체는 장애인의 교육에 관한 조사 · 연구를 촉진하여야 한다.
③국가와 지방자치단체는 장애인에게 전문 진로교육을 실시하는 제도를 강구하여야 한다.
④각급 학교의 장은 교육을 필요로 하는 장애인이 그 학교에 입학하려는 경우 장애를 이유로 입학 지원을 거부하거나 입학시험 합격자의 입학을 거부하는 등의 불리한 조치를 하여서는 아니 된다.
⑤모든 교육기관은 교육 대상인 장애인의 입학과 수학(修學) 등에 편리하도록

장애의 종류와 정도에 맞추어 시설을 정비하거나 그 밖에 필요한 조치를 강구하여야 한다.

제21조 (직업) ①국가와 지방자치단체는 장애인이 적성과 능력에 맞는 직업에 종사할 수 있도록 직업 지도, 직업능력 평가, 직업 적응훈련, 직업훈련, 취업 알선, 고용 및 취업 후 지도 등 필요한 정책을 강구하여야 한다.

②국가와 지방자치단체는 장애인 직업재활훈련이 원활히 이루어질 수 있도록 장애인에게 적합한 직종과 재활사업에 관한 조사 · 연구를 촉진하여야 한다.

제22조 (정보에의 접근) ①국가와 지방자치단체는 장애인이 정보에 원활하게 접근하고 자신의 의사를 표시할 수 있도록 전기통신 · 방송시설 등을 개선하기 위하여 노력하여야 한다.

②국가와 지방자치단체는 방송국의 장 등 민간 사업자에게 뉴스와 국가적 주요 사항의 중계 등 대통령령으로 정하는 방송 프로그램에 청각장애인을 위한 수화 또는 폐쇄자막과 시각장애인을 위한 화면해설 또는 자막해설 등을 방영하도록 요청하여야 한다.

③국가와 지방자치단체는 국가적인 행사, 그 밖의 교육 · 집회 등 대통령령으로 정하는 행사를 개최하는 경우에는 청각장애인을 위한 수화통역 및 시각장애인을 위한 점자자료 등을 제공하여야 하며 민간이 주최하는 행사의 경우에는 수화통역 및 점자자료 등을 제공하도록 요청할 수 있다.

④제2항과 제3항의 요청을 받은 방송국의 장 등 민간 사업자와 민간 행사 주최자는 정당한 사유가 없으면 그 요청에 따라야 한다.

⑤국가와 지방자치단체는 시각장애인이 정보에 쉽게 접근할 수 있도록 점자도서와 음성도서 등을 보급하기 위하여 노력하여야 한다.

⑥국가와 지방자치단체는 장애인의 특성을 고려하여 정보통신망 및 정보통신기기의 접근 · 이용에 필요한 지원 및 도구의 개발 · 보급 등 필요한 시책을 강구하여야 한다.

제23조 (편의시설) ①국가와 지방자치단체는 장애인이 공공시설과 교통수단 등을 안전하고 편리하게 이용할 수 있도록 편의시설의 설치와 운영에 필요한 정책을 강구하여야 한다.

②국가와 지방자치단체는 공공시설 등 이용편의를 위하여 수화통역 · 안내보조 등 인적서비스 제공에 관하여 필요한 시책을 강구하여야 한다.

제24조 (안전대책 강구) 국가와 지방자치단체는 추락사고 등 장애로 인하여 일어날 수 있는 안전사고와 비상재해 등에 대비하여 시각 · 청각 장애인과 이동이 불편한 장애인을 위하여 피난용 통로를 확보하고, 점자 · 음성 · 문자 안내판을 설치하며, 긴급 통보체계를 마련하는 등 장애인의 특성을 배려한 안전대책 등 필요한 조치를 강구하여야 한다.

제25조 (사회적 인식개선) ①국가와 지방자치단체는 학생, 공무원, 근로자, 그 밖의 일반국민 등을 대상으로 장애인에 대한 인식개선을 위한 교육 및 공익광고 등 홍보사업을 실시하여야 한다.

②국가는 「초 · 중등교육법」에 따른 학교에서 사용하는 교과용도서에 장애인에 대한 인식개선을 위한 내용이 포함되도록 하여야 한다.

③제1항 및 제2항의 사업에 관하여 필요한 사항은 대통령령으로 정한다.

제26조 (선거권 행사를 위한 편의 제공) 국가와 지방자치단체는 장애인이 선거권을 행사하는 데에 불편함이 없도록 편의시설 · 설비를 설치하고, 선거권 행사에 관하여 홍보하며, 선거용 보조기구를 개발 · 보급하는 등 필요한 조치를 강구하여야 한다.

제27조 (주택 보급) ①국가와 지방자치단체는 공공주택등 주택을 건설할 경우에는 장애인에게 장애 정도를 고려하여 우선 분양 또는 임대할 수 있도록 노력하여야 한다.

②국가와 지방자치단체는 주택의 구입자금 · 임차자금 또는 개 · 보수비용의 지원 등 장애인의 일상생활에 적합한 주택의 보급 · 개선에 필요한 시책을 강구

하여야 한다.

제28조 (문화환경 정비 등) 국가와 지방자치단체는 장애인의 문화생활과 체육활동을 늘리기 위하여 관련 시설 및 설비, 그 밖의 환경을 정비하고 문화생활과 체육활동 등을 지원하도록 노력하여야 한다.

제29조 (복지 연구 등의 진흥) ①국가와 지방자치단체는 장애인복지의 종합적이고 체계적인 조사 · 연구 · 평가 및 장애인 체육활동 등 장애인정책개발 등을 위하여 필요한 정책을 강구하여야 한다.

②제1항에 따른 장애인 관련 조사 · 연구 수행 및 정책개발 · 복지진흥 · 재활체육진흥 등을 위하여 재단법인 한국장애인개발원(이하 "개발원"이라 한다)을 설립한다.

③개발원의 사업과 활동은 정관으로 정한다.

④국가와 지방자치단체는 개발원 운영에 필요한 비용을 보조할 수 있으며, 「조세특례제한법」에서 정하는 바에 따라 조세를 감면하고 개발원에 기부된 재산에는 소득계산의 특례를 적용한다.

제30조 (경제적 부담의 경감) ①국가와 지방자치단체, 「공공기관의 운영에 관한 법률」 제4조에 따른 공공기관, 「지방공기업법」에 따른 지방공사 또는 지방공단은 장애인과 장애인을 부양하는 자의 경제적 부담을 줄이고 장애인의 자립을 촉진하기 위하여 세제상의 조치, 공공시설 이용료 감면, 그 밖에 필요한 정책을 강구하여야 한다.

②국가와 지방자치단체, 「공공기관의 운영에 관한 법률」 제4조에 따른 공공기관, 「지방공기업법」에 따른 지방공사 또는 지방공단이 운영하는 운송사업자는 장애인과 장애인을 부양하는 자의 경제적 부담을 줄이고 장애인의 자립을 돕기 위하여 장애인과 장애인을 보호하기 위하여 동행하는 자의 운임 등을 감면하는 정책을 강구하여야 한다.

제3장 복지 조치

제31조 (조사) ①보건복지부장관은 이 법의 적절한 시행을 위하여 3년마다 장애인의 실태조사를 실시하여야 한다.

②제1항에 따른 조사의 방법과 내용 등에 관하여 필요한 사항은 대통령령으로 정한다.

제32조 (장애인 등록) ①장애인, 그 법정대리인 또는 대통령령이 정하는 보호자는 장애 상태와 그 밖에 보건복지부령이 정하는 사항을 시장 · 군수 또는 구청장(자치구의 구청장을 말한다. 이하 같다)에게 등록하여야 하며, 시장 · 군수 · 구청장은 등록을 신청한 장애인이 제2조에 따른 기준에 맞으면 장애인등록증(이하 "등록증"이라 한다)을 내주어야 한다.

②제1항에 따라 등록증을 받은 자와 그 법정대리인 또는 대통령령이 정하는 보호자는 해당 장애인이 제2조에 따른 기준에 맞지 아니하게 되거나 사망하면 그 등록증을 반환하여야 한다.

③시장 · 군수 · 구청장은 장애 상태의 변화에 따른 장애 등급 조정을 위하여 장애 진단을 받게 하는 등 필요한 조치를 할 수 있으며, 장애 진단 명령 등 필요한 조치를 거부하거나 제2항 또는 제5항을 위반한 경우에는 등록증을 반환하게 할 수 있다.

④장애인의 장애 인정과 등급 사정(査定)에 관한 업무를 담당하게 하기 위하여 보건복지부에 장애판정위원회를 둘 수 있다.

⑤등록증은 양도하거나 대여하지 못하며, 등록증과 비슷한 명칭이나 표시를 사용하여서는 아니 된다.

⑥장애인의 등록, 등록증의 교부와 반환, 장애 진단 및 장애판정위원회 등에 관하여 필요한 사항은 보건복지부령으로 정한다.

제33조 (장애인복지상담원) ①장애인 복지 향상을 위한 상담 및 지원 업무를 맡기기 위하여 시 · 군 · 구(자치구를 말한다. 이하 같다)에 장애인복지상담원을

둔다.

②장애인복지상담원은 그 업무를 할 때 개인의 인격을 존중하고, 업무상 알게 된 개인의 신상에 관한 비밀을 누설하여서는 아니 된다.

③장애인복지상담원의 임용 · 직무 · 보수와 그 밖에 필요한 사항은 대통령령으로 정한다.

제34조 (재활상담과 입소 등의 조치) ①보건복지부장관, 특별시장 · 광역시장 · 도지사 · 특별자치도지사 또는 시장 · 군수 · 구청장(이하 "장애인복지실시기관" 이라 한다)은 장애인에 대한 검진 및 재활상담을 하고, 필요하다고 인정되면 다음 각 호의 조치를 하여야 한다.

1. 국 · 공립병원, 보건소, 보건지소, 그 밖의 의료기관(이하 "의료기관" 이라 한다)에 의뢰하여 의료와 보건지도를 받게 하는 것

2. 국가 또는 지방자치단체가 설치한 장애인복지시설에서 주거편의 · 상담 · 치료 · 훈련 등의 필요한 서비스를 받도록 하는 것

3. 제59조에 따라 설치된 장애인복지시설에 위탁하여 그 시설에서 주거편의 · 상담 · 치료 · 훈련 등의 필요한 서비스를 받도록 하는 것

4. 공공직업능력개발훈련시설이나 사업장 내 직업훈련시설에서 하는 직업훈련 또는 취업알선을 필요로 하는 자를 관련 시설이나
직업안정업무기관에 소개하는 것

②장애인복지실시기관은 제1항의 재활 상담을 하는 데에 필요하다고 인정되면 제33조에 따른 장애인복지상담원을 해당 장애인의 가정 또는 장애인이 주거편의 · 상담 · 치료 · 훈련 등의 서비스를 받는 시설이나 의료기관을 방문하여 상담하게 하거나 필요한 지도를 하게 할 수 있다.

제35조 (장애 유형 · 장애 정도별 재활 및 자립지원 서비스 제공 등) 국가와 지방자치단체는 장애인의 일상생활을 편리하게 하고 사회활동 참여를 높이기 위하여 장애 유형 · 장애 정도별로 재활 및 자립지원 서비스를 제공하는 등 필요한 정책을 강구하여야 하며, 예산의 범위 안에서 지원할 수 있다.

제36조 (의료비 지급) ①장애인복지실시기관은 의료비를 부담하기 어렵다고 인정되는 장애인에게 장애 정도와 경제적 능력 등을 고려하여 장애 정도에 따라 의료에 소요되는 비용을 지급할 수 있다.

②제1항에 따른 의료비 지급 대상 · 기준 및 방법 등에 관하여 필요한 사항은 보건복지부령으로 정한다.

제37조 (산후조리도우미 지원 등) ①국가 및 지방자치단체는 임산부인 여성장애인과 신생아의 건강관리를 위하여 경제적 부담능력 등을 감안하여 여성장애인의 가정을 방문하여 산전 · 산후 조리를 돕는 도우미(이하 "산후조리도우미" 라 한다)를 지원할 수 있다.

②국가 및 지방자치단체는 제1항의 규정에 따른 산후조리도우미 지원사업에 대하여 보건복지부령이 정하는 바에 따라 정기적으로 모니터링(산후조리도우미 지원사업의 실효성 등을 확보하기 위한 정기적인 점검활동을 말한다)을 실시하여야 한다.

③산후조리도우미 지원의 기준 및 방법 등에 관하여 필요한 사항은 대통령령으로 정한다.

제38조 (자녀교육비 지급) ①장애인복지실시기관은 경제적 부담능력 등을 고려하여 장애인이 부양하는 자녀 또는 장애인인 자녀의 교육비를 지급할 수 있다.

②제1항에 따른 교육비 지급 대상 · 기준 및 방법 등에 관하여 필요한 사항은 보건복지부령으로 정한다.

제39조 (장애인이 사용하는 자동차 등에 대한 지원 등) ①국가와 지방자치단체, 그 밖의 공공단체는 장애인이 이동수단인 자동차 등을 편리하게 사용할 수 있도록 하고 경제적 부담을 줄여 주기 위하여 조세감면 등 필요한 지원정책을 강구하여야 한다.

②시장 · 군수 · 구청장은 장애인이 이용하는 자동차 등을 지원하는 데에 편리하도록 장애인이 사용하는 자동차 등임을 알아 볼 수 있는 표지(이하 "장애인사

용자동차등표지"라 한다)를 발급하여야 한다.

③장애인사용자동차등표지를 대여하거나 보건복지부령이 정하는 자 외의 자에게 양도하는 등 부당한 방법으로 사용하여서는 아니 되며, 이와 비슷한 표지·명칭 등을 사용하여서는 아니 된다.

④장애인사용자동차등표지의 발급 대상과 발급 절차 등에 관하여 필요한 사항은 보건복지부령으로 정한다.

제40조 (장애인 보조견의 훈련·보급 지원 등) ①국가와 지방자치단체는 장애인의 복지 향상을 위하여 장애인을 보조할 장애인 보조견(補助犬)의 훈련·보급을 지원하는 방안을 강구하여야 한다.

②보건복지부장관은 장애인 보조견에 대하여 장애인 보조견표지(이하 "보조견표지"라 한다)를 발급할 수 있다.

③누구든지 보조견표지를 붙인 장애인 보조견을 동반한 장애인이 대중교통수단을 이용하거나 공공장소, 숙박시설 및 식품접객업소 등 여러 사람이 다니거나 모이는 곳에 출입하려는 때에는 정당한 사유 없이 거부하여서는 아니 된다.

④보건복지부장관은 장애인보조견의 훈련·보급을 위하여 전문훈련기관을 지정할 수 있다.

⑤보조견표지의 발급대상, 발급절차 및 전문훈련기관의 지정에 관하여 필요한 사항은 보건복지부령으로 정한다.

제41조 (자금 대여 등) 국가와 지방자치단체는 장애인이 사업을 시작하거나 필요한 지식과 기능을 익히는 것 등을 지원하기 위하여 대통령령으로 정하는 바에 따라 자금을 대여할 수 있다.

제42조 (생업 지원) ①국가와 지방자치단체, 그 밖의 공공단체는 소관 공공시설 안에 식료품·사무용품·신문 등 일상생활용품을 판매하는 매점이나 자동판매기의 설치를 허가하거나 위탁할 때에는 장애인이 신청하면 우선적으로 반영하도록 노력하여야 한다.

②시장 · 군수 또는 구청장은 장애인이 「담배사업법」에 따라 담배소매인으로 지정받기 위하여 신청하면 그 장애인을 우선적으로 지정하도록 노력하여야 한다.

③장애인이 우편법령에 따라 국내 우표류 판매업 계약 신청을 하면 우편관서는 그 장애인이 우선적으로 계약할 수 있도록 노력하여야 한다.

④제1항부터 제3항까지의 규정에 따른 허가 · 위탁 또는 지정 등을 받은 자는 특별한 사유가 없으면 직접 그 사업을 하여야 한다.

⑤제1항에 따른 설치 허가권자는 매점 · 자동판매기 설치를 허가하기 위하여 설치 장소와 판매할 물건의 종류 등을 조사하고 그 결과를 장애인에게 알리는 조치를 강구하여야 한다.

제43조 (자립훈련비 지급) ①장애인복지실시기관은 제34조제1항제2호 또는 제3호에 따라 장애인복지시설에서 주거편의 · 상담 · 치료 · 훈련 등을 받도록 하거나 위탁한 장애인에 대하여 그 시설에서 훈련을 효과적으로 받는 데 필요하다고 인정되면 자립훈련비를 지급할 수 있으며, 특별한 사정이 있으면 훈련비 지급을 대신하여 물건을 지급할 수 있다.

②제1항에 따른 자립훈련비의 지급과 물건의 지급 등에 관하여 필요한 사항은 보건복지부령으로 정한다.

제44조 (생산품 구매) ①국가와 지방자치단체, 그 밖의 공공단체는 그 소요 물품 중 보건복지부장관이 정한 품목과 물량의 범위 안에서 매년 그 품목과 물량을 정하여 장애인복지시설과 장애인복지단체에 생산을 의뢰하여야 하며, 생산한 물품의 구매를 요청받으면 우선적으로 구매하여야 한다.

②국가와 지방자치단체, 그 밖의 공공단체는 장애인복지시설과 장애인복지단체에서 생산한 물품을 수의계약으로 구매할 수 있다.

③제1항과 제2항에 따른 품목과 물량을 지정하는 데에 필요한 사항은 대통령령이 정하며, 수의계약의 절차와 방법 등에 관한 사항은 관계 법령의 규정에 따른다.

제45조 (생산품 인증) ①보건복지부장관은 장애인복지시설, 장애인복지단체에서 생산한 물품의 판매촉진 · 품질향상 및 소비자와 구매자 보호를 위하여 인증제도를 실시할 수 있다.

②제1항에 따른 인증의 신청 · 기준 · 절차 · 표시방법 및 대상품목의 선정 등에 관하여 필요한 사항은 보건복지부령으로 정한다.

제46조 (고용 촉진) 국가와 지방자치단체는 직접 경영하는 사업에 능력과 적성이 맞는 장애인을 고용하도록 노력하여야 하며, 장애인에게 적합한 사업을 경영하는 자에게 장애인의 능력과 적성에 따라 장애인을 고용하도록 권유할 수 있다.

제47조 (공공시설의 우선 이용) 국가와 지방자치단체, 그 밖의 공공단체는 장애인의 자립을 지원하는 데에 필요하다고 인정되면 그 공공시설의 일부를 장애인이 우선 이용하게 할 수 있다.

제48조 (국유 · 공유 재산의 우선매각이나 유상 · 무상 대여) ①국가와 지방자치단체는 이 법에 따른 장애인복지시설을 설치하거나 장애인복지단체가 장애인복지사업과 관련한 시설을 설치하는 데에 필요할 경우 국유 · 공유 토지와 시설 등을 우선 매각하거나 임대 또는 무상으로 대부할 수 있다.

②국가와 지방자치단체는 제1항에 따라 국가나 지방자치단체로부터 토지와 시설을 매수 · 임차하거나 대부받은 자가 그 매수 · 임차 또는 대부한 날부터 2년 이내에 장애인복지시설을 설치하지 아니하거나 장애인복지단체의 장애인복지사업 관련 시설을 설치하지 아니할 때에는 토지와 시설을 환수하거나 임차계약을 취소할 수 있다.

제49조 (장애수당) ①국가와 지방자치단체는 장애인의 장애 정도와 경제적 수준을 고려하여 장애인의 소득 보전을 위한 장애수당을 지급할 수 있다. 다만, 「국민기초생활 보장법」에 따른 생계급여를 받는 장애인에게는 장애수당을 반드시 지급하여야 한다.

②제1항에 따른 장애수당의 지급 대상 · 기준 및 방법 등에 관하여 필요한 사항은 대통령령으로 정한다.

제50조 (장애아동수당과 보호수당) ①국가와 지방자치단체는 장애아동에게 보호자의 경제적 생활수준 및 장애아동의 장애 정도를 고려하여 장애로 인한 추가적 비용을 보전(補塡)하게 하기 위하여 장애아동수당을 지급할 수 있다.

②국가와 지방자치단체는 장애인을 보호하는 보호자에게 그의 경제적 수준과 장애인의 장애 정도를 고려하여 장애로 인한 추가적 비용을 보전하게 하기 위하여 보호수당을 지급할 수 있다.

③제1항과 제2항에 따른 장애아동수당과 보호수당의 지급 대상 · 기준 및 방법 등에 관하여 필요한 사항은 대통령령으로 정한다.

제51조 (비용의 징수) 거짓 그 밖의 부정한 방법으로 장애수당, 장애아동수당 등을 받거나 타인으로 하여금 받게 한 경우에는 수당을 지급한 기관은 그 수당의 전부를 수당을 받은 자 또는 수당을 받게 한 자(이하 "부정수급자"라 한다)로부터 징수하여야 한다.

제52조 (장애인의 재활 및 자립생활의 연구) ①국가와 지방자치단체는 장애인 재활 및 자립생활에 대하여 종합적이고 체계적으로 조사 · 연구 · 평가하기 위하여 전문 연구기관에 장애예방 · 의료 · 교육 · 직업재활 및 자립생활 등에 관한 연구 과제를 선정하여 의뢰할 수 있다.

②국가와 지방자치단체는 제1항에 따른 연구과제를 수행하는 데에 들어가는 비용을 예산의 범위 안에서 보조할 수 있다.

제4장 자립생활의 지원

제53조 (자립생활지원) 국가와 지방자치단체는 중증장애인의 자기결정에 의한 자립생활을 위하여 활동보조인의 파견 등 활동보조서비스 또는 장애인보조

기구의 제공, 그 밖의 각종 편의 및 정보제공 등 필요한 시책을 강구하여야 한다.

제54조 (중증장애인자립생활지원센터) ①국가와 지방자치단체는 중증장애인의 자립생활을 실현하기 위하여 중증장애인자립생활지원센터를 통하여 필요한 각종 지원서비스를 제공한다.

②제1항의 규정에 따른 중증장애인자립생활지원센터에 관하여 필요한 사항은 보건복지부령으로 정한다.

제55조 (활동보조인 등 서비스 지원) ①국가와 지방자치단체는 중증장애인이 일상생활 또는 사회생활을 원활히 할 수 있도록 그 활동에 필요한 활동보조인의 파견 등 활동보조서비스를 지원할 수 있다.

②국가 및 지방자치단체는 임신 등으로 인하여 이동이 불편한 여성장애인에게 임신 및 출산과 관련한 진료 등을 위하여 경제적 부담능력 등을 감안하여 활동보조인의 파견 등 활동보조서비스를 지원할 수 있다.

③제1항 및 제2항의 규정에 따른 활동보조인의 파견 등 서비스 지원의 기준 및 방법 등에 관하여 필요한 사항은 대통령령령으로 정한다.

제56조 (장애동료간 상담) ①국가와 지방자치단체는 장애인이 장애를 극복하는 데 도움이 되도록 장애동료 간 상호대화나 상담의 기회를 제공하도록 노력하여야 한다.

②제1항에 따른 장애동료 간의 대화나 상담의 기회를 제공하기 위한 구체적인 사업 등에 관하여 필요한 사항은 보건복지부령으로 정한다.

제5장 복지시설과 단체

제57조 (보호조치 등) 국가와 지방자치단체는 장애인의 성 · 연령 및 장애의 유형과 정도를 고려하여 제58조에 따른 장애인복지시설에서 보호 · 의료 · 생활지도 · 재활훈련과 자립생활지원 등의 서비스를 제공함으로써 장애인이 기능 회

복과 사회성 향상을 도모할 수 있도록 필요한 정책을 강구하여야 한다.

제58조 (장애인복지시설) ①장애인복지시설의 종류는 다음 각 호와 같다.

1. 장애인 생활시설 : 장애인이 필요한 기간 생활하면서 재활에 필요한 상담·치료·훈련 등의 서비스를 받아 사회복귀를 준비하거나 장애로 인하여 장기간 요양하는 시설

2. 장애인 지역사회재활시설 : 장애인을 전문적으로 상담·치료·훈련하거나 장애인의 여가 활동과 사회참여 활동 등에 편의를 제공하는 장애인복지관·의료재활시설·체육시설·수련시설 및 공동생활가정 등의 시설

3. 장애인 직업재활시설 : 일반 작업환경에서는 일하기 어려운 장애인이 특별히 준비된 작업환경에서 직업훈련을 받거나 직업 생활을 할 수 있도록 하는 시설

4. 장애인 유료복지시설 : 장애인이 필요한 치료·상담·훈련 등 편의를 제공받고 그에 소요되는 모든 비용을 시설 운영자에게 납부하여 운영하는 시설

5. 그 밖에 대통령령으로 정하는 시설

②제1항 각 호에 따른 장애인복지시설의 구체적인 종류와 사업 등에 관한 사항은 보건복지부령으로 정한다.

제59조 (장애인복지시설 설치) ①국가와 지방자치단체는 장애인복지시설을 설치할 수 있다.

②제1항에 규정된 자 외의 자가 장애인복지시설을 설치·운영하려면 해당 시설 소재지 관할 시장·군수·구청장에게 신고하여야 하며, 신고한 사항 중 보건복지부령으로 정하는 중요한 사항을 변경할 때에도 신고하여야 한다. 다만, 제62조에 따른 폐쇄 명령을 받고 1년이 지나지 아니한 자는 시설의 설치·운영 신고를 할 수 없다.

③제58조제1항제2호에 따른 의료재활시설의 설치는 「의료법」에 따른다.

④제2항에 따른 장애인복지시설의 시설기준·신고·변경신고 및 입소 등에 관하여 필요한 사항은 보건복지부령으로 정한다.

제60조 (시설 운영의 개시 등) ①제59조제2항에 따라 신고한 자는 지체 없이 시설 운영을 시작하여야 한다.

②시설 운영자는 시설 운영을 중단 또는 재개하거나 시설을 폐지하려는 때에는 보건복지부령이 정하는 바에 따라 미리 시장 · 군수 · 구청장에게 신고하여야 한다.

③시설 운영자는 제2항에 따라 시설 운영을 중단 또는 재개하거나 시설을 폐지할 때에는 보건복지부령이 정하는 바에 따라 시설 거주자의 권익을 보호하기 위하여 다음 각 호의 조치를 하여야 한다.

1. 시설의 장에게 시설 거주자를 다른 시설로 보내게 하고 그 이행을 확인하는 조치
2. 시설 거주자가 이용료 · 사용료 등의 비용을 부담하는 경우 이를 반환하게 하고 그 이행을 확인하는 조치
3. 보조금 · 후원금 등의 사용 실태 확인과 이를 재원으로 조성한 재산 중 남은 재산의 회수조치
4. 그 밖에 시설 거주자의 권익 보호를 위하여 필요하다고 인정되는 조치

④제1항과 제2항에 따른 시설 운영의 개시 · 중단 · 재개 및 시설 폐지의 신고 등에 관하여 필요한 사항은 보건복지부령으로 정한다.

제61조 (감독) ①장애인복지실시기관은 장애인복지시설을 설치 · 운영하는 자의 소관업무 및 시설이용자의 인권실태 등을 지도 · 감독하며, 필요한 경우 그 시설에 관한 보고 또는 관련 서류 제출을 명하거나 소속 공무원에게 그 시설의 운영상황 · 장부, 그 밖의 서류를 조사 · 검사하거나 질문하게 할 수 있다.

②제1항에 따라 관계 공무원이 그 직무를 할 때에는 권한을 표시하는 증표를 관계인에게 내보여야 한다.

제62조 (시설의 개선, 사업의 정지, 폐쇄 등) 장애인복지실시기관은 장애인복지시설이 다음 각 호의 어느 하나에 해당하는 때에는 그 시설의 개선, 사업의 정지, 시설의 장의 교체를 명하거나 해당 시설의 폐쇄를 명할 수 있다.

1. 제59조제4항에 따른 시설기준에 미치지 못한 때

2. 정당한 사유 없이 제61조에 따른 보고를 하지 아니하거나 거짓으로 보고한 때 또는 조사 · 검사 및 질문을 거부 · 방해하거나 기피한 때

3. 사회복지법인이나 비영리법인이 설치 · 운영하는 시설인 경우 그 사회복지법인이나 비영리법인의 설립 허가가 취소된 때

4. 시설의 회계 부정이나 시설이용자에 대한 인권침해 등 불법행위, 그 밖의 부당행위 등이 발견된 때

5. 설치 목적을 이루었거나 그 밖의 사유로 계속하여 운영할 필요가 없다고 인정되는 때

6. 이 법 또는 이 법에 따른 명령이나 처분을 위반한 경우

제63조 (단체의 보호 · 육성) ①국가와 지방자치단체는 장애인의 복지를 향상하고 자립을 돕기 위하여 장애인복지단체를 보호 · 육성하도록 노력하여야 한다.

②국가와 지방자치단체는 예산의 범위 안에서 제1항에 따른 단체의 사업 또는 활동이나 그 시설에 필요한 경비의 전부 또는 일부를 보조할 수 있다.

제64조 (장애인복지단체협의회) ①장애인복지단체의 활동을 지원하고 장애인의 복지를 향상하기 위하여 장애인복지단체협의회(이하 "협의회" 라 한다)를 설립할 수 있다.

②협의회는 「사회복지사업법」에 따른 사회복지법인으로 하되, 「사회복지사업법」 제23조제1항은 적용하지 아니한다.

③협의회의 조직과 운영 등에 관하여 필요한 사항은 정관으로 정한다.

제6장 장애인보조기구

제65조 (장애인보조기구) ①"장애인보조기구" 란 장애인이 장애의 예방 · 보완과 기능 향상을 위하여 사용하는 의지(義肢) · 보조기 및 그 밖에 보건복지부장관이 정하는 보장구와 일상생활의 편의 증진을 위하여 사용하는 생활용품을

말한다.

②보건복지부장관은 제1항에 따른 장애인보조기구의 품질향상 등을 위하여 장애인보조기구의 품목 · 기준 및 규격을 정하여 고시할 수 있다.

제66조 (장애인보조기구의 교부 등) ①국가와 지방자치단체는 장애인의 신청이 있을 때에는 예산의 범위 안에서 장애인보조기구를 교부 · 대여 또는 수리하거나 장애인보조기구 구입 또는 수리에 필요한 비용을 지급할 수 있다.

②제1항에 따른 비용의 지급은 장애인보조기구의 교부 또는 수리가 곤란하다고 인정되는 경우에만 한다.

③제1항에 따른 신청을 할 수 있는 자의 범위, 장애인보조기구의 교부 · 대여 · 수리 및 비용 지급의 기준과 방법 등에 관하여 필요한 사항은 보건복지부령으로 정한다.

제67조 (장애인보조기구업체의 육성 · 연구지원 등) ①국가와 지방자치단체는 장애인보조기구의 개발 · 보급을 촉진하기 위하여 장애인보조기구를 생산하는 업체(이하 "장애인보조기구업체" 라 한다)에 대한 생산장려금 지급, 기술지원, 연구개발의 장려 등 필요한 조치를 강구하여야 한다.

②국가와 지방자치단체는 장애인보조기구업체의 육성을 위하여 장애인보조기구업체 중 우수업체를 지정하여 자금을 융자하거나 보조할 수 있다.

③국가와 지방자치단체는 제2항에 따라 지정된 우수업체가 지정의 필요성을 상실하였다고 인정될 경우 그 지정을 취소할 수 있다.

④제1항부터 제3항까지의 규정에 따른 생산장려금 지급, 기술지원, 우수업체 지정 및 취소, 자금 융자와 보조 등에 관하여 필요한 사항은 보건복지부령으로 정한다.

제68조 (장애인보조기구 연구개발의 지원 등) ①보건복지부장관은 장애인보조기구의 품질 향상 등을 위하여 장애인보조기구에 관한 연구개발을 장려하고 보호 · 육성하기 위한 정책을 강구하여야 한다.

②국가와 지방자치단체는 장애인보조기구에 관한 연구개발활동에 대하여 자금의 보조 등 필요한 지원정책을 강구하여야 한다.

제69조 (의지 · 보조기제조업의 개설사실의 통보 등) ①의지 · 보조기를 제조 · 개조 · 수리하거나 신체에 장착하는 사업(이하 "의지 · 보조기제조업"이라 한다)을 하는 자는 그 제조업소를 개설한 후 7일 이내에 보건복지부령이 정하는 바에 따라 시장 · 군수 · 구청장에게 제조업소의 개설사실을 알려야 한다. 제조업소의 소재지 변경 등 보건복지부령이 정하는 중요 사항을 변경한 때에도 또한 같다.

②의지 · 보조기 제조업자는 제72조에 따른 의지 · 보조기 기사(補助器 技士)를 1명 이상 두어야 한다. 다만, 의지 · 보조기 제조업자 자신이 의지 · 보조기 기사인 경우에는 따로 기사를 두지 아니하여도 된다.

③의지 · 보조기 제조업자가 제70조에 따른 폐쇄 명령을 받은 후 6개월이 지나지 아니하면 같은 장소에서 같은 제조업을 하여서는 아니 된다.

④의지 · 보조기 제조업자는 의사의 처방에 따라 의지 · 보조기를 제조하거나 개조하여야 한다.

제70조 (의지 · 보조기 제조업소의 폐쇄 등) ①시장 · 군수 · 구청장은 의지 · 보조기 제조업자가 다음 각 호의 어느 하나에 해당하는 경우에는 그 제조업소의 폐쇄를 명할 수 있다.

1. 제69조제2항을 위반하여 의지 · 보조기 기사를 두지 아니하고 의지 · 보조기 제조업을 한 경우
2. 영업정지처분 기간에 영업을 하거나 3회 이상 영업정지처분을 받은 경우

②시장 · 군수 · 구청장은 의지 · 보조기제조업자가 의지 · 보조기 제조업을 하면서 고의나 중대한 과실로 의지 · 보조기를 착용하는 사람의 신체에 손상을 입힌 사실이 있는 때에는 6개월의 범위 안에서 보건복지부령으로 정하는 바에 따라 영업정지를 명할 수 있다.

제7장 장애인복지 전문인력

제71조 (장애인복지 전문인력 양성 등) ①국가와 지방자치단체 그 밖의 공공단체는 수화통역사, 점역(點譯) · 교정사 등 장애인복지 전문인력, 그 밖에 장애인복지에 관한 업무에 종사하는 자를 양성 · 훈련하는 데에 노력해야 한다.

②제1항에 따른 장애인복지전문인력의 범위 등에 관한 사항은 보건복지부령으로 정한다.

③국가와 지방자치단체는 제1항에 따른 장애인복지전문인력의 양성업무를 관계 전문기관 등에 위탁할 수 있다.

④국가와 지방자치단체는 제1항에 따른 장애인복지전문인력의 양성에 소요되는 비용을 예산의 범위 안에서 보조할 수 있다.

제72조 (의지 · 보조기 기사자격증 교부 등) ①보건복지부장관은 다음 각 호의 어느 하나에 해당하는 자로서 제73조에 따른 국가시험에 합격한 자(이하 "의지 · 보조기 기사"라 한다)에게 의지 · 보조기 기사자격증을 내주어야 한다.

1. 「고등교육법」에 따른 전문대학이나 교육인적자원부장관이 이와 같은 수준 이상의 학력이 있다고 인정하는 학교에서 보건복지부령으로 정하는 의지 · 보조기 관련 교과목을 이수하고 졸업한 자

2. 보건복지부장관이 인정하는 외국에서 제1호에 해당하는 학교와 같은 수준 이상의 교육과정을 마치고 외국의 해당 의지 · 보조기 기사자격증을 받은 자

②의지 · 보조기 기사자격증을 분실하거나 훼손한 자에게는 신청에 따라 자격증을 재교부한다.

③의지 · 보조기 기사자격증은 다른 자에게 대여하지 못한다.

④제1항과 제2항에 따른 자격증의 교부 · 재교부 절차와 그 밖에 그 관리에 관하여 필요한 사항은 보건복지부령으로 정한다.

제73조 (의지 · 보조기 기사 국가시험의 실시 등) ①의지 · 보조기 기사 국가시험은 보건복지부장관이 실시하되, 실시시기 · 실시방법 · 시험과목 그 밖

에 시험 실시에 관하여 필요한 사항은 대통령령으로 정한다.

②보건복지부장관은 제1항에 따른 국가시험의 실시에 관한 업무를 대통령령으로 정하는 바에 따라 시험관리 능력이 있다고 인정되는 관계 전문기관에 위탁할 수 있다.

제74조 (응시자격 제한 등) ①다음 각 호의 어느 하나에 해당하는 자는 제73조에 따른 국가시험에 응시할 수 없다.

1. 정신질환자
2. 마약 · 대마 또는 향정신성의약품 중독자
3. 금치산자 · 한정치산자
4. 이 법이나 「형법」 제234조 · 제317조제1항, 「의료법」, 「국민건강보험법」, 종전의 「국민의료보험법」, 「의료보험법」, 「의료보호법」, 「보건범죄단속에 관한 특별조치법」, 「마약법」, 「대마관리법」, 「향정신성의약품 관리법」 또는 「후천성면역결핍증 예방법」을 위반하여 금고 이상의 형을 선고받고 그 형의 집행이 끝나지 아니하였거나 집행을 받지 아니하기로 확정되지 아니한 자

②부정한 방법으로 제73조에 따른 국가시험에 응시한 자나 국가시험에 관하여 부정행위를 한 자는 그 수험을 정지시키거나 합격을 무효로 한다.

③제2항에 따라 수험이 정지되거나 합격이 무효가 된 자는 그 후 2회에 한하여 제73조에 따른 국가시험에 응시할 수 없다.

제75조 (보수교육) ①보건복지부장관은 의지 · 보조기 기사에 대하여 자질 향상을 위하여 필요한 보수(補修) 교육을 받도록 명할 수 있다.

②제1항에 따른 보수교육의 실시 시기와 방법 등 필요한 사항은 보건복지부령으로 정한다.

제76조 (자격취소) 보건복지부장관은 의지 · 보조기 기사가 다음 각 호의 어느 하나에 해당한 때에는 그 자격을 취소해야 한다.

1. 제72조제3항을 위반해서 타인에게 의지 · 보조기 기사자격증을 대여한 때

2. 제74조제1항 각 호의 어느 하나에 해당하게 된 때

3. 제77조에 따른 자격정지처분 기간에 그 업무를 하거나 자격정지 처분을 3회 받은 때

제77조 (자격정지) 보건복지부장관은 의지 · 보조기 기사가 다음 각 호의 어느 하나에 해당하면 6개월 이내의 범위 안에서 보건복지부령으로 정하는 바에 따라 자격을 정지시킬 수 있다.

1. 의지 · 보조기 기사의 업무를 하면서 고의 또는 중대한 과실로 의지 · 보조기 착용자의 신체에 손상을 입힌 사실이 있는 때

2. 제75조에 따른 보수교육을 연속하여 2회 이상 받지 아니한 때

제78조 (수수료) 의지 · 보조기 기사 국가시험에 응시하려고 하거나 의지 · 보조기 기사자격증을 교부 또는 재교부받으려 하는 자는 보건복지부령이 정하는 바에 따라 수수료를 내야 한다.

제8장 보칙

제79조 (비용 부담) 제36조제1항, 제38조제1항, 제43조제1항, 제49조제1항, 제50조제1항 · 제2항, 제55조제1항, 제66조제1항 및 제67조제1항 · 제2항에 따른 조치와 제59조제1항에 따른 장애인복지시설의 설치 · 운영에 드는 비용은 예산의 범위 안에서 대통령령으로 정하는 바에 따라 장애인복지실시기관이 부담하게 할 수 있다.

제80조 (비용 수납) ①제34조제1항제1호에 따른 조치에 필요한 비용을 부담한 장애인복지실시기관은 해당 장애인 또는 그 부양의무자로부터 대통령령으로 정하는 바에 따라 장애인복지실시기관이 부담한 비용의 전부 또는 일부를 받을 수 있다.

②제58조제1항제4호에 따라 장애인 유료복지시설을 설치 · 운영하는 자는 그

시설에 입소하는 자로부터 필요한 비용을 받으려면 미리 시장 · 군수 · 구청장에게 신고하여야 한다.

제81조 (비용 보조) 국가와 지방자치단체는 대통령령으로 정하는 바에 따라 장애인복지시설의 설치 · 운영에 필요한 비용의 전부 또는 일부를 보조할 수 있다.

제82조 (압류 금지) 이 법에 따라 장애인에게 지급되는 금품은 압류하지 못한다.

제83조 (조세감면) ①이 법에 따라 지급되는 금품, 제58조에 따른 장애인복지시설 및 제63조에 따른 장애인복지단체에서 장애인이 제작한 물품에는 「조세특례제한법」과 「지방세법」, 그 밖의 조세 관계법령이 정하는 바에 따라 조세를 감면한다.

②국가 및 지방자치단체는 장애인복지시설에 대하여 「기반시설부담금에 관한 법률」이 정하는 바에 따라 부담금을 부과하지 아니할 수 있다.

제84조 (심사청구) ①장애인, 장애인의 법정대리인 또는 대통령령으로 정하는 보호자는 이 법에 따른 복지조치에 이의가 있으면 해당 장애인복지실시기관에 심사를 청구할 수 있다.

②장애인복지실시기관은 제1항에 따른 심사청구를 받은 때에는 1개월 이내에 심사 · 결정하여 청구인에게 통보하여야 한다.

③제2항에 따른 심사 · 결정에 이의가 있는 자는 「행정심판법」에 따라 행정심판을 제기할 수 있다.

제85조 (권한위임 등) 이 법에 따른 보건복지부장관과 시 · 도지사의 권한은 그 일부를 대통령령으로 정하는 바에 따라 국립재활원장, 시 · 도지사 또는 시장 · 군수 · 구청장에게 위임하거나 관련 단체 또는 법인에 위탁할 수 있다.

제9장 벌칙

제86조 (벌칙) 다음 각 호의 어느 하나에 해당하는 자는 1년 이하의 징역이나 500만원 이하의 벌금에 처한다.

1. 제8조제2항을 위반하여 장애인을 이용하여 부당한 영리행위를 한 자
2. 제32조제5항을 위반하여 등록증을 양도 또는 대여하거나 양도 또는 대여를 받은 자 및 유사한 명칭 또는 표시를 사용한 자
3. 제33조제2항을 위반하여 업무상 알게 된 개인의 신상에 관한 비밀을 누설한 자
4. 제59조제2항에 따른 신고 또는 변경신고를 하지 아니하고 장애인복지시설을 설치 · 운영한 자
5. 제60조제3항에 따른 시설 거주자의 권익 보호조치를 위반한 시설 운영자
6. 정당한 사유 없이 제61조제1항에 따른 보고를 하지 아니하거나 거짓의 보고를 한 자, 자료를 제출하지 아니하거나 거짓 자료를 제출한 자, 조사 · 검사 · 질문을 거부 · 방해 또는 기피한 자
7. 제62조에 따른 명령 등을 받고 이행하지 아니한 자
8. 제69조제2항을 위반하여 의지 · 보조기 기사를 두지 아니하고 의지 · 보조기 제조업을 한 자
9. 제69조제3항을 위반하여 폐쇄 명령을 받은 후 6개월이 지나지 아니하였음에도 불구하고 같은 장소에서 같은 제조업을 한 자
10. 제70조제1항에 따른 제조업소 폐쇄 명령을 받고도 영업을 한 자

제87조 (벌칙) 다음 각 호의 어느 하나에 해당하는 자는 300만원 이하의 벌금에 처한다.

1. 제20조제4항을 위반하여 장애인의 입학 지원을 거부하거나 입학시험 합격자의 입학을 거부하는 등 불리한 조치를 한 자
2. 제72조제3항을 위반하여 타인에게 의지 · 보조기 기사자격증을 대여한 자
3. 제80조제2항을 위반하여 신고를 하지 아니하고 비용을 받은 자

제88조 (양벌규정) ①법인의 대표자, 대리인, 사용인, 그 밖의 종업원이 그 법인의 업무에 관하여 제86조 또는 제87조의 위반행위를 하면 그 행위자를 벌할 뿐만 아니라 그 법인에도 해당 조문의 벌금형을 과(科)한다.

②개인의 대리인, 사용인, 그 밖의 종업원이 그 개인의 업무에 관하여 제86조 또는 제87조의 위반행위를 하면 그 행위자를 벌할 뿐만 아니라 그 개인에게도 해당 조문의 벌금형을 과한다.

제89조 (과태료) ①다음 각 호의 어느 하나에 해당하는 자에게는 300만원 이하의 과태료를 부과한다.

1. 제32조제3항에 따른 등록증 반환 명령을 거부한 자
2. 제39조제3항을 위반하여 장애인사용자동차등표지를 대여하거나 보건복지부령으로 정하는 자 외의 자에게 양도한 자 또는 부당하게 사용하거나 이와 비슷한 표지 · 명칭 등을 사용한 자
3. 제40조제3항을 위반하여 보조견표지를 붙인 장애인 보조견 등을 동반한 장애인 등의 출입을 정당한 사유 없이 거부한 자
4. 제60조제1항에 따른 시설 운영 개시 의무를 위반한 자
5. 제60조제2항에 따른 시설의 운영 중단 · 재운영 · 시설폐지 등의 신고의무를 위반한 자
6. 제69조제1항을 위반하여 의지 · 보조기 제조업소의 개설 또는 변경 사실을 통보하지 아니한 자
7. 제69조제4항을 위반하여 의사의 처방에 의하지 아니하고 의지 · 보조기를 제조하거나 개조한 의지 · 보조기 제조업자

②제1항에 따른 과태료는 대통령령으로 정하는 바에 따라 시장 · 군수 · 구청장(이하 "부과권자"라 한다)이 부과 · 징수한다.

③제2항에 따른 과태료 처분에 불복하는 자는 그 처분을 고지받은 날부터 30일 이내에 부과권자에게 이의를 제기할 수 있다.

④제2항에 따른 과태료 처분을 받은 자가 제3항에 따라 이의를 제기하면 부과권자는 지체 없이 관할 법원에 그 사실을 통보하여야 하며, 그 통보를 받은 관할

법원은 「비송사건절차법」에 따른 과태료 재판을 한다.

⑤제3항에 따른 기간에 이의를 제기하지 아니하고 과태료를 내지 아니하면 지방세 체납처분의 예에 따라 징수한다.

장애인의 장애등급표(제2조 관련)

[별표 1] 〈개정 2008.3.3〉

1. 지체장애인

가. 신체의 일부를 잃은 사람

제1급

1. 두 팔을 손목관절 이상의 부위에서 잃은 사람
2. 두 다리를 무릎관절 이상의 부위에서 잃은 사람

제2급

1. 두 손의 손가락을 모두 잃은 사람
2. 한 팔을 팔꿈치관절 이상의 부위에서 잃은 사람
3. 두 다리를 발목관절 이상의 부위에서 잃은 사람

제3급

1. 두 손의 엄지손가락과 둘째손가락을 잃은 사람
2. 한 손의 손가락을 모두 잃은 사람
3. 두 다리를 쇼파관절(chopart's joint) 이상의 부위에서 잃은 사람
4. 한 다리를 무릎관절 이상의 부위에서 잃은 사람

제4급

1. 두 손의 엄지손가락을 잃은 사람
2. 한 손의 엄지손가락과 둘째손가락을 잃은 사람
3. 한 손의 엄지손가락을 포함하여 세 손가락을 잃은 사람
4. 두 다리를 리스프랑관절(Lisfranc: 발등뼈와 발목을 이어주는 관절) 이상의 부위에서 잃은 사람
5. 한 다리를 발목관절 이상의 부위에서 잃은 사람

제5급

1. 한 손의 엄지손가락을 포함하여 두 손가락을 잃은 사람
2. 한 손의 엄지손가락을 중수수지관절 이상의 부위에서 잃은 사람

3. 한 손의 둘째손가락을 포함하여 세 손가락을 잃은 사람
4. 두 발의 발가락을 모두 잃은 사람
5. 한 다리를 쇼파관절 이상의 부위에서 잃은 사람

제6급

1. 한 손의 엄지손가락을 잃은 사람
2. 한 손의 둘째손가락을 포함하여 두 손가락을 잃은 사람
3. 한 손의 셋째손가락, 넷째손가락 및 다섯째손가락을 모두 잃은 사람
4. 한 다리를 리스프랑관절 이상의 부위에서 잃은 사람

나. 관절장애가 있는 사람

제4급

1. 한 팔의 어깨관절, 팔꿈치관절 또는 손목관절 중 한 관절의 기능에 현저한 장애가 있는 사람
2. 한 다리의 고관절(股關節) 또는 무릎관절의 기능을 잃은 사람

제5급

1. 한 다리의 고관절 또는 무릎관절의 기능에 현저한 장애가 있는 사람
2. 한 다리의 발목관절의 기능을 잃은 사람

제6급

1. 한 팔의 어깨관절, 팔꿈치관절 또는 손목관절 중 한 관절의 기능에 상당한 장애가 있는 사람
2. 한 다리의 고관절 또는 무릎관절의 기능에 상당한 장애가 있는 사람
3. 한 다리의 발목관절의 기능에 현저한 장애가 있는 사람

다. 지체기능장애가 있는 사람

제1급

1. 두 팔의 기능을 잃은 사람
2. 두 다리의 기능을 잃은 사람

제2급

1. 한 팔의 기능을 잃은 사람
2. 두 팔의 기능에 현저한 장애가 있는 사람
3. 두 손의 모든 손가락의 기능을 잃은 사람
4. 두 다리의 기능에 현저한 장애가 있는 사람
5. 척추의 장애로 인하여 앉아 있을 수 없거나 자기 힘으로 일어서기가 곤란한 사람

제3급

1. 두 팔의 기능에 상당한 장애가 있는 사람
2. 두 손의 엄지손가락 및 둘째손가락의 기능을 잃은 사람
3. 한 손의 모든 손가락의 기능을 잃은 사람
4. 한 팔의 기능에 현저한 장애가 있는 사람
5. 한 다리의 기능을 잃은 사람

제4급

1. 두 손의 엄지손가락의 기능을 잃은 사람
2. 한 손의 엄지손가락 및 둘째손가락의 기능을 잃은 사람
3. 한 손의 엄지손가락 또는 둘째손가락을 포함하여 세 손가락의 기능을 잃은 사람
4. 한 손의 엄지손가락 또는 둘째손가락을 포함하여 네 손가락의 기능에 현저한 장애가 있는 사람
5. 한 다리의 기능에 현저한 장애가 있는 사람

제5급

1. 한 팔의 기능에 상당한 장애가 있는 사람
2. 두 손의 엄지손가락의 기능에 현저한 장애가 있는 사람
3. 한 손의 엄지손가락의 기능을 잃은 사람
4. 한 손의 엄지손가락 및 둘째손가락의 기능에 현저한 장애가 있는 사람
5. 한 손의 엄지손가락 또는 둘째손가락을 포함하여 세 손가락의 기능에 현저한 장애가 있는 사람

6. 한 다리의 기능에 상당한 장애가 있는 사람
7. 두 발의 모든 발가락의 기능을 잃은 사람
8. 척추에 고도의 장애가 있는 사람

제6급

1. 한 손의 엄지손가락의 기능에 현저한 장애가 있는 사람
2. 한 손의 둘째손가락을 포함하여 두 손가락의 기능을 잃은 사람
3. 한 손의 엄지손가락을 포함하여 두 손가락의 기능에 현저한 장애가 있는 사람
4. 한 손의 셋째손가락, 넷째손가락 및 다섯째손가락의 기능을 잃은 사람
5. 척추에 현저한 장애가 있는 사람

라. 신체에 변형 등의 장애가 있는 사람

제5급

한 다리가 건강한 다리보다 10센티미터 이상 짧거나 건강한 다리 길이의 10분의 1 이상 짧은 사람

제6급

1. 한 다리가 건강한 다리보다 5센티미터 이상 짧거나 건강한 다리 길이의 15분의 1 이상 짧은 사람
2. 척추측만증이 있으며, 만곡각도가 40도 이상인 사람
3. 척추측만증이 있으며, 만곡각도가 60도 이상인 사람
4. 성장이 멈춘 20세 이상의 남성으로서 신장이 145센티미터 이하인 사람(다만, 왜소증의 증상이 뚜렷한 남성의 경우는 18세 이상에서 적용 가능)
5. 성장이 멈춘 18세 이상의 여성으로서 신장이 140센티미터 이하인 사람

2. 뇌병변장애인

제1급

보행이 불가능하거나 일상생활동작을 거의 할 수 없어, 도움과 보호가

필요한 사람

제2급

1. 보행이 현저하게 제한되었거나 일상생활동작이 현저하게 제한된 사람
2. 보행과 일상생활동작이 상당히 제한된 사람

제3급

1. 보행이 상당한 정도 제한되었거나 일상생활동작이 상당히 제한된 사람
2. 보행이 경증한 정도 제한되고 섬세한 일상생활동작이 현저하게 제한된 사람

제4급

1. 보행이 경증한 정도 제한되었거나 섬세한 일상생활동작이 현저하게 제한된 사람
2. 보행이 경미하게 제한되고 섬세한 일상생활동작이 상당히 제한된 사람

제5급

1. 보행이 경미하게 제한되었거나 섬세한 일상생활동작이 상당히 제한된 사람
2. 보행이 파행(跛行)을 보이고 섬세한 일상생활동작이 경증한 정도 제한된 사람

제6급

보행 시 파행을 보이거나 섬세한 일상생활동작이 경증한 정도 제한된 사람

3. 시각장애인

제1급

좋은 눈의 시력(만국식 시력표에 의하여 측정한 것을 말하며, 굴절이상(屈折異常)이 있는 사람에 대하여는 교정시력을 기준으로 한다. 이하 같다)이 0.02 이하인 사람

제2급

좋은 눈의 시력이 0.04 이하인 사람

제3급

1. 좋은 눈의 시력이 0.08 이하인 사람
2. 두 눈의 시야가 각각 주시점(注視點)에서 5도 이하로 남은 사람

제4급

1. 좋은 눈의 시력이 0.1 이하인 사람
2. 두 눈의 시야가 각각 주시점에서 10도 이하로 남은 사람

제5급

1. 좋은 눈의 시력이 0.2 이하인 사람
2. 두 눈에 의한 시야를 2분의 1 이상 잃은 사람

제6급

나쁜 눈의 시력이 0.02 이하인 사람

4. 청각장애인

가. 청력을 잃은 사람

제2급

두 귀의 청력을 각각 90데시벨(dB) 이상 잃은 사람(두 귀가 완전히 들리지 아니하는 사람)

제3급

두 귀의 청력을 각각 80데시벨 이상 잃은 사람(귀에 입을 대고 큰 소리로 말을 하여도 듣지 못하는 사람)

제4급

1. 두 귀의 청력을 각각 70데시벨 이상 잃은 사람(귀에 대고 말을 하여야 들을 수 있는 사람)
2. 두 귀에 들리는 보통 말소리의 최량(最良)의 명료도가 50퍼센트 이하인 사람

제5급

두 귀의 청력을 각각 60데시벨 이상 잃은 사람(40센티미터 이상의 거리에서 발성된 말소리를 듣지 못하는 사람)

제6급

한 귀의 청력을 80데시벨 이상 잃고, 다른 귀의 청력을 40데시벨 이상 잃은 사람

나. 평형기능에 장애가 있는 사람

제3급

양측 평형기능의 소실로 두 눈을 뜨고 직선으로 10미터 이상을 지속적으로 걸을 수 없는 사람

제4급

양측 평형기능의 소실 또는 감소로 두 눈을 뜨고 10미터를 걸으려면 중간에 균형을 잡기 위하여 멈추어야 하는 사람

제5급

양측 평형기능의 감소로 두 눈을 뜨고 10미터 거리를 직선으로 걸을 때 중앙에서 60센티미터 이상 벗어나며, 복합적인 신체운동은 어려운 사람

5. 언어장애인

제3급

음성기능이나 언어기능을 잃은 사람

제4급

음성 · 언어만으로는 의사소통을 하기 곤란할 정도로 음성기능이나 언어기능에 현저한 장애가 있는 사람

6. 지적장애인

제1급

지능지수가 34 이하인 사람으로서 일상생활과 사회생활에 적응하는

것이 현저하게 곤란하여 일생 동안 다른 사람의 보호가 필요한 사람

제2급

지능지수가 35 이상 49 이하인 사람으로서 일상생활의 단순한 행동을 훈련시킬 수 있고, 어느 정도의 감독과 도움을 받으면 복잡하지 아니하고 특수기술이 필요하지 아니한 직업을 가질 수 있는 사람

제3급

지능지수가 50 이상 70 이하인 사람으로서 교육을 통한 사회적 · 직업적 재활이 가능한 사람

7. 자폐성장애인

제1급

ICD-10(International Classification of Diseases, 10th Version)의 진단기준에 따른 전반성발달장애(자폐증)로 정상발달의 단계가 나타나지 아니하고, 지능지수가 70 이하이며, 기능 및 능력 장애로 인하여 주위의 전적인 도움이 없이는 일상생활을 해나가는 것이 거의 불가능한 사람

제2급

ICD-10의 진단기준에 따른 전반성발달장애(자폐증)로 정상발달의 단계가 나타나지 아니하고, 지능지수가 70 이하이며, 기능 및 능력 장애로 인하여 주위의 많은 도움이 없으면 일상생활을 해나가기 어려운 사람

제3급

제2급과 같은 특징을 가지고 있으나 지능지수가 71 이상이며, 기능 및 능력 장애로 인하여 일상생활 혹은 사회생활을 해나가기 위하여 간헐적으로 도움이 필요한 사람

8. 정신장애인

제1급

1. 정신분열병으로 망상, 환청, 사고장애 및 기괴한 행동 등의 양성증상이나 사회적 위축과 같은 음성증상이 심하고, 현저한 인격변화가 있

으며, 기능 및 능력 장애로 인하여 주위의 전적인 도움이 없이는 일상생활을 해나가는 것이 거의 불가능한 사람(정신병을 진단받은 지 1년 이상 지난 사람만 해당한다. 이하 같다)

2. 양극성정동장애(조울병)로 기분 · 의욕 · 행동 및 사고의 장애증상이 심한 증상기(症狀期)가 지속되거나 자주 반복되며, 기능 및 능력 장애로 인하여 주위의 전적인 도움이 없이는 일상생활을 해나가는 것이 거의 불가능한 사람
3. 반복성우울장애로 정신병적 증상이 동반되고, 기분 · 의욕 및 행동 등에 대한 우울증상이 심한 증상기가 지속되거나 자주 반복되며, 기능 및 능력 장애로 인하여 주위의 전적인 도움이 없이는 일상생활을 해나가는 것이 거의 불가능한 사람
4. 분열형정동장애로 제1호부터 제3호까지에 준하는 증상이 있는 사람

제2급

1. 정신분열병으로 망상, 환청, 사고장애 및 기괴한 행동 등의 양성증상과 사회적 위축 등의 음성증상이 있고, 중등도의 인격 변화가 있으며, 기능 및 능력 장애로 인하여 주위의 많은 도움이 없으면 일상생활을 해나가기 어려운 사람
2. 양극성정동장애(조울병)로 기분 · 의욕 · 행동 및 사고의 장애증상이 있는 증상기가 지속되거나 자주 반복되며, 기능 및 능력 장애로 인하여 주위의 많은 도움이 없으면 일상생활을 해나가기 어려운 사람
3. 만성적인 반복성우울장애로 망상 등 정신병적 증상이 동반되고, 기분 · 의욕 및 행동 등에 대한 우울증상이 있는 증상기가 지속되거나 자주 반복되며, 기능 및 능력 장애로 인하여 주위의 많은 도움이 없으면 일상생활을 해나가기 어려운 사람
4. 만성적인 분열형정동장애로 제1호부터 제3호까지에 준하는 증상이 있는 사람

제3급

1. 정신분열병으로 망상, 환청, 사고장애 및 기괴한 행동 등의 양성증상

이 있으나, 인격변화나 퇴행은 심하지 아니한 경우로서 기능 및 능력 장애로 인하여 일상생활이나 사회생활을 해나가기 위한 기능 수행에 제한을 받아 간헐적으로 도움이 필요한 사람

2. 양극성정동장애(조울병)로 기분 · 의욕 · 행동 및 사고의 장애증상이 현저하지 아니하지만, 증상기가 지속되거나 자주 반복되는 경우로서 기능 및 능력 장애로 인하여 일상생활이나 사회생활을 해나가기 위한 기능 수행에 제한을 받아 간헐적으로 도움이 필요한 사람
3. 반복성우울장애로 기분 · 의욕 · 행동 등에 대한 우울증상이 있는 증상기가 지속되거나 자주 반복되는 경우로서 기능 및 능력 장애로 인하여 일상생활이나 사회생활을 해나가기 위한 기능 수행에 제한을 받아 간헐적으로 도움이 필요한 사람
4. 분열형정동장애로 제1호부터 제3호까지에 준하는 증상이 있는 사람

9. 신장장애인

제2급

만성신부전증으로 인하여 1개월 이상 혈액투석이나 복막투석을 받고 있는 사람

제5급

신장을 이식받은 사람

10. 심장장애인

제1급

심장기능의 장애가 지속되며, 안정 시에도 심부전증상이나 협심증증상 등이 나타나서 운동능력을 완전히 상실하여 상시적으로 돌보는 사람이 필요한 사람(심장질환을 진단받은 지 1년 이상 지난 사람만 해당한다. 이하 같다)

제2급

심장기능의 장애가 지속되며, 자기 신체 주위의 일은 어느 정도 할 수

있지만 그 이상의 활동을 하면 심부전증상이나 협심증증상 등이 나타나서 정상적인 일상생활을 해나가기 어려운 사람

제3급

심장기능의 장애가 지속되며, 가정에서의 가벼운 활동은 할 수 있지만 그 이상의 활동을 하면 심부전증상이나 협심증증상 등이 나타나서 정상적인 사회활동을 해나가기 어려운 사람

제5급

심장을 이식받은 사람

11. 호흡기장애인

제1급

폐나 기관지 등 호흡기관의 만성적인 기능부전으로 안정 시에도 산소요법을 받아야 할 정도의 호흡곤란이 있고, 평상시의 폐환기 기능(1초시 강제호기량)이 정상예측치의 25% 이하이거나 안정 시 자연호흡상태에서의 동맥혈 산소분압이 55mmHg 이하인 사람

제2급

폐나 기관지 등 호흡기관의 만성적인 기능부전으로 집안에서 이동할 때에도 호흡곤란이 있고, 평상시의 폐환기 기능(1초시 강제호기량)이 정상예측치의 30% 이하이거나 안정 시 자연호흡상태에서의 동맥혈 산소분압이 60mmHg 이하인 사람

제3급

폐나 기관지 등 호흡기관의 만성적인 기능부전으로 평지에서의 보행에도 호흡곤란이 있고, 평상시의 폐환기 기능(1초시 강제호기량)이 정상예측치의 40% 이하이거나 안정 시 자연호흡상태에서의 동맥혈 산소분압이 65mmHg 이하인 사람

12. 간장애인

제1급

만성 간질환(간경변증, 간세포암종 등)으로 진단받은 환자 중 잔여 간기능이 Child-Pugh 평가상 등급 C이면서 만성 간성뇌증이 있거나 내과적 치료로 조절되지 아니하는 난치성 복수 등의 합병증이 있는 사람

제2급

만성 간질환(간경변증, 간세포암종 등)으로 진단받은 환자 중 잔여 간기능이 Child-Pugh 평가상 등급 C이면서 간성뇌증 병력이나 자발성 세균성 복막염 등의 병력이 있는 사람

제3급

만성 간질환(간경변증, 간세포암종 등)으로 진단받은 환자 중 잔여 간기능이 Child-Pugh 평가상 등급 C인 사람

제5급

만성 간질환(간경변증, 간세포암종 등)으로 간이식 시술을 받은 사람

13. 안면장애인

제2급

1. 노출된 안면부의 90% 이상이 변형된 사람
2. 노출된 안면부의 60% 이상이 변형되고 코 형태의 2/3 이상이 없어진 사람

제3급

1. 노출된 안면부의 75% 이상이 변형된 사람
2. 노출된 안면부의 50% 이상이 변형되고 코 형태의 2/3 이상이 없어진 사람

제4급

1. 노출된 안면부의 60% 이상이 변형된 사람
2. 코 형태의 2/3 이상이 없어진 사람

14. 장루장애인 및 요루장애인

제2급

1. 요루와 함께 회장루나 상행 또는 횡행 결장루를 가지고 있고, 그 중 하나 이상의 장루(요루를 포함한다. 이하 같다)가 현저히 변형되거나 장루 주변의 피부가 현저히 헐은 사람
2. 고도의 배뇨장애와 함께 회장루나 상행 또는 횡행 결장루를 가지고 있고, 그 중 하나 이상의 장루가 현저히 변형되거나 장루 주변의 피부가 현저히 헐은 사람
3. 장루나 요루를 가지고 있고, 공장 · 회장 · 상행 또는 횡행 결장이 방사선 등에 의하여 손상되어 장루 외의 구멍에서 장(腸) 내용물이 지속적으로 흘러나와 수술 등으로도 치유될 가능성이 없으며, 구멍 주변의 피부가 현저히 헐은 사람

제3급

1. 요루와 함께 회장루나 상행 또는 횡행 결장루를 가지고 있는 사람
2. 요루와 함께 하행 또는 에스 결장루를 가지고 있고, 그 중 하나 이상의 장루가 현저히 변형되거나 장루 주변의 피부가 현저히 헐은 사람
3. 회장루나 상행 또는 횡행 결장루를 가지고 있고, 고도의 배뇨기능장애가 있는 사람
4. 장루나 요루를 가지고 있고, 공장 · 회장 · 상행 또는 횡행 결장이 방사선 등에 의하여 손상되어 장루 외의 구멍에서 장 내용물이 대부분 흘러나오며 수술 등으로도 치유될 가능성이 없는 사람

제4급

1. 요루를 가진 사람
2. 회장루나 상행 또는 횡행 결장루를 가진 사람
3. 하행 또는 에스 결장루를 가지고 있으면서, 배뇨기능장애가 있는 경우 또는 그 중 하나 이상의 장루가 변형되었거나 장루 주변의 피부가 헐어서 장루보조용품을 1일 1회 이상 교체하여야 하거나 장세척을 하여야 하는 사람

4. 장루나 요루를 가지고 있고, 하행 또는 에스 결장이 방사선 등에 의하여 손상되어 장루 외의 구멍에서 장 내용물이 지속적으로 흘러나오며 수술 등으로도 치유될 가능성이 없는 사람

제5급

하행 또는 에스 결장루를 가지고 있는 사람

15. 간질장애인

제2급

만성적인 간질에 대한 적극적인 치료에도 불구하고 월 8회 이상의 중증발작을 포함하여 연 6개월 이상 중증발작이 있고, 발작을 할 때에 유발된 호흡장애, 흡인성 폐렴, 심한 탈진, 두통, 구역질, 인지기능의 장애 등으로 심각한 요양관리가 필요하며, 일상생활 및 사회생활에 항상 다른 사람의 지속적인 보호와 관리가 필요한 사람

제3급

만성적인 간질에 대한 적극적인 치료에도 불구하고 월 5회 이상의 중증발작 또는 월 10회 이상의 경증발작을 포함하여 연 6개월 이상 발작이 있고, 발작을 할 때에 유발된 호흡장애, 흡인성 폐렴, 심한 탈진, 두통, 구역질, 인지기능의 장애 등으로 요양관리가 필요하며, 일상생활 및 사회생활에 수시로 보호와 관리가 필요한 사람

제4급

만성적인 간질에 대한 적극적인 치료에도 불구하고 월 1회 이상의 중증발작 또는 월 2회 이상의 경증발작을 포함하여 연 6개월 이상 발작이 있고, 이로 인하여 협조적인 대인관계가 현저히 곤란한 사람

16. 중복된 장애의 합산 판정

가. 같은 등급에 둘 이상의 중복장애가 있는 경우에는 1등급 위의 등급으로 한다.

나. 서로 다른 등급에 둘 이상의 중복장애가 있는 경우에는 의료기관의

전문의가 장애의 정도를 고려하여 주된 장애등급보다 1등급 위의 등급으로 조정할 수 있다.

다. 다음과 같은 경우는 가목 및 나목에도 불구하고 중복장애로 합산 판정할 수 없다.

1) 지체장애와 뇌병변장애가 중복된 경우

2) 지적장애와 자폐성장애가 중복된 경우

3) 그 밖에 장애부위가 같거나 장애성격이 중복되어 중복장애로 합산하여 판정하는 것이 타당하지 아니한 경우로서 보건복지가족부장관이 정하는 경우

국민기초생활 보장법

[일부개정 2006.12.28 법률 제8112호]

법제처 종합법령정보센터

제1장 총칙

제1조 (목적) 이 법은 생활이 어려운 자에게 필요한 급여를 행하여 이들의 최저생활을 보장하고 자활을 조성하는 것을 목적으로 한다.

제2조 (정의) 이 법에서 사용하는 용어의 정의는 다음과 같다. 〈개정 2004.3.5, 2005.12.23〉

1. "수급권자"라 함은 이 법에 의한 급여를 받을 수 있는 자격을 가진 자를 말한다.
2. "수급자"라 함은 이 법에 의한 급여를 받는 자를 말한다.
3. "수급품"이라 함은 이 법에 의하여 수급자에게 급여하거나 대여하는 금전 또는 물품을 말한다.
4. "보장기관"이라 함은 이 법에 의한 급여를 행하는 국가 또는 지방자치단체를 말한다.
5. "부양의무자"라 함은 제5조의 규정에 의한 수급권자를 부양할 책임이 있는 자로서 수급권자의 1촌의 직계혈족 및 그 배우자를 말한다.
6. "최저생계비"라 함은 국민이 건강하고 문화적인 생활을 유지하기 위하여 소요되는 최소한의 비용으로서 제6조의 규정에 의하여 보건복지부장관이 공표하는 금액을 말한다.
7. "개별가구"라 함은 이 법에 따른 급여를 받거나 이 법에 따른 자격요건 부합여부에 관한 조사를 받는 기본단위로서 수급자 또는 수급권자로 구성된 가구를 말한다. 이 경우 개별가구의 범위 등 구체적인 사항은 대통령령으로 정한다.
8. "소득인정액"이라 함은 개별가구의 소득평가액과 재산의 소득환산액을 합

산한 금액을 말한다.

9. "개별가구의 소득평가액"이라 함은 개별가구의 실제소득에 불구하고 보장기관이 급여의 결정 및 실시등에 사용하기 위하여 산출한 금액을 말한다. 이 경우 소득평가액은 가구특성에 따른 지출요인과 근로를 유인하기 위한 요소 등을 반영하여야 하고, 실제소득의 구체적인 범위는 대통령령으로, 소득평가액의 구체적인 산정방식은 보건복지부령으로 정한다.

10. "재산의 소득환산액"이라 함은 보장기관이 급여의 결정 및 실시등에 사용하기 위하여 개별가구의 재산가액에 소득환산율을 곱하여 산출한 금액을 말한다. 이 경우 개별가구의 재산범위 · 재산가액의 산정기준 및 소득환산율 기타 필요한 사항에 관하여는 보건복지부령으로 정한다.

11. "차상위계층"이라 함은 수급권자(제5조 제2항에 따라 수급권자로 보는 자를 제외한다)에 해당하지 아니하는 계층으로서 소득인정액이 대통령령이 정하는 기준 이하인 계층을 말한다.

제3조 (급여의 기본원칙) ①이 법에 의한 급여는 수급자가 자신의 생활의 유지 · 향상을 위하여 그 소득 · 재산 · 근로능력등을 활용하여 최대한 노력하는 것을 전제로 이를 보충 · 발전시키는 것을 기본원칙으로 한다.

②부양의무자의 부양과 다른 법령에 의한 보호는 이 법에 의한 급여에 우선하여 행하여지는 것으로 한다. 다만, 다른 법령에 의한 보호의 수준이 이 법에서 정하는 수준에 이르지 아니하는 경우에는 나머지 부분에 관하여 이 법에 의한 급여를 받을 권리를 잃지 아니한다.

제4조 (급여의 기준등) ①이 법에 의한 급여는 건강하고 문화적인 최저생활을 유지할 수 있는 것이어야 한다.

②이 법에 의한 급여의 기준은 보건복지부장관이 수급자의 연령 · 가구규모 · 거주지역 기타 생활여건등을 고려하여 급여의 종류별로 정한다.

③보장기관은 이 법에 의한 급여를 개별가구를 단위로 하여 행하되, 특히 필요하다고 인정하는 경우에는 개인을 단위로 하여 행할 수 있다. 〈개정 2006.12.28〉

제5조 (수급권자의 범위) ①수급권자는 부양의무자가 없거나, 부양의무자가 있어도 부양능력이 없거나 부양을 받을 수 없는 자로서 소득인정액이 최저생계비 이하인 자로 한다.

②제1항의 규정에 의한 수급권자에 해당하지 아니하여도 생활이 어려운 자로서 일정기간동안 이 법이 정하는 급여의 전부 또는 일부가 필요하다고 보건복지부장관이 정하는 자는 수급권자로 본다.

③제1항의 부양의무자가 있어도 부양능력이 없거나 부양을 받을 수 없는 경우는 대통령령으로 정한다.

제5조의2 (외국인에 대한 특례) 국내에 체류하고 있는 외국인 중 대한민국 국민과 혼인하여 대한민국 국적의 미성년 자녀를 양육하고 있는 사람으로서 대통령령이 정하는 사람이 제5조에 해당하는 경우에는 수급권자가 된다. [본조신설 2005.12.23]

제6조 (최저생계비의 결정) ①보건복지부장관은 국민의 소득 · 지출수준과 수급권자의 가구유형 등 생활실태, 물가상승률등을 고려하여 최저생계비를 결정하여야 한다. 〈개정 2004.3.5〉

②보건복지부장관은 매년 9월 1일까지 제20조제2항의 규정에 의한 중앙생활보장위원회의 심의 · 의결을 거쳐 다음 연도의 최저생계비를 공표하여야 한다. 〈개정 2004.3.5〉

③보건복지부장관은 최저생계비를 결정하기 위하여 필요한 계측조사를 3년마다 실시하며, 이에 필요한 사항은 보건복지부령으로 정한다. 〈개정 2004.3.5〉

제2장 급여의 종류와 방법

제7조 (급여의 종류) ①이 법에 의한 급여의 종류는 다음과 같다.

1. 생계급여
2. 주거급여

3. 의료급여
4. 교육급여
5. 해산급여
6. 장제급여
7. 자활급여

②수급권자에 대한 급여는 제1항제1호의 생계급여와 수급자의 필요에 따라 동항제2호 내지 제7호의 급여를 함께 행하는 것으로 한다. 이 경우 급여의 수준은 제1항제1호 내지 제4호 및 제7호의 급여와 수급자의 소득인정액을 포함하여 최저생계비 이상이 되도록 하여야 한다. 〈개정 2006.12.28〉

③차상위계층에 속하는 자(이하 "차상위자"라 한다)에 대한 급여는 보장기관이 차상위자의 가구별 생활여건을 고려하여 예산의 범위 안에서 제1항 제2호 내지 제4호 · 제6호 및 제7호의 규정에 따른 급여의 전부 또는 일부를 행할 수 있다. 이 경우 차상위자에 대한 급여의 기준 및 절차 등에 관하여 필요한 사항은 대통령령으로 정한다. 〈신설 2006.12.28〉

④제1항제3호의 의료급여는 따로 법률이 정하는 바에 의한다. 〈개정 2006.12.28〉

제8조 (생계급여의 내용) 생계급여는 수급자에게 의복 · 음식물 및 연료비와 기타 일상생활에 기본적으로 필요한 금품을 지급하여 그 생계를 유지하게 하는 것으로 한다.

제9조 (생계급여의 방법) ①생계급여는 금전을 지급함으로써 행한다. 다만, 이에 의할 수 없거나 이에 의하는 것이 적당하지 아니하다고 인정하는 경우에는 물품을 지급함으로써 행할 수 있다.

②제1항의 수급품은 대통령령이 정하는 바에 따라 매월 정기적으로 지급하여야 한다. 다만, 특별한 사정이 있는 경우에는 그 지급방법을 다르게 정하여 지급할 수 있다.

③제1항의 수급품은 수급자에게 직접 지급한다. 다만, 제10조제1항 단서의 규

정에 의하여 제32조의 규정에 의한 보장시설이나 타인의 가정에 위탁하여 생계급여를 행하는 경우에는 그 위탁받은 자에게 이를 지급할 수 있다. 이 경우 보장기관은 보건복지부장관이 정하는 바에 따라 정기적으로 수급자의 수급여부를 확인하여야 한다.

④생계급여는 보건복지부장관이 정하는 바에 따라 수급자의 소득인정액등을 감안하여 차등지급할 수 있다.

⑤보장기관은 대통령령이 정하는 바에 따라 근로능력이 있는 수급자에게 자활에 필요한 사업에 참가할 것을 조건으로 하여 생계급여를 지급할 수 있다. 이 경우 보장기관은 제28조의 규정에 의한 자활지원계획을 감안하여 조건을 제시하여야 한다.

제10조 (생계급여를 행할 장소) ①생계급여는 수급자의 주거에서 행한다. 다만, 수급자가 그 주거가 없거나 주거가 있어도 그곳에서는 급여의 목적을 달성할 수 없는 경우 또는 수급자가 희망하는 경우에는 수급자를 제32조의 규정에 의한 보장시설이나 타인의 가정에 위탁하여 급여를 행할 수 있다.

②제1항의 규정에 의하여 수급자에 대한 생계급여를 타인의 가정에 위탁하여 행하는 경우에는 거실의 임차료 기타 거실의 유지에 필요한 비용은 이를 수급품에 가산하여 지급한다. 이 경우 제7조제1항제2호의 주거급여가 행하여진 것으로 본다.

제11조 (주거급여) ①주거급여는 수급자에게 주거안정에 필요한 임차료, 유지수선비 기타 대통령령이 정하는 수급품을 지급하는 것으로 한다.

②주거급여의 기준 및 지급절차등에 관하여 필요한 사항은 보건복지부령으로 정한다.

제12조 (교육급여) ①교육급여는 수급자에게 입학금 · 수업료 · 학용품비 기타 수급품을 지원하는 것으로 하되, 학교의 종류 · 범위등에 관하여 필요한 사항은 대통령령으로 정한다.

②교육급여는 금전 또는 물품을 수급자 또는 수급자의 친권자나 후견인에게 지급함으로써 행한다. 다만, 보장기관이 필요하다고 인정하는 경우에는 수급자가 재학하는 학교의 장에게 수급품을 지급할 수 있다.

제13조 (해산급여) ①해산급여는 수급자에게 다음 각호의 급여를 행하는 것으로 한다.

1. 조산(조산)
2. 분만전과 분만후의 필요한 조치와 보호

②해산급여는 보건복지부령이 정하는 바에 따라 보장기관이 지정하는 의료기관에 위탁하여 행할 수 있다.

③해산급여에 필요한 수급품은 보건복지부령이 정하는 바에 따라 수급자나 그 세대주 또는 세대주에 준하는 자에게 지급한다. 다만, 제2항의 규정에 의하여 그 급여를 의료기관에 위탁하는 경우에는 수급품을 그 의료기관에 지급할 수 있다.

제14조 (장제급여) ①장제급여는 수급자가 사망한 경우 사체의 검안 · 운반 · 화장 또는 매장 기타 장제조치를 행하는 것으로 한다.

②장제급여는 보건복지부령이 정하는 바에 따라 실제로 장제를 행하는 자에게 장제에 필요한 비용을 지급함으로써 행한다. 다만, 이에 의할 수 없거나 이에 의하는 것이 적당하지 아니하다고 인정하는 경우에는 물품을 지급함으로써 행할 수 있다.

제15조 (자활급여) ①자활급여는 수급자의 자활을 조성하기 위하여 다음 각호의 급여를 행하는 것으로 한다. 〈개정 2006.12.28〉

1. 자활에 필요한 금품의 지급 또는 대여
2. 자활에 필요한 근로능력의 향상 및 기능습득의 지원
3. 취업알선등 정보의 제공
4. 자활을 위한 근로기회의 제공
5. 자활에 필요한 시설 및 장비의 대여

5의2. 창업교육, 기능훈련 및 기술 · 경영지도 등 창업지원
5의3. 자활에 필요한 자산형성지원
6. 기타 대통령령이 정하는 자활조성을 위한 각종 지원

②제1항의 자활급여는 관련 공공기관 · 비영리법인 · 시설 그 밖에 대통령령이 정하는 기관에 위탁하여 이를 행할 수 있다. 이 경우 그에 소요되는 비용은 보장기관이 이를 부담한다. 〈개정 2006.12.28〉

제2장의 2 자활지원 〈신설 2006.12.28〉

제15조의2 (중앙자활센터) ①수급자 및 차상위자의 자활촉진에 필요한 다음 각 호의 사업을 수행하기 위하여 중앙자활센터를 둘 수 있다.

1. 자활지원을 위한 조사 · 연구 · 교육 및 홍보 사업
2. 자활지원을 위한 사업의 개발 및 평가
3. 제16조의 규정에 따른 지역자활센터 및 제18조의 규정에 따른 자활공동체의 기술 · 경영 지도 및 평가
4. 자활 관련 기관간의 협력체계 및 정보네트워크 구축 · 운영
5. 그 밖에 자활촉진에 필요한 사업으로서 보건복지부장관이 정하는 사업

②중앙자활센터는 법인으로 한다.

③정부는 중앙자활센터의 설치 및 운영에 필요한 경비의 전부 또는 일부를 보조할 수 있다.

④제1항 및 제2항에서 규정한 사항 외에 중앙자활센터의 설치 및 운영 등에 관하여 필요한 사항은 대통령령으로 정한다.

[본조신설 2006.12.28]

제16조 (지역자활센터 등 〈개정 2006.12.28〉) ①보장기관은 수급자 및 차상위자의 자활의 촉진에 필요한 다음 각호의 사업을 수행하게 하기 위하여 사회복지법인등 비영리법인과 단체(이하 "법인등"이라 한다. 이하 이 조에서 같다)를 법인등의 신청을 받아 지역자활센터로 지정할 수 있다. 이 경우 보장기관

은 법인등의 지역사회복지사업 및 자활지원사업의 수행능력 · 경험등을 고려하여야 한다. 〈개정 2006.12.28〉

1. 자활의욕 고취를 위한 교육
2. 자활을 위한 정보제공 · 상담 · 직업교육 및 취업알선
3. 생업을 위한 자금융자 알선
4. 자영창업 지원 및 기술 · 경영지도
5. 자활공동체의 설립 · 운영지원
6. 기타 자활을 위한 각종 사업

②보장기관은 제1항의 규정에 의하여 지정을 받은 지역자활센터에 대하여 다음 각호의 지원을 행할 수 있다. 〈개정 2006.12.28〉

1. 지역자활센터의 설립 · 운영비용 또는 제1항 각호의 사업수행비용의 전부 또는 일부
2. 국 · 공유재산의 무상임대
3. 보장기관이 실시하는 사업의 우선 위탁

③보장기관은 지역자활센터에 대하여 정기적으로 사업실적 및 운영실태를 평가하고 수급자의 자활촉진을 달성하지 못하는 지역자활센터에 대하여는 그 지정을 취소할 수 있다. 〈개정 2006.12.28〉

④지역자활센터는 수급자 및 차상위자에 대한 효과적인 자활지원과 지역자활센터의 발전을 공동으로 도모하기 위하여 지역자활센터협회를 설립할 수 있다. 〈개정 2006.12.28〉

⑤제1항 내지 제3항에서 규정한 사항 외에 지역자활센터의 신청 · 지정 및 취소절차와 평가 기타 운영 등에 관하여 필요한 사항은 보건복지부령으로 정한다. 〈신설 2006.12.28〉

제17조 (자활기관협의체) ①시장 · 군수 · 구청장(자치구의 구청장을 말한다. 이하 같다)은 자활지원사업의 효율적인 추진을 위하여 지역자활센터, 「직업안정법」 제4조제1호의 직업안정기관, 「사회복지사업법」 제2조제3호의 사회복지시설의 장 등과 상시적인 협의체계(이하 "자활기관협의체" 라 한다)를 구축하여

야 한다.

②자활기관협의체의 구성 및 운영 등에 관하여 필요한 사항은 보건복지부령으로 정한다.

[전문개정 2006.12.28]

제18조 (자활공동체) ①수급자 및 차상위자는 상호 협력하여 자활공동체(이하 "공동체"라 한다)를 설립·운영할 수 있다. 〈개정 2006.12.28〉

②공동체는 조합 또는 「부가가치세법」상의 2인 이상의 사업자로 설립한다. 〈개정 2006.12.28〉

③보장기관은 공동체에게 직접 또는 중앙자활센터 및 지역자활센터를 통하여 다음 각호의 지원을 할 수 있다. 〈개정 2006.12.28〉

1. 자활을 위한 사업자금 융자
2. 국·공유지 우선 임대
3. 국가 또는 지방자치단체가 실시하는 사업의 우선 위탁
4. 국가 또는 지방자치단체의 조달구매시 공동체 생산품의 우선 구매
5. 기타 수급자의 자활촉진을 위한 각종 사업

④공동체의 설립·운영 및 지원에 관하여 필요한 사항은 보건복지부령으로 정한다.

제18조의2 (수급자의 고용촉진) 보장기관은 수급자의 고용을 촉진하기 위하여 상시근로자의 일정비율 이상을 수급자로 채용하는 기업에 대하여 대통령령이 정하는 바에 따라 제18조제3항 각 호에 해당하는 지원을 할 수 있다.

[본조신설 2006.12.28]

제18조의3 (자활기금의 적립) ①보장기관은 이 법에 의한 자활지원사업의 원활한 추진을 위하여 일정한 금액과 연한을 정하여 자활기금을 적립할 수 있다.

②보장기관은 자활지원사업의 효율적 추진을 위하여 필요하다고 인정하는 경우에는 자활기금의 관리·운영을 중앙자활센터 또는 자활지원사업을 수행하는

비영리법인에 위탁할 수 있다. 이 경우 그에 소요되는 비용은 보장기관이 이를 부담한다.

③제1항의 규정에 따른 자활기금의 적립에 관하여 필요한 사항은 대통령령으로 정한다.

[본조신설 2006.12.28]

제3장 보장기관

제19조 (보장기관) ①이 법에 의한 급여는 수급권자 또는 수급자의 거주지를 관할하는 특별시장·광역시장·도지사(이하 "시·도지사"라 한다)와 시장·군수·구청장이 행한다. 다만, 주거가 일정하지 아니한 경우에는 수급권자 또는 수급자가 실제 거주하는 지역을 관할하는 시장·군수·구청장이 행한다. 〈개정 2006.12.28〉

②제1항의 규정에 불구하고 보건복지부장관과 시·도지사는 수급자를 각각 국가 또는 당해 지방자치단체가 경영하는 보장시설에 입소하게 하거나 다른 보장시설에 위탁하여 급여를 행할 수 있다.

③수급권자 또는 수급자가 거주지를 변경하는 경우의 처리방법과 보장기관 상호간의 협조 기타 업무처리에 관하여 필요한 사항은 보건복지부령으로 정한다.

④보장기관은 수급권자·수급자·차상위계층에 대한 조사와 수급자 결정 및 급여의 실시등 이 법에 의한 보장업무를 수행하게 하기 위하여 「사회복지사업법」 제14조의 규정에 의한 사회복지전담공무원(이하 "사회복지전담공무원"이라 한다)을 배치하여야 한다. 이 경우
제15조의 규정에 따른 자활급여 업무를 수행하는 사회복지전담공무원은 따로 배치하여야 한다. 〈개정 2006.12.28〉

제20조 (생활보장위원회) ①이 법에 의한 생활보장사업의 기획·조사·실시등에 관한 사항을 심의·의결하기 위하여 보건복지부와 특별시·광역시·도(이하 "시·도"라 한다) 및 시·군·구(자치구를 말한다. 이하 같다)에 각각 생

활보장위원회를 둔다. 다만, 시 · 도 및 시 · 군 · 구에 두는 생활보장위원회는 그 기능을 담당하기에 적합한 다른 위원회가 있고 그 위원회의 위원이 제4항에 규정된 자격을 갖춘 경우에는 시 · 도 또는 시 · 군 · 구의 조례가 정하는 바에 따라 그 위원회가 생활보장위원회의 기능을 대신할 수 있다.

②보건복지부에 두는 생활보장위원회(이하 "중앙생활보장위원회"라 한다)는 다음 각호의 사항을 심의 · 의결한다. 〈개정 2006.12.28〉

1. 생활보장사업의 기본방향 및 대책 수립
2. 소득인정액 산정방식의 결정
3. 급여기준의 결정
4. 최저생계비의 결정
5. 제18조의3의 규정에 의한 자활기금의 적립 · 관리 및 사용에 관한 지침의 수립
6. 기타 위원장이 부의하는 사항

③중앙생활보장위원회는 위원장을 포함하여 13인 이내의 위원으로 구성하고 위원은 보건복지부장관이 다음 각호의 1에 해당하는 자중에서 위촉 · 지명하며 위원장은 보건복지부장관으로 한다. 〈개정 2004.3.5, 2005.12.29〉

1. 공공부조 또는 사회복지와 관련된 학문을 전공한 전문가로서 대학의 조교수 이상인 자 또는 연구기관의 연구원으로 재직중인 자 4인 이내
2. 공익을 대표하는 자 4인 이내
3. 관계행정기관소속 3급 이상 공무원 또는 고위공무원단에 속하는 일반직공무원 4인 이내

④제1항의 규정에 의한 시 · 도 및 시 · 군 · 구 생활보장위원회의 위원은 시 · 도지사 또는 시장 · 군수 · 구청장이 다음 각호의 1에 해당하는 자중에서 위촉 · 지명하며 위원장은 당해 시 · 도지사 또는 시장 · 군수 · 구청장으로 한다. 다만, 제1항 단서의 규정에 의하여 다른 위원회가 생활보장위원회의 기능을 대신하는 경우 위원장은 조례로 정한다.

1. 사회보장에 관한 학식과 경험이 있는 자
2. 공익을 대표하는 자
3. 관계행정기관소속의 공무원

⑤제1항의 규정에 의한 생활보장위원회는 심의·의결과 관련하여 필요한 경우 보장기관에 대하여 그 소속공무원의 출석이나 자료의 제출을 요청할 수 있다. 이 경우 당해보장기관은 정당한 사유가 없는 한 이에 응하여야 한다.

⑥시·도 및 시·군·구 생활보장위원회의 기능과 각 생활보장위원회의 구성·운영등에 관하여 필요한 사항은 대통령령으로 정한다.

제4장 급여의 실시

제21조 (급여의 신청) ①제5조에 규정된 수급권자와 그 친족, 기타 관계인은 관할 시장·군수·구청장에게 수급권자에 대한 급여를 신청할 수 있다.

②사회복지전담공무원은 이 법에 의한 급여를 필요로 하는 자가 누락되지 아니하도록 하기 위하여 관할지역내에 거주하는 수급권자에 대한 급여를 직권으로 신청할 수 있다. 이 경우 수급권자의 동의를 구하여야 하며 이를 수급권자의 신청으로 볼 수 있다.

③제1항 및 제2항의 규정에 의한 급여의 신청방법 및 절차등에 관하여 필요한 사항은 보건복지부령으로 정한다.

제22조 (신청에 의한 조사) ①시장·군수·구청장은 제21조의 규정에 의한 급여신청이 있는 경우에는 사회복지전담공무원으로 하여금 급여의 결정 및 실시등에 필요한 다음 각호의 사항을 조사하게 하거나 수급권자에게 보장기관이 지정하는 의료기관에서 검진을 받게 할 수 있다.

1. 부양의무자의 유무 및 부양능력등 부양의무자와 관련된 사항
2. 수급권자 및 부양의무자의 소득·재산에 관한 사항
3. 수급권자의 근로능력·취업상태·자활욕구등 자활지원계획수립에 필요한 사항
4. 기타 수급권자의 건강상태·가구특성등 생활실태에 관한 사항

②시장·군수·구청장은 제1항의 규정에 의하여 신청한 수급권자 또는 그 부양의무자의 소득·재산 및 건강상태등을 확인하기 위하여 필요한 자료의 확보

가 곤란한 경우 보건복지부령이 정하는 바에 따라 수급권자 또는 부양의무자에게 필요한 자료의 제출을 요구할 수 있다.

③시장 · 군수 · 구청장은 급여의 결정 또는 실시등을 위하여 필요한 경우에는 제1항 각호의 조사를 관계기관에 위촉하거나 수급권자 또는 그 부양의무자의 고용주 기타 관계인에게 이에 관한 자료의 제출을 요청할 수 있다.

④보장기관이 제1항 각호의 조사를 실시하기 위하여 금융 · 국세 · 지방세 · 토지 · 건물 · 의료보험 · 국민연금 및 고용보험등 관련전산망을 이용하고자 할 경우에는 관계기관의 장에게 협조를 요청할 수 있다. 이 경우 관계기관의 장은 정당한 사유가 없는 한 이에 응하여야 한다.

⑤제1항의 규정에 의하여 조사를 실시하는 사회복지전담공무원은 그 권한을 표시하는 증표를 휴대하고 이를 관계인에게 제시하여야 한다.

⑥보장기관의 공무원 또는 공무원이었던 자는 제1항 내지 제4항의 규정에 의하여 얻은 정보와 자료를 이 법이 정한 보장목적외에 다른 용도로 사용하거나 다른 사람 또는 기관에 제공하여서는 아니된다.

⑦보장기관은 제1항 내지 제4항의 규정에 의한 조사결과를 대장으로 작성 · 비치하여야 하며 조사에 관하여 기타 필요한 사항은 보건복지부장관이 정한다. 다만, 전산정보처리조직에 의하여 관리되는 경우에는 전산화일로 대체할 수 있다.

⑧보장기관은 수급권자 또는 부양의무자가 제1항의 규정에 의한 조사를 거부 · 방해 또는 기피하거나 검진지시에 따르지 아니한 때에는 급여신청을 각하할 수 있다. 이 경우 제29조제2항의 규정을 준용한다.

제23조 (확인조사) ①시장 · 군수 · 구청장은 수급자 및 수급자에 대한 급여의 적정성을 확인하기 위하여 매년 연간조사계획을 수립하고 관할구역안의 수급자를 대상으로 제22조제1항 각호의 사항을 매년 1회 이상 정기적으로 조사를 실시하여야 하며, 특히 필요하다고 인정하는 경우에는 보장기관이 지정하는 의료기관에서 검진을 받게 할 수 있다. 다만, 보건복지부장관이 정하는 사항은 분기마다 조사를 실시하여야 한다.

②수급자의 자료제출, 조사의 위촉, 관련전산망의 이용등 기타 확인조사를 위

하여 필요한 사항에 관하여는 제22조제2항 내지 제7항의 규정을 준용한다.

③보장기관은 수급자 또는 부양의무자가 제1항의 규정에 의한 조사를 거부 · 방해 또는 기피하거나 검진지시에 따르지 아니한 때에는 수급자의 급여결정을 취소하거나 급여를 정지 또는 중지할 수 있다. 이 경우 제29조제2항의 규정을 준용한다.

제24조 (차상위계층에 대한 조사) ①시장 · 군수 · 구청장은 최저생계비의 변경등에 의하여 수급권자의 범위가 변동함에 따라 다음연도에 이 법에 의한 급여가 필요할 것으로 예측되는 수급권자의 규모를 조사하기 위하여 보건복지부령이 정하는 바에 따라 차상위계층에 대하여 조사를 실시할 수 있다. 〈개정 2005.12.23〉

②시장 · 군수 · 구청장은 제1항의 규정에 의한 조사를 실시하고자 하는 경우 조사대상자의 동의를 얻어야 한다. 이 경우 조사대상자의 동의는 다음연도의 급여신청으로 본다.

③조사대상자의 자료제출, 조사의 위촉, 관련전산망의 이용등 기타 차상위계층에 대한 조사를 위하여 필요한 사항에 관하여는 제22조제2항 내지 제7항의 규정을 준용한다.

제25조 (조사결과의 보고등) 제22조 내지 제24조의 규정에 의하여 시장 · 군수 · 구청장이 수급권자 · 수급자 · 부양의무자 및 차상위계층을 조사한 때에는 보건복지부령이 정하는 바에 따라 관할 시 · 도지사에게 보고하여야 하며 보고를 받은 시 · 도지사는 이를 보건복지부장관에게 보고하여야 한다. 시 · 도지사가 조사한 때에도 또한 같다.

제26조 (급여의 결정등) ①시장 · 군수 · 구청장은 제22조의 규정에 의하여 조사를 한 때에는 지체없이 급여실시의 여부와 급여의 내용을 결정하여야 한다.

②제24조의 규정에 의하여 차상위계층을 조사한 시장 · 군수 · 구청장은 제27조제1항 단서에 규정된 급여개시일이 속하는 월에 급여실시 여부와 급여내용을

결정하여야 한다.

③시장 · 군수 · 구청장은 제1항 및 제2항의 규정에 의하여 급여실시 여부와 급여내용을 결정한 때에는 그 결정의 요지, 급여의 종류 · 방법 및 급여의 개시시기등을 서면으로 수급권자 또는 신청인에게 통지하여야 한다.

④신청인에 대한 제3항의 통지는 제21조의 규정에 의한 급여의 신청일부터 14일이내에 하여야 한다. 다만, 부양의무자의 소득 · 재산등의 조사에 시일을 요하는 특별한 사유가 있는 경우에는 신청일부터 30일 이내에 통지할 수 있다. 이 경우 통지서에 그 사유를 명시하여야 한다.

제27조 (급여의 실시등) ①제26조제1항의 규정에 의하여 급여실시 및 내용이 결정된 수급자에 대한 급여는 제21조의 규정에 의한 급여의 신청일부터 개시한다. 다만, 제6조의 규정에 의하여 보건복지부장관이 매년 결정 · 공표하는 최저생계비의 변경으로 인하여 매년 1월에 새로이 수급자로 결정되는 자에 대한 급여는 해당연도의 1월 1일을 그 급여개시일로 한다.

②시장 · 군수 · 구청장은 제26조제1항의 규정에 의한 급여실시 여부의 결정전이라도 수급권자에게 급여를 하여야 할 긴급한 필요가 있다고 인정될 때에는 제7조제1항 각호에 규정된 급여의 일부를 행할 수 있다.

제28조 (자활지원계획의 수립) ①시장 · 군수 · 구청장은 수급자의 자활을 체계적으로 지원하기 위하여 보건복지부장관이 정하는 바에 따라 제22조 내지 제24조의 규정에 의한 조사결과를 감안하여 수급자 가구별로 자활지원계획을 수립하고 그에 따라 이 법에 의한 급여를 실시하여야 한다.

②보장기관은 수급자의 자활을 위하여 필요한 경우에는 「사회복지사업법」등 다른 법률에 따라 보장기관이 제공할 수 있는 급여가 있거나 민간기관등이 후원을 제공하는 경우 제1항의 자활지원계획에 따라 급여를 지급하거나 후원을 연계할 수 있다. 〈개정 2006.12.28〉

③시장 · 군수 · 구청장은 수급자의 자활여건변화와 급여실시결과를 정기적으로 평가하고 필요한 경우 자활지원계획을 변경할 수 있다.

제29조 (급여의 변경) ①보장기관은 수급자의 소득 · 재산 · 근로능력등에 변동이 있는 경우에는 직권 또는 수급자나 그 친족 기타 관계인의 신청에 의하여 그에 대한 급여의 종류 · 방법등을 변경할 수 있다.

②제1항의 규정에 의한 급여의 변경은 서면으로 그 이유를 명시하여 수급자에게 통지하여야 한다.

제30조 (급여의 중지등) ①보장기관은 수급자가 다음 각호의 1에 해당하는 경우에는 급여의 전부 또는 일부를 중지하여야 한다.

1. 수급자에 대한 급여의 전부 또는 일부가 필요없게 된 때
2. 수급자가 급여의 전부 또는 일부를 거부한 때

②근로능력이 있는 수급자가 제9조제5항의 조건을 이행하지 않는 경우 조건을 이행할 때까지 제7조제2항의 규정에 불구하고 근로능력이 있는 수급자 본인의 생계급여의 전부 또는 일부를 지급하지 아니할 수 있다.

③제29조제2항의 규정은 제1항 및 제2항의 경우에 이를 준용한다.

제31조 (청문) 보장기관은 제16조제3항의 규정에 의하여 지역자활센터의 지정을 취소하고자 하는 경우와 제23조제3항의 규정에 의하여 급여의 결정을 취소하고자 하는 경우에는 청문을 실시하여야 한다. 〈개정 2006.12.28〉

제5장 보장시설

제32조 (보장시설) 이 법에서 보장시설이라 함은 제7조에 규정된 급여를 행하는 「사회복지사업법」에 의한 사회복지시설로서 대통령령이 정하는 시설을 말한다. 〈개정 2006.12.28〉

제33조 (보장시설의 장의 의무) ①보장시설의 장은 보장기관으로부터 수급자에 대한 급여를 위탁받은 때에는 정당한 사유없이 이를 거부하여서는 아니된다.

②보장시설의 장은 위탁받은 수급자에게 보건복지부장관이 정하는 최저기준 이상의 급여를 행하여야 한다.

③보장시설의 장은 위탁받은 수급자에게 급여를 행함에 있어서 성별 · 신앙 또는 사회적 신분등을 이유로 차별대우를 하여서는 아니된다.

④보장시설의 장은 위탁받은 수급자에게 급여를 행함에 있어서 수급자의 자유로운 생활을 보장하여야 한다.

⑤보장시설의 장은 위탁받은 수급자에게 종교상의 행위를 강제하여서는 아니된다.

제6장 수급자의 권리와 의무

제34조 (급여변경의 금지) 수급자에 대한 급여는 정당한 사유없이 이를 불리하게 변경할 수 없다.

제35조 (압류금지) 수급자에게 지급된 수급품과 이를 받을 권리는 압류할 수 없다.

제36조 (양도금지) 수급자는 급여를 받을 권리를 타인에게 양도할 수 없다.

제37조 (신고의 의무) 수급자는 거주지역 · 세대의 구성에 변동이 있거나 제22조제1항 각호의 사항에 현저한 변동이 있는 때에는 지체없이 관할보장기관에 이를 신고하여야 한다.

제7장 이의신청

제38조 (시 · 도지사에 대한 이의신청) ①수급자나 급여 또는 급여변경의 신청을 한 자는 그 결정의 통지를 받은 날부터 60일 이내에 시장 · 군수 · 구청장의 처분에 대하여 이의가 있는 경우에는 당해 보장기관을 거쳐 시 · 도지사에게

서면 또는 구두로 이의를 신청할 수 있다. 이 경우 구두로 이의신청을 접수한 보장기관의 공무원은 이의신청서를 작성할 수 있도록 협조하여야 한다.

②제1항의 규정에 의한 이의신청을 받은 시장 · 군수 · 구청장은 10일 이내에 의견서와 관계서류를 첨부하여 이를 시 · 도지사에게 송부하여야 한다.

제39조 (시 · 도지사의 처분등) ①시 · 도지사가 제38조제2항의 규정에 의하여 시장 · 군수 · 구청장으로부터 이의신청서를 송부받은 때에는 30일 이내에 필요한 심사를 하고 이의신청을 각하하거나 당해 처분을 변경 또는 취소하거나 기타 필요한 급여를 명하여야 한다.

②시 · 도지사는 제1항의 규정에 의한 처분 등을 한 때에는 지체없이 신청인과 당해 시장 · 군수 · 구청장에게 각각 서면으로 이를 통지하여야 한다.

제40조 (보건복지부장관에 대한 이의신청) ①제39조의 규정에 의한 처분등에 대하여 이의가 있는 자는 그 처분등의 통지를 받은 날부터 60일 이내에 시 · 도지사를 거쳐 보건복지부장관에게 서면 또는 구두로 이의를 신청할 수 있다. 이 경우 구두로 이의신청을 접수한 보장기관의 공무원은 이의신청서를 작성할 수 있도록 협조하여야 한다.

②시 · 도지사는 제1항의 규정에 의한 이의신청이 있은 때에는 10일 이내에 의견서와 관계서류를 첨부하여 이를 보건복지부장관에게 송부하여야 한다.

제41조 (보건복지부장관의 재결) ①보건복지부장관은 제40조제2항의 규정에 의하여 이의신청서를 송부받은 때에는 30일 이내에 필요한 심사를 하고 이의신청을 각하하거나 당해 처분의 변경 또는 취소의 재결을 하여야 한다.

②보건복지부장관은 제1항의 규정에 의한 재결을 한 때에는 지체없이 당해 시 · 도지사와 신청인에게 각각 서면으로 재결내용을 통지하여야 한다.

제8장 보장비용

제42조 (보장비용) 이 법에서 보장비용이라 함은 다음 각호의 비용을 말한다.

1. 이 법에 의한 보장업무에 소요되는 인건비와 사무비
2. 제20조의 규정에 의한 생활보장위원회의 운영에 소요되는 비용
3. 제8조 내지 제18조의 규정에 의한 급여실시비용
4. 기타 이 법에 의한 보장업무에 소요되는 비용

제43조 (보장비용의 부담구분) ①제42조의 규정에 의한 보장비용의 부담은 다음 각호의 구분에 의한다.

1. 국가 또는 시 · 도가 직접 행하는 보장업무에 소요되는 비용은 국가 또는 당해 시 · 도가 부담한다.

2. 제19조제2항의 규정에 의한 급여의 실시비용은 국가 또는 당해 시 · 도가 부담한다.

3. 시 · 군 · 구가 행하는 보장업무에 소요되는 비용중 제42조제1호 및 제2호의 비용은 당해 시 · 군 · 구가 부담한다.

4. 시 · 군 · 구가 행하는 보장업무에 소요되는 비용중 제42조제3호 및 제4호의 비용은 다음 각목의 범위안에서 보장기관간에 협의하여 부담한다. 다만, 시 · 도 및 시 · 군 · 구의 수급자 분포 및 재정자립도등을 고려하여 국가부담비율, 시 · 도 부담비율, 시 · 군 · 구 부담비율은 다음 각목의 범위안에서 차등하여 적용할 수 있다.

가. 특별시가 관할하는 자치구의 경우에는 그 총액의 100분의 50 이하를 국가가 부담하고, 국가부담제외분의 100분의 50 이상을 특별시가, 그 100분의 50 이하를 당해 자치구가 부담한다.

나. 광역시 및 도가 관할하는 시 · 군 · 구의 경우에는 그 총액의 100분의 80 이상을 국가가 부담하고, 국가부담제외분의 100분의 50 이상을 당해 광역시 및 도가, 100분의 50 이하를 당해시 · 군 · 구가 부담한다.

②국가는 매년 이 법에 의한 보장비용중 국가부담예정합계액을 각각 보조금으

로 교부하고, 그 과부족은 정산에 의하여 추가로 교부하거나 반납하게 한다.

③시 · 도는 매년 시 · 군 · 구에 대하여 제2항의 규정에 의한 국가의 보조금에, 제1항제4호의 규정에 의한 시 · 도의 부담예정액을 합하여 보조금으로 교부하고 그 과부족은 정산에 의하여 추가로 교부하거나 반납하게 한다.

④제2항 및 제3항의 규정에 의한 보조금의 산출 및 정산방법등에 관하여 필요한 사항은 대통령령으로 정한다.

⑤지방자치단체의 조례에 의하여 이 법에 의한 급여범위 및 수준을 초과하여 급여를 실시하는 경우 그 초과 보장비용은 당해 지방자치단체가 부담한다.

제44조 삭제 〈2006.12.28〉

제45조 (유류금품의 처분) 제14조의 규정에 의한 장제급여를 행함에 있어 사망자에게 부양의무자가 없는 때에는 시장 · 군수 · 구청장은 사망자가 유류한 금전 또는 유가증권으로 그 비용에 충당하고, 그 부족액에 대하여는 유류물품의 매각대금으로 이를 충당할 수 있다.

제46조 (비용의 징수) ①수급자에게 부양능력을 가진 부양의무자가 있음이 확인된 경우에는 보장비용을 지급한 보장기관은 생활보장위원회의 심의 · 의결을 거쳐 그 비용의 전부 또는 일부를 그 부양의무자로부터 부양의무의 범위안에서 징수할 수 있다.

②사위 기타 부정한 방법에 의하여 급여를 받거나 타인으로 하여금 급여를 받게 한 경우에는 보장비용을 지급한 보장기관은 그 비용의 전부 또는 일부를 그 급여를 받은 자 또는 급여를 받게 한 자(이하 "부정수급자"라 한다)로부터 징수할 수 있다.

③제1항 또는 제2항의 규정에 의하여 징수할 금액은 각각 부양의무자 또는 부정수급자에게 통지하여 이를 징수하고, 부양의무자 또는 부정수급자가 이에 응하지 아니하는 경우 국세 또는 지방세체납처분의 예에 의하여 이를 징수한다.

제47조 (반환명령) ①보장기관은 급여의 변경 또는 급여의 정지 · 중지에 따라 수급자에게 이미 지급한 수급품중 과잉지급분이 발생한 경우에는 즉시 수급자에 대하여 그 전부 또는 일부의 반환을 명하여야 한다. 다만, 이미 이를 소비하였거나 기타 수급자에게 부득이한 사유가 있는 때에는 그 반환을 면제할 수 있다.

②제27조제2항의 규정에 의하여 시장 · 군수 · 구청장이 긴급급여를 실시하였으나 조사결과에 따라 급여를 실시하지 아니하기로 결정한 경우 급여비용의 반환을 명할 수 있다.

제9장 벌칙

제48조 (벌칙) 제22조제6항의 규정에 위반한 자는 3년 이하의 징역 또는 1천만원이하의 벌금에 처한다.

제49조 (벌칙) 사위 기타 부정한 방법에 의하여 급여를 받거나 또는 타인으로 하여금 급여를 받게 한 자는 1년 이하의 징역, 500만원 이하의 벌금, 구류 또는 과료에 처한다.

제50조 (벌칙) 제33조제1항 또는 제5항의 규정에 위반하여 수급자의 급여위탁을 정당한 사유없이 거부한 자나 종교상의 행위를 강제한 자는 300만원 이하의 벌금, 구류 또는 과료에 처한다.

제51조 (양벌규정) 법인의 대표자나 법인 또는 개인의 대리인 · 사용인 기타 종업원이 그 법인 또는 개인의 업무에 관하여 제48조 또는 제49조의 위반행위를 한 때에는 행위자를 벌하는 외에 그 법인 또는 개인에 대하여도 각 해당조의 벌금 또는 과료의 형을 과한다.

부칙 <제6024호,1999.9.7>

제1조 (시행일) 이 법은 2000년 10월 1일부터 시행한다. 다만, 제5조제1항의 규정은 2003년 1월 1일부터 시행한다.

제2조 (다른 법률의 폐지) 생활보호법은 이를 폐지한다.

제3조 (다른 법률의 개정) ①상유아보육법중 다음과 같이 개정한다.

제17조제1항 및 제21조중 "생활보호법에 의한 생활보호대상자"를 각각 "국민기초생활보장법에 의한 수급자"로 한다.

②입양촉진및절차에관한특례법중 다음과 같이 개정한다.

제4조제1호중 "생활보호법에 의한 보호시설(이하 "보호시설"이라 한다)"을 "국민기초생활보장법에 의한 보장시설(이하 "보장시설"이라 한다)"로 하고, 제4조제2호 내지 제4호 및 제13조중 "보호시설"을 각각 "보장시설"로 하며, 제23조제2항중 "생활보호법에 의하여 지급되는 보호김품"을 "국민기초생활보장법에 의하여 지급되는 수급품"으로 한다.

③의사상자예우에관한법률중 다음과 같이 개정한다.

제10조중 "생활보호법이 정하는 교육보호"를 "국민기초생활보장법이 정하는 교육급여"로 하고, 제12조중 "생활보호법이 정하는 장제보호"를 "국민기초생활보장법이 정하는 장제급여"로 한다.

④모자복지법중 다음과 같이 개정한다.

제12조중 "생활보호법등"을 "국민기초생활보장법등"으로 한다.

⑤일제하일본군위안부에대한생활안정지원법중 다음과 같이 개정한다.

제4조제1항제1호를 다음과 같이 하고, 동조제2항중 "생활보호법 제3조"를 "국민기초생활보장법 제5조의 규정에 의한 수급권자"로, "생활보호법 제4조제2항"을 "국민기초생활보장법 제3조제2항"으로 한다.

1. 국민기초생활보장법에 의한 생계급여

⑥발명진흥법중 다음과 같이 개정한다.

제20조제2항중 "생활보호법 제3조의 규정에 의한 보호대상자"를 "국민기초생활보장법 제5조의 규정에 의한 수급권자"로 한다.

⑦특허법중 다음과 같이 개정한다.
제83조제2항중 "생활보호법 제3조의 규정에 의한 보호대상자"를 "국민기초생활보장법 제5조의 규정에 의한 수급권자"로 한다.
⑧의장법중 다음과 같이 개정한다.
제35조제2항중 "생활보호법 제3조의 규정에 의한 보호대상자"를 "국민기초생활보장법
제5조의 규정에 의한 수급권자"로 한다.
⑨주민등록법중 다음과 같이 개정한다.
제14조의2중 "생활보호법"을 "국민기초생활보장법"으로 한다.
⑩의료보호법중 다음과 같이 개정한다.
제4조제1항제1호를 다음과 같이 한다.
1. 국민기초생활보장법에 의한 수급자
제4조 (시범사업의 특례) 보건복지부장관은 부칙 제1조 단서의 규정에 불구하고 이법 시행일부터 2002년 12월 31일까지 제5조제1항의 규정에 의한 수급권자의 범위의 적정을 기하기 위하여 보건복지부장관이 고시하는 지역에서 시범사업을 실시할 수 있다. 이 경우 부칙 제5조 및 제6조의 규정은 적용하지 아니한다.
제5조 (수급권자의 범위에 대한 적용특례) 이 법 시행일부터 2002년 12월 31일까지 수급권자는 부양의무자가 없거나, 부양의무자가 있어도 부양능력이 없거나 부양을 받을 수 없는 자로서 최저생계비를 감안하여 보건복지부장관이 개별가구의 소득평가액과 재산을 기준으로 하여 매년 정하는 수급권자 선정기준에 해당하는 자로 한다.
제6조 (소득인정액에 대한 적용특례) 이 법 시행일부터 2002년 12월 31일까지 제7조제2항 및 제9조제4항의 소득인정액은 제2조제8호의 개별가구의 소득평가액을 말한다.
제7조 (법 시행을 위한 준비행위) ①보건복지부장관은 법 시행을 위하여 필요하다고 인정하는 경우에는 이 법 시행전에 국가·지방자치단체와 공공단체 기타 관계인에 대하여 이 법 시행의 준비에 필요한 자료의 제출등 협조를 요청할 수 있다.

②제1항의 규정에 의한 협조의 요청을 받은 국가 · 지방자치단체와 공공단체 기타 관계인은 성실하게 이에 응하여야 한다.
제8조 (자활후견기관등에 관한 경과조치) 이 법 시행당시 종전의 생활보호법에 의하여 지정 또는 설립된 자활후견기관과 자활공동체는 이 법에 의하여 각각 지정 또는 설립된 것으로 본다.
제9조 (이의신청등에 관한 경과조치) 이 법 시행전에 종전의 생활보호법에 의하여 제기된 이의신청에 대하여는 종전의 생활보호법에 의한다.
제10조 (보호기금에 관한 경과조치) 이 법 시행당시 종전의 생활보호법에 의한 보호기금은 이 법에 의한 보장기금으로 본다.
제11조 (행정처분등에 관한 경과조치) 이 법 시행전에 종전의 생활보호법에 의한 보호기관의 처분 기타 행위 또는 보호기관에 대하여 행한 신청등의 행위는 이 법에 의한 보장기관의 처분 기타 행위 또는 보장기관에 대한 신청등의 행위로 본다.
제12조 (벌칙에 관한 경과조치) 이 법 시행전에 종전의 생활보호법의 위반행위에 대한 벌칙의 적용에 있어서는 종전의 생활보호법에 의한다.
제13조 (다른 법령과의 관계) 이 법 시행당시 다른 법령에서 종전의 생활보호법을 인용한 경우에 이 법중 그에 해당하는 조항이 있는 때에는 종전의 규정에 갈음하여 이 법의 해당조항을 인용한 것으로 본다.

부칙 〈제7181호,2004.3.5〉

이 법은 공포한 날부터 시행한다. 다만, 제6조제2항의 개정규정은 2005년 1월 1일부터 시행하고, 제2조제5호의 개정규정은 2005년 7월 1일부터 시행한다.

부칙 〈제7738호,2005.12.23〉

이 법은 2007년 1월 1일부터 시행한다.

부칙(국가공무원법) 〈제7796호,2005.12.29〉

제1조 (시행일) 이 법은 2006년 7월 1일부터 시행한다.

제2조 내지 제5조 생략

제6조 (다른 법률의 개정) ①내지 ⑭생략

⑮국민기초생활보장법 일부를 다음과 같이 개정한다.

제20조제3항제3호중 "3급 이상 공무원"을 "3급 이상 공무원 또는 고위공무원단에 속하는 일반직공무원"으로 한다.

〈16〉내지 〈68〉생략

부칙 〈제8112호,2006.12.28〉

①(시행일) 이 법은 2007년 7월 1일부터 시행한다.

②(기존의 의료급여를 받고 있는 차상위자의 장제급여 실시에 관한 경과조치) 이 법 시행 전 「의료급여법」 제3조제1항제9호의 규정에 따른 수급권자 중 희귀난치성 · 만성질환자 또는 18세 미만 아동인 차상위자로서 2004년 1월 1일 이후 의료급여를 받고 있는 자는 제7조제1항제6호의 장제급여를 받을 수 있다.

③(자활후견기관에 대한 경과조치) 이 법 시행당시 종전의 규정에 따라 자활후견기관으로 지정받은 법인등은 제16조의 개정규정에 따라 지역자활센터로 지정받은 것으로 본다.

④(보장기금에 관한 경과조치) 이 법 시행당시 종전의 제44조의 규정에 따른 보장기금은 제18조의3의 개정규정에 따른 자활기금으로 본다.

찾아보기